AF496175

TRAITÉ PRATIQUE D'HYDROLOGIE MÉDICALE

PAR

P. JARDET & **G. NIVIÈRE**

ANCIEN INTERNE DES HÔPITAUX DE PARIS — MÉDECIN DE L'HÔPITAL THERMAL

MÉDECINS A VICHY

F. LAVERGNE

ANCIEN INTERNE DES HÔPITAUX DE PARIS

MÉDECIN A BIARRITZ

M. DOIT-LAMBRON

MÉDECIN A LUCHON

L. HEULZ

MÉDECIN DE L'HÔPITAL THERMAL

MÉDECIN A LA BOURBOULE

A. BOURSIER

ANCIEN INTERNE DES HÔPITAUX DE PARIS

MÉDECIN A CONTREXÉVILLE

PARIS

OCTAVE DOIN, ÉDITEUR

8, PLACE DE L'ODÉON, 8

1896

Tous droits réservés

TRAITÉ PRATIQUE
D'HYDROLOGIE
MÉDICALE

PAR

P. JARDET & **G. NIVIÈRE**

ANCIEN INTERNE DES HÔPITAUX DE PARIS — MÉDECIN DE L'HÔPITAL THERMAL

MÉDECINS A VICHY

F. LAVERGNE

ANCIEN INTERNE DES HÔPITAUX DE PARIS

MÉDECIN A BIARRITZ

M. DOIT-LAMBRON

MÉDECIN A LUCHON

L. SHEULZ

MÉDECIN DE L'HÔPITAL THERMAL

MÉDECIN A LA BOURBOULE

A. BOURSIER

ANCIEN INTERNE DES HÔPITAUX DE PARIS

MÉDECIN A CONTREXÉVILLE

PARIS

OCTAVE DOIN, ÉDITEUR

8, PLACE DE L'ODÉON, 8

1890

Tous droits réservés

TRAITÉ PRATIQUE

D'HYDROLOGIE MÉDICALE

Te 159
77

TRAITÉ PRATIQUE

D'HYDROLOGIE

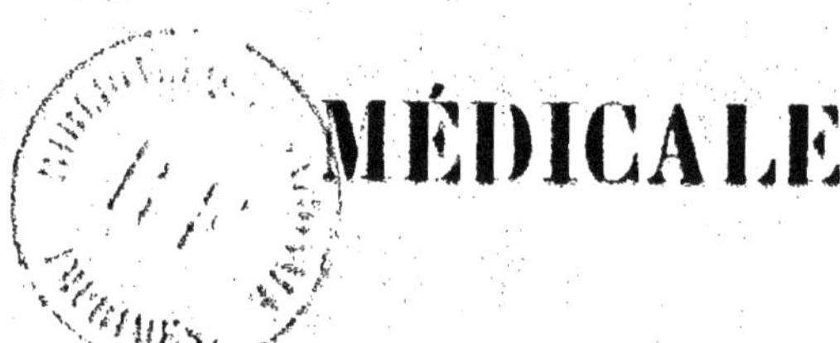

MÉDICALE

PAR

P. JARDET & G. NIVIÈRE

ANCIEN INTERNE DES HÔPITAUX DE PARIS — MÉDECIN DE L'HÔPITAL THERMAL

MÉDECINS À VICHY

F. LAVERGNE

ANCIEN INTERNE DES HÔPITAUX DE PARIS
MÉDECIN À BIARRITZ

M. DOIT-LAMBRON

MÉDECIN À LUCHON

L. HEULZ

MÉDECIN DE L'HÔPITAL THERMAL
MÉDECIN À LA BOURBOULE

A. BOURSIER

ANCIEN INTERNE DES HÔPITAUX DE PARIS
MÉDECIN À CONTREXÉVILLE

PARIS
OCTAVE DOIN, ÉDITEUR
8, PLACE DE L'ODÉON, 8

1896

Tous droits réservés

INTRODUCTION

Décrire complètement et brièvement les propriétés et les emplois en médecine de l'eau douce, de l'eau de mer et de l'eau minérale, réunir sous un petit volume les notions indispensables d'*hydrothérapie* et de thérapeutique par les *bains de mer* et les *eaux minérales*, tel est le but de cet ouvrage.

Autrefois l'hydrologie médicale était l'apanage presque exclusif d'un petit nombre de praticiens exerçant dans les quelques villes thermales de la France. Le *médecin d'eaux* était considéré comme un spécialiste, et ses confrères s'adressaient à lui lorsqu'ils croyaient qu'un de leurs malades pourrait bénéficier d'une cure hydrominérale. C'était lui qui décidait du choix de la station et de l'époque de l'année à laquelle il convenait de s'y rendre. Le traitement suivi dans chacune de ces villes était alors toujours le même: c'était, en quelque sorte, un régime uniforme auquel étaient soumis tous les malades.

Aujourd'hui les établissements thermaux sont devenus si nombreux, l'outillage hydrothérapeutique de chacun d'eux est si varié, que l'on y traite un nombre d'affections beaucoup plus considérable. Aussi est-il nécessaire que le praticien connaisse lui-même les ressources de l'hydrologie médicale et qu'il puisse juger de l'opportunité d'une cure thermale.

S'il lui est facile d'avoir de nombreux renseignements sur la composition des eaux minérales, sur leur température et leur variété considérable, il trouve difficilement des indications nettes et précises pour diriger ses malades vers celles qui sont les mieux appropriées à leurs états morbides. Les analyses les plus complètes et les mieux faites, les considérations sur l'action thérapeutique les plus séduisantes et les plus brillantes ne suffisent pas à lui faire connaître quelles ressources il peut attendre d'une station thermale. C'est pourquoi nous avons entrepris ce travail sur l'*hydrologie médicale pratique*.

L'ouvrage a trois parties : la première consacrée aux généralités de l'hydrologie médicale ; la deuxième, à l'eau simple ; et la troisième, à l'eau de mer et aux eaux minérales.

La première et la deuxième partie (*Généralités, Hydrothérapeutique Générale*) sont dues à MM. P. Jaudet et G. Nivière, qui se sont attachés à mettre en relief les ressources variées du traitement par l'eau simple.

La description de chacune des *eaux minérales types* est

l'œuvre d'un praticien exerçant depuis plusieurs années et possédant une expérience personnelle de la station qui fait l'objet de son travail.

L'étude de Biarritz, eau saline, est due à M. F. Lavergne; celle de Bagnères-de-Luchon, eau sulfureuse, à M. M. Doit-Lambron; celle de la Bourboule, eau arsenicale, à M. L. Heulz; celle de Vichy, eau alcaline forte, à MM. P. Jardet et G. Nivière; et celle de Contrexéville, eau alcaline faible, à M. A. Boursier.

Enfin, l'étude de l'*eau de mer*, l'exposé des règles qui doivent guider le médecin dans le *choix d'une ville d'eaux* et la description sommaire des autres *principales stations minérales françaises* de toute classe ont été faits par MM. P. Jardet et G. Nivière. Ils ont utilisé pour cette dernière partie les documents officiels les plus récents et les notes que les médecins ou les directeurs des divers établissements thermaux ont bien voulu leur communiquer.

TRAITÉ PRATIQUE D'HYDROLOGIE MÉDICALE

PREMIÈRE PARTIE

GÉNÉRALITÉS

CHAPITRE I

IMPORTANCE DE L'EAU EN MÉDECINE[1]

L'eau est, de tous les corps, le plus indispensable à la vie ; et tout être végétal ou animal en renferme dans sa constitution. Sans eau la vie ne saurait exister.

Le protoplasma de la cellule se compose, en majeure partie, d'eau, et c'est seulement dans un milieu humide qu'il peut vivre, se développer et se reproduire. Aussi les organismes simples, les animaux inférieurs, tels que les monades et les protozoaires, meurent dès que l'eau vient à leur faire défaut.

Les êtres plus perfectionnés possèdent autour de leurs éléments un milieu liquide qu'ils transportent avec eux, et qui leur permet de conserver la vie dans les conditions où elle est impossible à des êtres moins complets. Chez les

[1] Pour ne pas enlever à cet ouvrage son caractère essentiellement pratique, nous nous abstiendrons de toute indication bibliographique.

animaux pourvus d'une circulation lymphatique et sanguine, les cellules, constamment baignées dans un liquide, y puisent, comme autant d'êtres monocellulaires, les éléments de leur vie, et y déposent les substances oxydées ou brûlées ayant cessé de leur être utiles. Ce milieu constitue l'intermédiaire indispensable de leurs échanges avec l'extérieur.

Chez l'homme adulte, la quantité d'eau que renferme le corps est évaluée à 63 0/0 du poids total, et la perte quotidienne réparée par les aliments et les boissons de 2.500 à 2.600 grammes.

Il faut donc s'attendre à ce que l'eau joue dans la vie, et particulièrement en médecine, un rôle considérable. Aussi, chaque fois qu'il se produit un trouble de l'organisme, le médecin doit-il fixer son attention sur la façon dont s'opèrent les échanges nutritifs, et, lorsqu'il ne peut agir directement sur la cellule, s'adresser à la constitution du milieu pour modifier la vie cellulaire.

Cette importance de l'eau dans l'économie n'avait pas échappé aux anciens médecins, qui distinguaient déjà des tempéraments secs et des tempéraments humides, suivant qu'ils croyaient à la présence dans l'organisme d'une quantité d'eau plus ou moins considérable.

CHAPITRE II

NOTICE HISTORIQUE SUR L'HYDROLOGIE MÉDICALE

Depuis les temps les plus reculés, l'eau a été employée en médecine soit comme boisson, soit comme lavage d'une partie du corps ou du corps tout entier.

Dans la littérature hindoue, les livres védiques recommandaient déjà les ablutions dans les fleuves sacrés, tels que le Gange.

Chez les Égyptiens et les Chaldéens, on retrouve les mêmes prescriptions, et ce sont eux qui semblent avoir transmis aux Hébreux la coutume des purifications : elles étaient fort nombreuses et avaient lieu la veille des fêtes, dans la convalescence des maladies, ou après un contact impur.

Actuellement encore, les peuples d'Orient ont conservé l'usage des ablutions qu'ils font dans les temples.

Les Grecs suivaient des pratiques identiques : ils lavaient les blessés avec grand soin et buvaient l'eau des sources sacrées ou des fleuves, pour se guérir de divers maux ou acquérir certaines vertus. De nombreux malades affluaient en Asie-Mineure autour du temple d'Esculape et, pendant tout le temps que durait leur séjour, ils se levaient dès l'aurore et allaient au temple à une heure déterminée.

Dans la journée, ils se promenaient dans les bois sacrés, buvaient l'eau de la source et suivaient, en un mot, un régime se rapprochant beaucoup de celui de nos stations thermales. Les poètes s'inspiraient en buvant à la source d'Hippocrène, et les guerriers trempaient leur courage par des bains dans l'Eurotas.

Les bains des Romains et les thermes se retrouvent partout où ce peuple a étendu sa domination. Se baigner constituait pour lui une pratique à peu près journalière, et l'hydrothérapeutique ne se bornait pas aux bains simples ou de piscine, elle comprenait aussi la sudation, le bain de vapeur et le massage.

En dehors de l'hygiène, l'hydrothérapie, à domicile ou près des sources thermales, était chez eux d'un usage courant dans diverses maladies. La littérature latine nous a conservé le nom de quelques stations où il était de mode de se rendre, et dans bien des villes d'eaux actuelles on retrouve des traces d'établissements bâtis pendant l'ère gallo-romaine.

La plupart des thermes romains disparurent au moment de l'invasion des Barbares, qui détruisaient tout ce qu'ils ne pouvaient immédiatement utiliser. Les envahisseurs, vivant en tribus nomades, ne connaissaient d'autre pratique hydriatique que les immersions dans les fleuves ou les sources qu'ils rencontraient.

Les thermes ne furent pas rebâtis par les premiers chrétiens, qui les considéraient comme des lieux de mollesse et de plaisir.

Pendant tout le moyen âge, les Arabes seuls continuèrent les traditions romaines et construisirent de somptueux établissements de bains : mais, en dehors d'eux, l'hydrothérapie fut peu en honneur, et c'est à peine si la littérature occidentale fait mention de l'usage des lotions dans les blessures.

Ambroise Paré, au seuil de la Renaissance, dit avoir souvent retiré de bons résultats de l'irrigation prolongée des plaies de tête, avec de l'eau simple.

A la suite des guerres d'Italie, l'hydrothérapie se réveille un peu, et c'est à cette époque qu'apparaît, en France, le lavement, qui nous vient des Arabes.

Sous Louis XIII et Louis XIV, les routes étant plus sûres et les communications plus faciles, les cures près de certaines sources minérales commencent à devenir possibles. Les personnages de la Cour s'y rendent en grand équipage, et Mme de Sévigné nous a conservé l'histoire d'un traitement thermal à ce moment ; nous y voyons, entre autres particularités, que les douches, oubliées plus tard, étaient alors d'un usage journalier.

Au siècle dernier, à la Cour même, les grands seigneurs se lavaient rarement, et les grandes dames aux coiffures compliquées se lavaient encore moins. On n'a, pour s'en assurer, qu'à examiner les objets de toilette de ce temps.

Dans la période contemporaine, l'hydrothérapeutique prend un développement qu'elle n'avait jamais connu ; l'habitude d'employer l'eau d'une façon quotidienne se répand du haut en bas de l'échelle sociale ; les stations thermales se multiplient, leur outillage se perfectionne, et le traitement systématique des malades par l'eau simple ou minérale se généralise.

L'histoire de l'hydrothérapie contemporaine comprend trois périodes : celle de Priessnitz, celle de Fleury, et la période actuelle.

Vers 1825, un paysan de Silésie, Priessnitz, ayant longtemps souffert de douleurs qui n'étaient soulagées par aucun traitement médical, parvint à se guérir au moyen d'eau froide employée abondamment à l'intérieur et à l'extérieur. Le bruit de sa guérison se répandit, et l'on vit bientôt affluer chez lui les malades des environs et même de pays assez éloignés.

La cure de Græfenberg était des plus sévères : dès cinq heures, le malade était réveillé et emmaillotté dans des couvertures où il transpirait abondamment, tout en avalant, de quart d'heure en quart d'heure, un verre d'eau fraîche. Il se plongeait ensuite dans l'eau froide, s'habillait, déjeunait de pain bis et de lait froid, et sortait, quelque temps qu'il fît. En se promenant dans la montagne, il absorbait plusieurs verres d'eau (de dix à quarante par jour), et revenait, vers une heure, dîner de mets simples et grossiers, presque toujours froids. A quatre heures, il prenait une douche en plein air sous une chute d'eau, rentrait pour souper de pain et de lait, et se couchait à dix heures, pour recommencer le lendemain. Un tel régime produisit, dans de nombreux cas, des résultats très heureux, et le bruit des guérisons obtenues attira l'attention du public médical, qui, à la longue, adopta, en les modifiant, les procédés de Priessnitz.

Cependant cette cure si rigoureuse n'était pas également bien tolérée par tous, et des accidents survenaient parfois. Fleury prit à ce traitement ce qu'il jugea utile, c'est-à-dire les ablutions et les douches, abandonnant à peu près les boissons et les courses à l'air froid. Il s'attacha surtout à obtenir de ses malades une bonne et forte réaction. On peut dire que c'est à ce médecin que l'on doit l'introduction de l'hydrothérapie dans la thérapeutique contemporaine. Aussi admet-on, dans le langage ordinaire, qu'*hydrothérapie* est synonyme de traitement par les douches, tandis que l'*hydrothérapeutique* est le traitement par l'eau, en général.

A l'exemple des instituts de Priessnitz et de Fleury, de nombreux établissements se sont développés. En Allemagne, ce sont des maisons de santé (*naturartz*) où les malades vont faire une cure d'eau froide et de plein air et suivre un régime alimentaire spécial. En France, des établissements du même genre reçoivent des pensionnaires soumis à un traitement dont les douches forment la partie essentielle.

De nos jours, le traitement des maladies par l'eau se pratique soit au domicile du malade, soit dans des établissements hydrothérapiques ou des stations thermales.

A domicile, la méthode hydriatique s'applique aux affections aiguës, qui ne permettent pas le transport du malade, ou aux affections de longue durée dont la cure a été ordinairement commencée ailleurs.

Dans les établissements, on traite surtout des maladies chroniques. L'installation de ces maisons est presque toujours très confortable: elle comprend les appareils les plus perfectionnés, et les douches y sont données d'une façon raisonnée sous une direction médicale.

Dans les stations thermales, le traitement s'adresse également aux états chroniques; il se pratique au moyen d'appareils très variés destinés à développer ou à atténuer les propriétés des eaux minérales naturelles. Son importance est devenue telle que plus de six cent mille personnes se sont rendues, en 1894, dans les villes d'eaux minérales françaises.

CHAPITRE III

DÉFINITION ET DIVISION DE L'HYDROLOGIE MÉDICALE

L'hydrologie médicale est l'étude des conditions physiques, des conditions chimiques, des effets et des modes d'emploi de l'eau en médecine.

Elle comprend deux parties : 1° l'*hydrothérapeutique générale*, ou étude médicale de l'*eau commune* à ses différents états et dans ses différentes conditions de température et de mouvement ; 2° la *thérapeutique hydrominérale*, ou étude des diverses *eaux minérales* utilisées dans le traitement des maladies.

DEUXIÈME PARTIE

HYDROTHÉRAPEUTIQUE GÉNÉRALE

L'eau n'agit pas seulement par sa composition chimique et sa minéralisation, elle exerce, par sa température, son mouvement et sa masse, des actions aussi nombreuses que variées ; et c'est l'utilisation de ces actions dans le traitement des maladies qui constitue le but de l'hydrothérapeutique.

L'hydrothérapeutique générale se divise naturellement en deux parties : la première, qui a trait aux *pratiques hydriatiques* ; la seconde, à leurs applications, c'est-à-dire à la *clinique hydrothérapeutique*.

CHAPITRE I

PRATIQUES HYDRIATIQUES

L'eau est utilisée en médecine à l'état *solide*, *liquide* ou *gazeux*.

I. — DE L'EAU A L'ÉTAT SOLIDE

A l'état solide l'eau s'emploie sous forme de *glace* ou de *neige*.

A l'intérieur, la glace s'absorbe par petits morceaux que le malade laisse fondre ou, au contraire, avale rapidement.

Les effets locaux sont forcément limités à la bouche et à l'estomac, l'eau passant bientôt à l'état liquide ; ils consistent dans la diminution de la sensibilité et de la vascularisation des parties soumises à l'action du froid. Aussi la glace est-elle employée contre les accidents nerveux des premières voies digestives, tels que les douleurs gastralgiques, les coliques, les spasmes, le hoquet, les vomissements, et contre les hémorrhagies de la bouche, de l'œsophage ou de l'estomac.

Il semble même que, par excitation réflexe du pneumogastrique, cette action hémostatique s'étende assez loin.

puisque les hémorrhagies bronchiques et pulmonaires s'arrêtent souvent par l'absorption de glace. Il est vrai qu'elle a aussi pour effet d'abaisser la température générale et, par suite, de ralentir le pouls et la respiration, condition très favorable à l'arrêt des hémorrhagies.

A l'extérieur, la glace ou la neige s'emploient seules, ou additionnées de sel marin ; elles forment ainsi un mélange réfrigérant d'une grande énergie.

On n'a pas jusqu'ici fait d'application générale de glace sur tout le corps, ce qui serait souvent difficile et dangereux.

Les applications locales ont des effets immédiats et des effets consécutifs.

Au moment où le froid se fait sentir, la peau pâlit, les parties molles perdent leur sensibilité et finissent, si le froid est très vif, par devenir dures comme du cuir.

Dès que l'action réfrigérante cesse, le sang afflue de nouveau, et son retour se traduit par de la rougeur de la peau et des sensations de picotement et de brûlure. Si le refroidissement a été assez intense, il se développe des phlyctènes. C'est à l'ensemble de ces phénomènes qu'on donne le nom de *réaction*.

L'anémie produite par la glace est utilisée pour modérer et combattre certaines inflammations vives. On se sert généralement de vessies ou de ballons de caoutchouc isolés par un linge du point malade, afin de prévenir les eschares.

La nuque et le sommet sont, pour la tête, les points d'application les plus fréquents ; pour le tronc, ce sont les régions de l'abdomen, du scrotum et du périnée. Il faut avoir soin que le poids de la glace se fasse à peine sentir et que la vessie soit, pour ainsi dire, suspendue. Aux membres la glace est placée sur les parties malades qu'elle doit, autant que possible, entourer.

Si, pour une opération, l'on veut obtenir un froid très vif, une anémie complète et une insensibilité absolue, il faut employer le mélange réfrigérant de sel et de glace (en poids 4 parties de glace pour 1 partie de sel).

II. — DE L'EAU A L'ÉTAT LIQUIDE

A l'état liquide, l'eau possède des qualités multiples, et peut influencer l'économie par une ou plusieurs d'entre elles.

A l'intérieur comme à l'extérieur, elle agit par son volume, son poids, sa pression, ainsi que par ses affinités chimiques ou physiologiques. Par sa température ou, mieux, par la chaleur qu'elle emmagasine, elle acquiert des propriétés sur lesquelles nous insisterons également.

On dit, en hydrologie, que l'eau est froide, lorsqu'elle a de 0° à 25° C., qu'elle est tiède de 25° à 33°, et chaude à 33° et au dessus.

EMPLOI DE L'EAU A L'INTÉRIEUR. — L'eau s'administre à l'intérieur par trois procédés : en *boisson*, en *lavement* et en *injection hypodermique*.

L'eau froide en boisson produit sur les premières voies digestives de la pâleur et de l'anémie, bientôt suivies d'une réaction légère accompagnée de sécrétion. Cette sécrétion, succédant à l'impression de fraîcheur, fait disparaître la soif. L'eau froide bue en abondance abaisse la température, qui parfois descend de 1° à 2° en moins d'une demi-heure.

L'eau chaude, par la congestion et la sécrétion immédiate que produit son contact, apaise également la soif. Absorbée en grande quantité, elle élève la température et donne une sensation de malaise général.

L'eau tiède est nauséeuse; elle ne modifie ni la circulation, ni la sécrétion locale et ne désaltère pas avant d'être passée en quantité appréciable dans le torrent circulatoire.

L'eau arrivée dans l'intestin se met à la température du corps et parcourt, avant d'être éliminée, trois trajets différents : elle peut s'évaporer par les poumons, après avoir simplement traversé le foie; elle peut aussi, traversant le foie et les poumons, se rendre aux organes d'excrétion, tels que le rein, la peau, l'appareil biliaire et les dernières parties de l'intestin; elle peut, enfin, après son passage dans les poumons, s'assimiler à nos tissus et en faire partie intégrante. C'est dans ce troisième parcours seulement que son assimilation est complète; elle ne pénètre pas dans les deux autres au-delà du milieu intérieur.

L'eau dilue ou dissout les aliments ou autres substances contenues dans le tube digestif, facilite leur passage dans les rameaux capillaires de la veine porte, accroît la pression sanguine du foie, et bientôt de tout l'appareil circulatoire. Elle facilite ainsi les échanges entre les liquides et les tissus et augmente aussi bien l'absorption que l'excrétion.

Quand, par le fait de la fièvre ou du milieu extérieur, la température de l'organisme est élevée, l'élimination se fait surtout par les poumons ou la peau, et les urines restent rares : l'économie semble transporter à la périphérie son excès de calorique, afin de le perdre par rayonnement ou évaporation. Quand, au contraire, le corps doit lutter contre le refroidissement, les reins et l'intestin fonctionnent activement, tandis que l'exhalaison pulmonaire et la perspiration cutanée restent faibles.

L'eau chaude, en élevant la température du corps, fait transpirer; l'eau froide, en diminuant sa chaleur, augmente les urines; mais, dans le choix des voies d'excrétion, ce n'est pas l'eau qui joue le principal rôle. Si l'économie est sous l'influence de la chaleur, l'eau froide ou chaude passe surtout par les poumons et la peau, tandis que, dans des conditions opposées, elle passe surtout par les urines.

L'eau froide en boisson a été jusqu'ici peu recommandée par les médecins comme agent thérapeutique, bien qu'on puisse en retirer grand avantage, ainsi que le démontrent les succès obtenus dans les naturartz en Allemagne et en Suisse. Dans ces établissements, les malades prennent chaque jour de quatre à douze verres d'eau froide (deux à six dans la matinée et autant dans le reste de la journée), et la cure dure cinq ou six semaines.

L'eau, chaude ou tiède, s'emploie en boisson dans certains troubles de la nutrition : elle se prend le matin à jeun à la dose de 250 à 300 grammes, répétée parfois après midi. Les premiers jours, elle donne un peu de nausées, mais cette sensation désagréable cesse rapidement. La cure se fait ordinairement au printemps et à l'automne et dure trois ou quatre semaines : elle est bien supportée par le malade, qui n'a rien à changer à son genre de vie habituel.

Les autres modes d'absorption de l'eau à l'intérieur sont beaucoup moins employés ; cependant les lavements froids ou tièdes sont d'un usage assez fréquent dans les maladies pyrétiques, pour abaisser la température et augmenter les excrétions.

Les injections sous-cutanées ou intra-veineuses se font soit par une veine superficielle du bras, soit sous la peau, soit dans le péritoine avec de l'eau tiède ou chaude, additionnée quelquefois de sulfate de soude et de chlorure de sodium pour former un sérum artificiel. Après les hémorrhagies abondantes, ces injections amènent très promptement le retour des divers organes à leur fonctionnement normal. Ce sont de véritables transfusions, dans lesquelles l'eau semble agir par sa masse, en rétablissant les échanges entre les tissus et le milieu intérieur. L'eau, en injections sous-cutanées, possède aussi une action anesthésique locale qui l'a fait substituer à la morphine en injection hypodermique.

Dans toute cure consistant dans l'absorption journalière d'eau minérale en boisson, le liquide agit non seulement par sa constitution chimique, mais encore par sa présence et son volume. Comme dans une eau minérale, la partie dominante est l'eau elle-même, il n'est pas étonnant que plusieurs sources de composition différente donnent parfois, dans les mêmes maladies, des résultats analogues.

Emploi de l'eau a l'extérieur. — L'eau peut être utilisée dans différentes conditions de température et de mouvement.

Immobile et sans pression, elle est employée comme bains et enveloppements humides.

Douée de mouvement, elle constitue le bain à eau courante, la lotion, l'ablution, l'affusion, le lavage ou l'irrigation.

Sous pression et projetée sur le corps, elle prend le nom de douche ou pulvérisation.

Toutes ces pratiques peuvent être froides, tièdes ou chaudes, générales ou partielles.

Les bains et les douches associés, c'est-à-dire ..ministrès simultanément ou consécutivement en une seule séance, constituent des procédés hydriatiques que nous traiterons après l'étude des pratiques adjuvantes et de l'eau à l'état de vapeur.

De l'eau immobile. — Le bain d'eau simple se prend généralement en baignoire ou en piscine. Les baignoires ordinaires ont une contenance de 300 litres environ. Le corps y est allongé, et les épaules relevées suffisamment pour que la tête soit hors de l'eau. Les piscines ont une étendue et une capacité variables; les unes permettent à peine quelques mouvements, les autres sont suffisamment vastes pour qu'on puisse s'y livrer à la natation, comme dans les étangs, les lacs et les autres réservoirs naturels d'eau immobile.

Bains froids. — Le *bain froid local*, ou l'immersion d'une partie du corps, d'un membre, par exemple, produit, en même temps que la sensation de froid, une contraction énergique des fibres musculaires du derme. Cette contraction brusque donne d'abord de la raideur et cette saillie particulière des glandes sébacées que l'on appelle la *chair de poule*; puis, elle se traduit par la diminution de la sensibilité et la suppression des sécrétions sudorale et sébacée. Elle cause aussi la pâleur et l'anémie de toute la région refroidie, qui se met à une température à peine différente du milieu ambiant, de telle sorte que l'organisme se trouve protégé contre la perte du calorique par une enveloppe inerte et mauvaise conductrice.

Le sang, se retirant de la périphérie, afflue vers les couches musculaires sous-jacentes et accroît momentanément leur température; aussi, l'immersion d'une partie même très étendue n'apporte-t-elle aucun trouble appréciable aux fonctions vitales. Il a suffi de cette simple modification dans la répartition du milieu intérieur pour défendre le corps contre la déperdition de sa chaleur propre.

Le refroidissement a aussi des effets à distance, que l'on attribue à une action réflexe. C'est ainsi que la température de la jambe gauche s'abaisse quand la droite est plongée dans l'eau froide, et qu'une immersion brusque, un bain de pieds, par exemple, produit l'arrêt d'hémorrhagie éloignée.

Si l'immersion se prolonge, la raideur et la chair de poule disparaissent, mais la peau reste peu sensible et peu vasculaire.

Au sortir de l'eau, la réaction se fait comme après une application locale de glace ; toutefois, le froid n'est jamais assez vif pour produire des eschares ou des phlyctènes.

Dans le *bain général*, les phénomènes que nous venons de décrire se manifestent avec une très grande énergie. Au moment de l'immersion la peau pâlit et se contracte; le sang, violemment refoulé dans les viscères, donne une sensation de plénitude dans la poitrine et de suffocation ; les muscles se raidissent au point d'entraver tout mouvement ; le diaphragme se tend et rend la respiration pénible et anxieuse, tandis que les battements du cœur sont tumultueux. En même temps, la tête est lourde, le cuir chevelu tendu fortement sur le crâne, et la face exprime la gêne et l'angoisse.

Si le bain est prolongé, une sorte de réaction se produit, et la peau devient rouge ou violacée et légèrement douloureuse, puis flasque et insensible. Des frissons de plus en plus violents indiquent que le corps, mal protégé, se laisse pénétrer par le froid. Dans ces conditions, la mort peut survenir soit après une syncope, soit après un état léthargique plus ou moins long, pendant lequel la température s'abaisse jusqu'aux environs de 20°.

A la sortie du bain, la peau se colore rapidement ; elle devient même rouge, et l'on y ressent de la chaleur, ainsi qu'une sensation de picotement et de brûlure. A ce moment le sang afflue vers les parties périphériques, les échauffe en leur cédant son calorique et, retournant vers les viscères, cause un abaissement de la température centrale qui peut aller jusqu'à 2°. Sous cette influence le pouls devient plein, large, et se ralentit en même temps que la respiration. C'est ainsi que les fonctions cutanées se rétablissent, et que la *réaction générale* se produit.

La façon dont réagit l'organisme n'est pas toujours exactement la même ; elle varie d'abord suivant les conditions de température et de durée. Plus l'immersion est froide, plus son action est forte ; plus elle est courte, plus elle est vive. Après un bain prolongé la réaction est lente à se produire et peut mettre une heure et demie ou deux heures à s'achever, en sorte que plus le refroidissement est intense, plus le retour à l'état normal est difficile et met de temps à se compléter.

La température du corps avant l'immersion est un autre modificateur important. Si elle est élevée par un exercice préalable, ou par la chaleur atmosphérique la réaction est prompte et forte ; quand, au contraire, elle est abaissée, le sujet réagit lentement.

Après le bain on peut voir persister pendant plusieurs heures, soit au front, soit à la nuque, une sensation de tension et de pesanteur appelée le *coup de marteau*. Cet accident, peu grave en lui-même, s'observe surtout chez les anémiques et les nerveux. Il est généralement attribué à l'afflux brusque du sang vers le cerveau ou à la contracture violente du derme. Après une demi-heure, ou même une heure, il survient du malaise général et du frissonnement, si la réaction est lente et si le sujet ne se livre à aucun exercice pour augmenter la chaleur du corps.

Les bains froids prolongés sont presque toujours suivis de fatigue, de somnolence, et quelquefois d'une diarrhée et d'une diurèse abondante.

Bien des conditions, telles que les susceptibilités habituelles ou momentanées, viennent encore modifie les actions des bains, et tel liquide, trouvé très froid par l'un, sera simplement frais pour un autre. Aussi est-il difficile de préjuger de l'impression première d'une immersion. La chaleur du corps et la sensation éprouvée n'ont souvent aucun rapport : le fiévreux, par exemple, grelotte avec 40° de température.

Il existe, en effet, des gens dont les excitations sont faciles et vives, et auxquels l'eau froide donne une suffocation et une angoisse telles qu'ils perdent connaissance et tombent en syncope au moment de l'immersion; d'autres ont des réactions tellement fortes qu'elles produisent de l'éréthisme nerveux, de l'insomnie, de la fièvre, de l'agitation et du délire nocturne même, au lieu du calme habituel. Il y en a, au contraire, auxquels l'eau froide ne donne ni pâleur initiale, ni rougeur et chaleur secondaire. Ce sont, en général, des malades, à énergie vitale faible, chez qui le refoulement du sang vers le centre est peu marqué; leur réaction est lente à se faire et reste longtemps incomplète, comme si l'économie reproduisait difficilement le calorique perdu.

D'autres personnes supportent convenablement les bains en temps ordinaire, tandis qu'elles conservent du malaise, des frissons et une sensation de froid pendant toute la journée, si elles sont mal disposées, par suite d'une insomnie, d'une mauvaise digestion, ou même simplement d'une dépression morale. Il faut, chez elles, suppléer artificiellement à l'énergie vitale par des frictions, des massages, des applications chaudes, de l'exercice, ou même par l'administration de cordiaux.

Toutes ces réactions organiques anormales ont une durée variable; quelques sujets verront apparaître les accidents qui ont marqué leurs premiers essais hydriatiques, aussi souvent qu'ils tenteront les mêmes expériences; d'autres, et c'est le plus grand nombre, verront peu à peu les actions et les réactions des bains froids se régulariser et rentrer dans le cadre atténué du tableau que nous en avons tracé. Après quelques séances de bains, la contracture du derme cesse, en effet, d'être douloureuse; la tête est libre, et la suffocation ne se traduit plus que par une suspension momentanée de la respiration. Quant à la réaction, elle perd bientôt ce caractère d'ébranlement général du système nerveux sensitif et moteur, qu'elle présentait au début, pour conserver simplement celui d'une excitation de la circulation capillaire et des combustions organiques.

En résumé, les effets du bain froid sont très variés. Pendant toute la durée de l'immersion, les phénomènes les plus marquants sont l'anémie et le refroidissement de toutes les parties phériphériques; après sa cessation, la chaleur revient à son état normal, et la peau est le siège d'un vif afflux sanguin.

La thérapeutique utilise ces divers effets. Aux états de phlogose et de congestion, elle oppose les propriétés sédatives de l'eau froide en bains prolongés; dans les états d'anémie et de circulation défectueuse, elle emploie les propriétés excitantes et toniques des immersions de courte durée, dont la répétition stimule l'appétit et exerce sur la nutrition une influence favorable.

Le *séchage de la peau* contribue à accroître et à prolonger les effets de l'eau froide. S'il est vif et rapide, il sollicite le retour de l'ondée sanguine et la réaction; s'il est nul, le sujet continue pendant quelque temps à ressentir le froid, et la réaction est retardée; mais peu à peu la peau s'échauffe, transpire mal à travers le linge humide, et se trouve comme entourée de vapeurs. Si, au sortir du bain, le corps n'est ni séché, ni enveloppé, il se refroidit d'autant plus vite que l'air ambiant est plus mobile.

Pour pratiquer le séchage, le corps doit être recouvert d'un linge et frotté de haut en bas, de la tête aux pieds. S'il est un point où l'opérateur cherche à produire une réaction plus forte, il le frictionne plus vivement et plus longtemps.

De tous les bains les plus fréquents sont: 1° les bains de pieds (*pédiluve*) et les bains de mains (*manuluve*); 2° les bains de bras et les bains de jambes; 3° les *bains de siège par immersion*, qui se prennent dans la position assise, le corps plongé dans l'eau jusqu'à la ceinture, les jambes pendantes hors de la baignoire; 4° le *demi-bain* remontant des pieds à l'épigastre; 5° le *bain général* dans lequel le corps est immergé jusqu'au cou; mais on peut baigner une partie quelconque du corps, telle que l'œil et le coude.

Le bain général froid se prend à des températures variant de 7° à 25°, mais c'est l'eau de 15° à 22°, qui est le plus souvent employée.

Les effets excitants et toniques s'obtiennent par des bains de cinq à soixante secondes environ; les effets sédatifs par des bains de quinze à trente minutes.

Les bains locaux sont souvent plus longs, même à de basses températures.

Pour prévenir ou modérer les congestions internes, on fait parfois précéder, ou accompagner, le bain général de quelques pratiques, telles que des applications de glace ou des lotions froides sur la tête et sur la poitrine.

Il faut avoir soin de maintenir la température des bains prolongés par l'addition d'eau froide.

Il existe une variété de bains froids en plein air ; ce sont les *bains d'étangs et de lacs*. Ils se prennent en été lorsque l'eau a de 18° à 25° et exigent certaines précautions destinées à éviter la congestion viscérale, la suffocation et la surprise. L'immersion, par exemple, précédée ou non d'ablutions sur la tête et la poitrine, sera toujours rapide pour que le corps ne se refroidisse pas à l'air par une attente trop prolongée.

L'eau arrivant au contact de l'épigastre cause de l'angoisse qui s'accompagne bientôt de tension douloureuse à la tête ; mais la gène disparaît, le pouls et la respiration reviennent à leur état normal dès que l'immersion est complète. Après quelques mouvements, la contracture du derme et des muscles se relâche, et il se fait dans l'eau une réaction partielle pendant laquelle la peau reprend un peu de couleur et de chaleur. La durée de cet état varie selon la vigueur des sujets et l'exercice auquel ils se livrent. Après quelques minutes, s'ils restent immobiles, au bout de plus d'une heure s'ils font des mouvements, commencent à apparaître des frissons et de l'engourdissement ; mais le bain n'amène presque jamais à lui seul un abaissement de température suffisant pour causer de la léthargie et entraîner la mort. Sa durée moyenne est d'un quart d'heure. Quand l'air est frais, le corps éprouve, en se replongeant dans l'eau peu de temps après en être sorti, une sensation de bien être et de chaleur, comme si l'eau était tiède.

La réaction diffère suivant l'état de l'air. S'il est froid, elle ne se produit pas, la peau reste pâle, exsangue, et forme la chair de poule jusqu'à ce que le corps se réchauffe par l'exercice ou par d'autres moyens. Si l'air est chaud, la réaction se fait aussitôt, mais elle est rarement si vive et si durable qu'après un bain d'eau très froide. Quand la tension douloureuse de la tête persiste, un bain de pieds chaud de quelques minutes la fait disparaître.

Bains tièdes. — En se plongeant dans l'eau de 25° à 33°, on éprouve, suivant l'état de la peau, une légère sensation de chaleur ou de fraîcheur qui disparaît rapidement ; le corps semble plus léger, mais les mouvements sont moins faciles, par suite de la résistance du liquide. Dans l'eau tiède la respiration est lente, le pouls large et régulier ; l'appétit n'est ordinairement pas modifié, mais, après le repas, la digestion peut être troublée. Il n'y a toutefois aucun inconvénient à manger pendant le bain. Les fonctions de la peau ne sont pas entièrement suspendues ; si la perspiration cutanée et la sueur semblent arrêtées, la sécrétion sébacée et la chute de l'épiderme persistent. La sensibilité est obtuse ; à la sortie, au contraire, après le décapage de la peau, elle est plus exquise, et les variations atmosphériques l'impressionnent particulièrement. Les urines sont aussi plus claires, plus abondantes et moins acides.

L'absorption par les téguments pendant le bain est très discutée. A la plante des pieds et à la face interne des mains l'imbibition des couches de l'épiderme est manifeste. Pourtant, nous ne rejetons pas complètement la possibilité de l'absorption par d'autres régions, quand la pression vasculaire est très faible. L'immersion calme, en effet, la soif, et l'eau imbibe suffisamment l'épiderme pour provoquer sa chute et faire pénétrer profondément les substances colorantes qu'elle tient en dissolution.

Le séjour prolongé dans l'eau tiède est parfois suivi de lassitude, de faiblesse et de somnolence.

Le bain tiède d'un quart d'heure, et de 30° à 33°, est le bain hygiénique par excellence. Il débarrasse la peau des débris épithéliaux, des sécrétions coagulées, des parasites et de tous les corps irritants qui l'imprègnent. Son usage est extrêmement fréquent.

Employé pour calmer l'irritabilité du système nerveux, sa durée doit être d'une demi-heure au moins.

Bains chauds. — L'impression de chaleur que fait éprouver l'immersion d'une partie du corps dans l'eau chaude est immédiatement suivie d'une dilatation des capillaires sanguins de la peau, qui, à l'inverse de ce qui se passe dans l'eau froide, devient rouge et tendue. Si la chaleur est forte (plus de 40°), la sensation se change en picotement et, enfin, en brûlure ; si elle est très forte (plus de 50°), elle produit sur les tissus une vive réaction se traduisant par de la douleur, et même de la destruction des cellules muqueuses et épidermiques. L'eau très chaude appliquée brusquement cause une contraction momentanée des capillaires suivie de dilatation.

Pour peu que la partie plongée dans le bain soit étendue, les réflexes ne se limitent plus à la région immergée, et se généralisent à tout le corps.

Aussi, dans le *bain général*, la sensation de chaleur et de tension apparaît d'abord ; puis, la respiration et les battements du cœur s'accélèrent, les inspirations deviennent profondes, le pouls précipité ; la peau rougit fortement, et la face, vultueuse et congestionnée, se couvre de sueur.

A ce moment, les yeux injectés et brillants rappellent l'aspect d'un malade atteint de fièvre vive.

L'organisme se défend de la pénétration de la chaleur, comme de la pénétration du froid, par un simple changement dans la disposition de son milieu intérieur. Il fait affluer vers les parties périphériques une plus grande quantité de sang; il en résulte pour les parties centrales un état d'anémie relative et conséquemment une température aussi peu élevée que possible. Quant aux régions éloignées du centre, elles ne tardent pas à devenir le siège d'une transpiration abondante. La sécrétion sudorale n'est, d'ailleurs, pas la seule fonction cutanée qui éprouve dans le bain un surcroît d'activité; l'eau chaude, en dissolvant les matières grasses de la peau, active la sécrétion sébacée et la chute des lamelles épidermiques.

Si le bain se prolonge et que sa chaleur augmente, la respiration et le pouls s'accélèrent de plus en plus; il survient du vertige, de la perte de connaissance, et la mort arrive, quand la température centrale s'est élevée de 6° à 7°. Chez les sujets morts dans ces conditions, les viscères et particulièrement les séreuses intra-crâniennes sont fortement injectés.

Un bain un peu prolongé est ordinairement suivi d'une sensation de fatigue et de défaillance et d'une sécrétion abondante de sueur. Plus tard, la peau devient sèche, un peu flasque et ridée quand la congestion périphérique a pris fin. Du côté des urines on a noté une augmentation de la sécrétion, une diminution de l'acidité, et même l'apparition de la réaction alcaline.

L'intensité des modifications de la respiration et de la circulation doit empêcher d'administrer les bains au moment de la digestion.

La durée du bain chaud varie de dix à vingt minutes. Il faut avoir soin, pour prévenir le vertige et la congestion, de baigner, pendant ce temps, à l'eau froide, le front et la face ou de laisser à l'air extérieur un libre accès.

Les bains chauds généraux sont surtout employés dans les affections douloureuses où l'on cherche à provoquer un énergique appel du sang à la peau, et dans les maladies où une rénovation rapide des éléments épidermiques est nécessaire.

L'impression subite de l'eau très chaude, ayant pour effet d'amener la pâleur de la peau et la contraction des capillaires, a fait employer les immersions locales dans les cas d'hémorrhagies.

Bains à température variable. — Ces bains ont pour but de soumettre, en peu de temps, l'organisme à l'action des diverses pratiques que nous avons déjà étudiées. On peut les considérer comme une association de plusieurs bains à température différente. Ils sont alternatifs ou progressifs.

Pour administrer les bains *alternatifs*, il faut avoir deux baignoires, l'une d'eau chaude, l'autre d'eau froide. Le malade séjourne d'abord dans l'eau chaude où il est frictionné fortement, puis passe dans l'eau froide, retourne dans l'eau chaude et sort du bain en terminant par l'eau froide, quel que soit le nombre des changements qu'il subisse. Ces bains stimulent la circulation périphérique en produisant une alternative de dilatation et de resserrement des vaisseaux. Ils s'emploient principalement chez les sujets dont la réaction est défectueuse après les bains simples chauds ou froids. Ils sont généraux ou partiels, et, parmi ces derniers, les plus usités sont les demi-bains et les bains de pieds.

Les bains *progressifs*, réchauffés ou refroidis, ont pour but d'éviter les sensations désagréables de l'eau aux températures extrêmes qui sont, grâce à eux, beaucoup plus facilement supportées.

Pour donner un *bain réchauffé*, on plonge le malade dans un bain froid ou tiède dont la température est élevée progressivement par l'addition d'eau chaude; ces bains servent surtout à ramener la circulation et la chaleur chez les noyés et les personnes saisies par le froid.

Pour un *bain refroidi* il faut placer le malade dans une baignoire à demi pleine d'eau chaude ou tiède, et verser graduellement de l'eau froide jusqu'à ce que la température soit abaissée au degré voulu. Cette pratique trouble moins la respiration et la circulation que l'immersion directe dans l'eau froide ; aussi est-elle employée de préférence dans les fièvres et chez les sujets débilités ; mais elle doit être prolongée plus longtemps que le bain froid pour abaisser au même degré la température du malade.

Enveloppements humides. — L'enveloppement dans un linge mouillé se rapproche du bain en ce qu'il constitue une application d'eau immobile à la surface du corps entier ou d'une partie seulement. Il peut être envisagé à ses différentes températures et à ses divers points d'application ; c'est ainsi qu'il est froid, tiède ou chaud, à température fixe ou variable, général ou partiel.

Il diffère du bain en ce que la quantité d'eau mise au contact de la peau, étant très divisée, mais très faible, donne une impression vive, puis s'échauffe ou se refroidit rapidement. L'effet initial est essentiellement brusque et transitoire, et bientôt le corps n'est plus soumis qu'à l'influence d'un enveloppement fait à sa propre température.

L'*enveloppement humide froid* se fait dans la position debout ou couché. Le baigneur mouille d'abord la tête et la poitrine du malade ; puis, avec un drap préalablement trempé et légèrement tordu, il l'enveloppe complètement, en lui laissant la tête et les pieds hors du linge, pour faciliter la réaction.

La manière de procéder diffère ensuite suivant le but à atteindre.

Pour obtenir une stimulation générale, il faut que l'enveloppement ait une durée très courte (trente secondes à trois minutes environ), qu'il s'accompagne de frictions à travers le linge assez énergiques pour amener la rougeur sur tout le corps, et que le séchage soit fait rapidement par frottements avec un drap sec. Cette pratique produit une sensation d'angoisse et d'oppression d'autant plus forte que le linge mouillé se moule plus facilement sur toutes les parties du corps, et le refroidissement a une intensité d'autant plus grande que l'évaporation s'opère sur toute la surface externe du linge. Aussi, l'organisme réagit-il vivement après cette impression passagère, surtout si un exercice immédiat ou des excitations de la peau sollicitent le retour du sang dans les parties périphériques.

Le drap mouillé jeté ruisselant sur les épaules du malade et renouvelé à mesure qu'il s'échauffe, abaisse la température et calme l'irritabilité générale du système nerveux. Il est appliqué par de simples tapotements et accompagné de frictions seulement si son impression immédiate est trop pénible. La réaction consécutive est toujours faible et lente.

Ces deux modes d'enveloppements humides, généralement connus sous le nom de procédés du *drap mouillé*, sont fréquemment employés comme complément d'une cure hydrothérapique ou thermale pour modifier les conditions générales de la nutrition.

Si l'on cherche un abaissement ou une élévation plus considérable de la température, il faut avoir recours aux enveloppements de longue durée.

Le refroidissement atteint 1° à 2° dans l'espace de dix à quinze minutes, soit en laissant le malade enveloppé et immobile sur son lit sans le couvrir, soit en l'exposant à un courant d'air, pour accroître l'évaporation, soit encore en humectant de temps en temps le linge avec de nouvelle eau froide.

Pour obtenir, au contraire, la chaleur de la peau et la sudation, il faut recouvrir le drap mouillé d'une ou plusieurs couvertures sèches et laisser le malade au repos pendant une heure ou deux. Dans ces conditions, la température s'élève, et la sueur baigne peu à peu la face et le corps entier. C'est ainsi que, dans les établissements hydrothérapiques, on produisait jadis la sudation avant les douches.

Enfin, l'enveloppement a un effet sédatif général si le malade reste plusieurs heures enroulé dans un drap humide sans être trop couvert. Ce procédé attire le sang vers les parties humectées et donne un état de calme et d'assoupissement utilisé dans l'insomnie et l'irritabilité générale du système nerveux. Mais, lorsqu'il s'agit de calmer, l'enveloppement partiel trouve de plus fréquentes applications.

Les *enveloppements partiels* se font au moyen de compresses ou serviettes pliées en plusieurs doubles, appliquées sur le front comme bandeau, au cou comme collier, à la poitrine comme maillot ou ceinture, aux différentes régions du ventre et aux membres. L'effet est stimulant quand l'application est courte, sédatif quand elle est prolongée. Si l'enveloppement doit être maintenu pendant longtemps, il est bon, pour prévenir l'évaporation de l'eau, de recouvrir les linges d'un tissu imperméable. La partie ainsi protégée se trouve constamment soumise à une chaleur humide comparable à celle du cataplasme. Pour obtenir, comme avec la glace, des effets sédatifs immédiats, il faut rafraîchir fréquemment les enveloppes humides.

Les *enveloppements généraux humides, tièdes* ou *chauds*, ne sont guère employés ; ils pourraient cependant remplacer les bains tièdes, chauds ou de vapeur.

Les *applications locales, tièdes* ou *chaudes* se font avec des linges en plusieurs doubles, des éponges, ou des sacs en caoutchouc. Elles produisent immédiatement la rougeur et la chaleur de la peau, maintenues à volonté par le renouvellement de l'eau. Par la brûlure superficielle et l'afflux sanguin qu'elles provoquent, elles diminuent les douleurs profondes et les congestions viscérales. On a surtout l'occasion de s'en servir au cou, à la région précordiale et sur les différents viscères abdominaux.

L'eau très chaude dissout les substances grasses de l'épiderme et fait pénétrer profondément la chaleur : aussi, en dehors des cas précédents, les compresses très chaudes sont-elles utilisées pour modifier les téguments, détruire les causes d'irritations superficielles, et cautériser les surfaces malades.

Les applications locales de tissus imbibés d'eau très chaude, additionnée ou non de substances médicamenteuses, ont reçu le nom de *fomentations*. Souvent les tissus humides sont recouverts d'une enveloppe imperméable.

De l'eau mobile. — **Bains à eau courante.** — Les seuls employés sont des bains à température constante. Ils se prennent soit en baignoire, soit en piscine, soit en rivière, et sont froids, tièdes ou chauds, généraux et partiels.

D'une façon générale, l'eau courante, ou eau vive, a des effets immédiats et secondaires beaucoup plus intenses que l'eau dormante.

Il semble qu'à température égale le bain froid soit plus froid et le bain chaud plus chaud. La couche de liquide se renouvelant constamment apporte ou enlève sans cesse du calorique, et le corps n'est jamais entouré d'une zone à température intermédiaire entre la sienne et celle du liquide. Plus le courant est rapide, plus les effets immédiats sont prononcés, et la fatigue est d'autant plus grande que l'organisme a dû déployer plus de force pour résister au courant ; quant aux effets consécutifs, ils ressemblent à ceux des autres bains.

Les *bains de rivière* sont des bains en plein air auxquels conviennent les précautions indiquées aux bains de lacs et d'étangs, et leurs effets, bien que plus marqués, sont tout à fait identiques. Ils se prennent ordinairement entre 18° et 25° ; cependant, dans quelques pays de montagne, ils n'ont que 9° à 10°. La durée du bain varie suivant sa chaleur: au-dessous de 15° elle ne doit pas dépasser une minute ; entre 18° et 23°, elle n'aura pas plus de quinze minutes.

Les autres bains à eau courante sont surtout utilisés dans les stations thermales pour augmenter l'action des substances minérales. Les plus employés sont les bains généraux, les demi-bains, les bains de siège et les bains de pieds. Les bains partiels dérivent l'afflux sanguin et évitent les congestions céphaliques très fréquentes au début de certaines cures thermales.

Des appareils à double paroi imperméable, appliqués directement sur les parties malades, permettent d'obtenir les effets réfrigérants ou échauffants de l'eau courante, sans qu'elle soit en contact avec la peau.

Vers 1840, Fourcault avait déjà construit des bonnets et des manchons dans l'épaisseur desquels l'eau circulait de façon à maintenir une température constante sur certaines parties du corps. Dumontpallier fit, plus tard, fabriquer des serpentins en caoutchouc pour les applications locales, des couvertures et matelas hydrauliques pour le traitement des fièvres typhoïdes et des pyrexies. L'usage de la glace et des fomentations pour les applications locales et des bains pour les actions générales a fait abandonner ces appareils, mais il pourrait se faire qu'on y revînt dans le but d'éviter le ramollissement et l'inflammation de la peau, que produisent les bains répétés chez les sujets affaiblis.

Lotions, ablutions, affusions. — Bien que ces diverses pratiques diffèrent un peu, leurs effets sont absolument analogues, aussi allons-nous les étudier ensemble.

La *lotion* consiste à humecter le corps tout entier ou une de ses parties seulement avec une éponge ou un linge humide.

L'*ablution* se fait de même, mais avec une quantité de liquide assez abondante pour ruisseler sur la peau.

L'*affusion* est une projection d'eau en nappe.

Elles peuvent être locales ou générales, froides, tièdes ou chaudes ; leurs effets se rapprochent de ceux des bains de très courte durée.

Pour pratiquer les lotions, les ablutions ou les affusions, le sujet se met ordinairement dans un bassin plat, ou *tub*, et reçoit successivement l'eau sur les faces antérieures et postérieures du corps, de haut en bas, des épaules aux pieds.

Il n'est pas même besoin d'aide, et l'on peut se faire à soi-même une lotion, une ablution ou une affusion.

Dans les fièvres graves les lotions s'exécutent au moyen d'une éponge humide promenée sur tout le corps sans que le malade ait à se lever de son lit.

Comme ces diverses pratiques ne nécessitent pas d'installations spéciales, elles sont fréquemment employées à la place du bain et de la douche pour compléter une cure hydrothérapique.

Les lotions, les ablutions ou les affusions générales, froides et courtes donnent du spasme et de l'angoisse, après lesquels la respiration devient ample et régulière, et provoquent, dès que la première impression de froid a disparu, une vive réaction. Mais, si l'opération se prolonge, la température s'abaisse, surtout si le corps reste exposé à l'air sans être essuyé. Pour obtenir un effet excitant ou un effet sédatif, il suffit donc de varier la façon de procéder.

Les lotions ou ablutions locales froides ont autant de rapport avec l'hygiène qu'avec la médecine et, en dehors de leurs effets de lavage, elles se font surtout à la tête, à la nuque, à la poitrine et aux membres, pour stimuler la circulation ou calmer les douleurs.

Les lotions et les ablutions tièdes ou chaudes servent à dissoudre, détacher ou entraîner les sécrétions ou les débris épithéliaux, et forment une partie importante du pansement des plaies.

L'affusion locale prend souvent le nom d'*irrigation*. L'irrigation consiste à faire couler du liquide sur un point limité du corps, soit en versant le contenu d'un vase (directement ou par l'intermédiaire d'un tube et d'une canule), soit en exprimant des linges ou des éponges mouillées ; elle prend le nom d'*embrocation* si l'arrosage est lent et peu prolongé.

Quand elle est froide, elle est sédative si elle est prolongée, excitante si elle est courte ; quand elle est chaude ou tiède, elle devient détergente : aussi les mots lavage et irrigation sont-ils fréquemment employés l'un pour l'autre.

Lavages. — Laver consiste à nettoyer, rendre net et propre. L'eau dans cette opération intervient comme véhicule et comme dissolvant. Les lavages de la peau se font en appliquant un ou plusieurs des procédés hydriatiques que nous venons de décrire (bains, enveloppements humides, lotions, irrigations) : ceux des muqueuses internes exigent une technique spéciale, variable suivant les régions ; tels sont les lavages de l'oreille, du nez, de la bouche, de la gorge, de l'estomac, du rectum, du tube digestif tout entier et, enfin, des organes génito-urinaires.

Dans ces opérations, qui rappellent le bain à eau courante, l'eau sort de l'économie sans être absorbée et n'a pas, en réalité, un usage interne. Le lavage a ordinairement pour but de nettoyer les organes, aussi doit-il être continué jusqu'à ce que leur surface soit parfaitement nette, ce qu'il est facile de reconnaître à ce que l'eau sort claire comme à l'entrée.

Le *lavage de l'oreille* consiste en une irrigation tiède du conduit auditif externe au moyen d'une seringue ou d'un tube en caoutchouc.

Le *lavage du nez*, ou *douche nasale*, se fait avec un tube en caoutchouc de 60 à 80 centimètres de long, terminé aux deux bouts par un tube en U ; une des extrémités plonge dans un récipient élevé, l'autre est placée dans le nez, dont elle obture complètement un orifice. Puis, le patient incline la tête en avant et en bas, pour qu'une fois le siphon amorcé le liquide puisse entrer par une narine et sortir par l'autre sans tomber dans la gorge. La première douche donne un peu de larmoiement et d'éternuement, qui disparaissent au bout de peu de temps.

Les *lavages* de la *bouche* et du *pharynx* sont des irrigations, si l'on dirige un courant d'eau sur les muqueuses, ou des bains, si le sujet garde dans la bouche du liquide qu'il agite en tous sens par des contractions des joues, ou par des mouvements de la tête. Le *gargarisme* est encore un *bain de gorge* dont l'eau est agitée par l'air expiré. Dans la cure de Priessnitz, les lavages de la bouche précédaient toutes les pratiques hydrothérapiques, en particulier l'absorption de verres d'eau froide.

Le *lavage d'estomac* se fait au moyen d'un tube de caoutchouc lisse, gros comme le doigt, long de 1m,50 environ, terminé en haut par un entonnoir, en bas par une ouverture à plein canal, et divisé par un repère en deux parties inégales.

Pour laver l'estomac, on fait asseoir le malade sur une chaise, la tête droite, le corps recouvert d'un tablier imperméable ; à ses pieds se trouve un bassin destiné à recevoir le contenu stomacal. L'opérateur introduit directement dans le pharynx l'extrémité ouverte du tube jusqu'à ce qu'il rencontre de la résistance ; il pousse alors légèrement le tuyau, qui, malgré quelques nausées et quelques efforts, pénètre progressivement et s'enfonce jusqu'à ce que le repère soit entre les dents. L'appareil est en place, prêt à fonctionner. Pendant tout ce temps le patient n'a eu à faire que des mouvements de déglutition ; il n'a plus désormais qu'à respirer librement. Saisissant d'une main l'entonnoir rempli d'eau, l'opérateur l'élève au-dessus de la tête du malade et, au moment où les dernières gouttes disparaissent, l'abaisse vivement vers le bassin de façon à former un siphon, dont la branche longue est représentée par le bout extérieur du tube muni de l'entonnoir, et la branche courte par la partie de la sonde allant de l'estomac à l'arcade dentaire. Dans cet appareil, le contenu stomacal formé de mucus et de débris alimentaires passe naturellement au dehors.

La quantité de liquide introduite en une seule fois varie d'un demi-litre à 1 litre et demi, et, pour laver complètement, il en faut de 2 à 5.

L'eau doit être tiède ou tout au moins dégourdie : additionnée de 4 ou 5 grammes de bicarbonate de soude par litre, elle dissout très facilement le mucus et les graisses.

Le premier lavage est parfois un peu pénible; pour le rendre commode, il suffit de mouiller le tube et de badigeonner la gorge avec un pinceau imbibé de cocaïne ou même d'eau simple.

Les *lavages* du *rectum* et de l'*intestin* sont des *lavements* ou des *douches ascendantes ;* ils peuvent être froids, tièdes ou chauds. Le lavement est ordinairement de 1 litre, la douche ascendante n'a pas de volume limité, et peut durer une ou plusieurs minutes ; tandis que le lavement se garde un certain temps, la douche ascendante est immédiatement rendue. Le lavement se prend avec un irrigateur muni d'une canule de 6 à 8 centimètres de long débitant l'eau sous une faible pression. S'il est très chaud ou très froid, il s'administre lentement pour diminuer autant que possible le besoin d'aller à la selle ; si ce besoin se fait sentir, il faut le laisser s'apaiser en arrêtant le débit et continuer ensuite. Les appareils à douches ascendantes sont essentiellement constitués par un jet d'eau émergeant au centre d'un siège de cabinet et possédant une pression de 1 à 2 mètres.

Ces lavages s'administrent soit pour débarrasser l'intestin

de son contenu, provoquer sa contraction et ses sécrétions, soit pour produire un abaissement de température, soit enfin pour calmer les douleurs et modifier la circulation des organes du petit bassin. Le liquide remonte du rectum dans le gros intestin et, malgré la valvule de Bauhin, peut passer dans l'intestin grêle. L'eau donne une sensation de distension et de colique, puis de plénitude dans le ventre. La position prise par le sujet influe beaucoup sur la facilité avec laquelle elle pénètre. Dans la station assise, c'est-à-dire dans la position de la défécation, le liquide ne remonte guère au-delà de l'S iliaque : dans la station couchée, surtout si les épaules sont plus basses que le bassin, l'eau progresse facilement très loin ; c'est la position adoptée pour l'*entéroclyse totale*, ou lavage du tube digestif tout entier.

Dans cette opération l'eau arrive sous une pression de 60 à 80 centimètres par une canule en gomme ou en caoutchouc de 25 centimètres de longueur, introduite dans le rectum. Au début, l'intestin résiste et se contracte, mais peu à peu il cède et laisse passer le liquide jusque dans l'estomac : 6 à 8 litres d'eau sont nécessaires.

Les douches ascendantes à forte pression, ne pouvant être considérées comme de simples lavages, seront étudiées plus loin.

Pour les *lavages* des *organes génito-urinaires* on se sert presque toujours de seringues ou d'irrigateurs dont le débit varie de quelques grammes à 5 litres, la pression de 0 à $1^m,50$, et auxquels sont adaptées des canules ou des sondes. La seringue, d'une capacité de 200 grammes au plus, doit être d'un nettoyage facile et convient surtout pour les lavages rapides et saccadés. L'irrigateur le plus usité est la douche à injections, composée de réservoirs de caoutchouc, de verre ou de tôle émaillée, et d'un tube flexible de $1^m,50$ environ; il se place plus ou moins haut et permet des lavages abondants, prolongés et à pression continue. L'eau employée sera bouillie et aseptique; elle pourra contenir aussi des substances médicamenteuses.

Le *lavage de l'urèthre* se pratique avec une canule, dont le bout obture complètement le méat et ne permet pas à l'eau de s'écouler au dehors, aussi longtemps qu'il est en place. 10 grammes suffisent à distendre le canal; au-delà de cette quantité, le liquide passe dans la vessie. L'urèthre se lave aussi avec des sondes qui portent l'injection dans les parties profondes.

Ces lavages exigent beaucoup de précautions et, pour ne pas refouler les sécrétions morbides, il faut toujours commencer par faire uriner le malade.

Les *lavages de la vessie* se font avec une sonde simple, avec une sonde à double courant, ou sans sonde.

La sonde simple doit être aussi grosse que possible et avoir de grands yeux, pour que l'eau puisse entrer et sortir avec force, en entraînant les sédiments urinaires.

Le lavage avec la sonde à double courant n'est pas aussi complet, le conduit d'évacuation étant forcément réduit.

Pour laver la vessie sans sonde, il faut, au moyen d'une canule à gros bout, faire pénétrer l'injection dans le réservoir urinaire et la laisser sortir seule comme dans la miction.

Le volume injecté à chaque fois varie, suivant la susceptibilité et la capacité individuelles, de 50 à 500 centimètres cubes, et la température la plus favorable est comprise entre 28° et 35°.

Les *lavages vaginaux* sont des bains ou des injections.

Le bain se prend au moyen d'un spéculum grillagé, permettant à l'eau d'arriver sur la muqueuse vaginale et le col de l'utérus. Pour avoir un bain à eau courante, il suffit d'exécuter avec la main, au niveau de l'orifice du spéculum, un mouvement de va-et-vient, appelé aussi mouvement de *vague*. L'eau chassée dans le vagin y pénètre par flot, et en ressort, comme le ferait, en effet, une véritable vague.

Les injections se prennent avec de longues canules en verre ou en gomme percées de plusieurs trous et débitant l'eau sous une pression modérée. La quantité nécessaire est de 2 à 5 litres.

Les *injections utérines* doivent toujours être faites par le médecin ou la sage-femme. La malade étant placée dans la position du spéculum ou couchée horizontalement, l'opérateur introduit une canule spéciale, la maintient et laisse couler lentement le liquide.

Ces injections ont d'un demi-litre à 2 litres, quand elles sont antiseptiques, de 5 à 6 litres, et une température de 45°, 50° et même 55° quand elles sont hémostatiques. Afin de diminuer la sensation de brûlure, surtout pénible à la vulve, il faut éviter le contact immédiat du liquide et garnir d'avance de linge ou de coton la fourchette vulvaire et le périnée.

L'eau chaude peut par rayonnement produire la contraction utérine à distance, et des lavements très chauds donnent parfois les mêmes résultats que les injections.

De l'eau sous pression. — **Douches.** — La douche consiste dans la projection sur le corps d'eau soumise à une certaine pression. Elle agit par les propriétés dissolvantes et les qualités physiques de l'eau, telles que la température, la masse et par cette propriété nouvelle, la pression, qui vient s'épuiser sur l'économie sous forme de choc.

Les douches nous offrent de très nombreuses variétés qui tiennent à ce que leurs divers éléments peuvent être modifiés aussi bien dans l'espace que dans le temps : la forme est celle d'une pluie, d'une nappe, d'un jet brisé ou d'un jet plein ; la durée varie de quelques secondes à plusieurs minutes ; la direction est verticale, oblique ou horizontale ; la pression, tantôt faible, tantôt forte ; la température, froide, tiède ou chaude, constante, progressive ou alternative. La succession suivant laquelle l'eau atteint toutes les parties du corps donne également à la douche un caractère particulier. Il existe, en outre, des douches locales qui se limitent à une région, et des douches localisées ou douches générales dans le cours desquelles un point du corps est spécialement douché.

Sous le nom de douche, on désigne également des pratiques où l'emploi de l'eau sous pression est accompagné de massage : ce sont les douches-massages ; et d'autres où le choc se produit à la surface d'une partie du corps plongé dans un bain, ce sont les douches sous-marines.

L'étude de toutes ces variétés et de leurs effets peut paraître, au premier abord, assez complexe ; mais nous connaissons déjà l'action de l'eau, et, quand nous aurons étudié les effets de la *pression*, il nous sera facile de comprendre comment agissent les douches.

Le premier effet d'une pression locale est de chasser les liquides de nos tissus, de les rendre pâles et décolorés. Dès qu'elle cesse, le sang afflue de nouveau, la peau se colore, et tout revient à l'état normal. Ce retour s'accomplit avec des phénomènes réactionnels variables suivant la nature de la pression : a-t-elle été forte et brève ? la réaction est vive et dure peu : a-t-elle été, au contraire, faible et de longue durée ? la peau rougit lentement, mais reste longtemps congestionnée. Lorsqu'elle est intense, elle détruit les éléments cellulaires, et, à la reprise de la circulation, les tissus entourant les parties mortifiées se vascularisent fortement et deviennent le siège du premier acte de la réaction inflammatoire d'élimination ; mais, dans les douches, la pression n'est jamais assez intense pour amener la mortification.

Ses effets primitifs et secondaires sont donc très analogues à ceux du froid et sont également utilisés en médecine pour produire la sédation ou l'excitation ; les pressions lentes et permanentes calment les douleurs et inflammations locales, et font avorter les phlegmons ; celles qui sont brèves et répétées excitent l'irritabilité nerveuse, la circulation et la nutrition.

Les effets généraux des pressions brèves et répétées sont la résultante des effets locaux. Ils consistent dans une stimulation du système nerveux, de la circulation et de la nutrition générale, consécutive aux excitations locales des diverses régions. Les pressions générales intenses, qui troublent profondément les fonctions vitales, ne sont pas employées en médecine.

Appareils de douches. — Les appareils de douches les plus utilisés sont ceux qui donnent le jet ou la pluie.

La *douche en jet mobile* est de beaucoup la plus employée en raison des effets extrêmement nombreux que le praticien peut en obtenir en variant sa pression, sa forme, sa direction et sa durée. On pourrait presque dire qu'elle suffit à tous les cas. Le jet est fourni par une lance montée sur un tube de caoutchouc de 6 centimètres de diamètre et de 1 mètre de longueur, afin de pouvoir être amené dans toutes les directions. Sa pression, qu'un jeu de robinets permet de diminuer à volonté, doit être d'une atmosphère au moins, de 15 mètres au plus : son volume assez gros (2 centimètres de diamètre) pour qu'une fois brisé par le doigt ou la palette il se répande en éventail sur une surface telle qu'il enveloppe complètement le sujet placé à 3 mètres. Suivant son degré de division, il fournit la douche en lame, en éventail ou en poussière.

La *douche en pluie fixe* verticale s'obtient au moyen d'une pomme d'arrosoir de 25 centimètres de diamètre placée à 2m,50 environ au-dessus du sol. Cet appareil, percé de nombreux trous de 1 millimètre de diamètre, projette verticalement de haut en bas une quantité d'eau qui inonde le malade à la façon d'une forte pluie.

Pour prendre une douche, le patient se place sous la pomme d'arrosoir à 3 mètres environ de la lame mobile et, tournant le dos au doucheur, se tient à une barre d'appui au moment du premier jet ; mais, aussitôt que la surprise initiale a cessé, il doit se frictionner fortement la face et la poitrine, et se tourner quand le doucheur le lui commande, de façon à présenter successivement le flanc droit, le flanc gauche et la partie antérieure du corps. La douche se compose du jet et de la pluie, soit isolés, soit associés. Elle commence souvent par un enveloppement complet du corps avec le jet divisé en poussière ou en éventail et finit par une projection sur les pieds. Quand les malades sont très impressionnables, ils vont se placer sous les appareils en plein fonctionnement pour éviter la surprise du début. Après la douche, le patient est enveloppé d'un peignoir de toile de coton un peu rude avec lequel il s'essuie lui-même la poitrine et le ventre, tandis que le baigneur lui frictionne les épaules, le dos, les lombes et les membres en commençant par la racine et en finissant par les extrémités. Il doit, en terminant, frotter les pieds jusqu'à ce qu'ils soient chauds.

Pour donner la *douche en pluie mobile*, il suffit d'ajouter à l'extrémité de la lance une pomme d'arrosoir de 10 centimètres de diamètre environ.

Quand la pomme d'arrosoir fixe est remplacée par une lance, elle forme la *douche en colonne* (douche verticale descendante) ; si l'eau s'échappe par une fente, on a, suivant la forme, la *douche en lame* ou la *douche en cloche*.

Il existe d'autres douches fixes, telles que la *douche en jet oblique* et la *douche spinale*, formée par la réunion de plusieurs jets fixes horizontaux superposés sur une même ligne verticale, et destinés à frapper la colonne vertébrale en plusieurs points à la fois.

La *douche en cercle* se compose d'une série de cercles horizontaux indépendants, superposés, percés de trous fournissant un grand nombre de jets filiformes convergeant vers le centre de façon que le sujet se trouve complètement enveloppé. Cet appareil permet de produire le maximum de réfrigération et d'excitation ; aussi est-il réservé aux malades habitués aux pratiques hydrothérapiques.

Le *bain de siège à eau percutante* se prend dans un bassin à double paroi arrondie, peu profond, et muni sur un côté d'un dossier concave. Ce bassin présente sur sa face interne plusieurs séries de trous donnant des jets très fins rayonnant vers le centre. Le malade s'y trouve assis les genoux relevés, de façon à recevoir l'eau sur tous les côtés du siège à la fois. L'appareil possède, en outre, trois orifices indépendants débitant l'eau sous un plus gros volume et destinés à former : 1° au niveau des lombes, une douche en lame horizontale ; 2° au-devant du bassin, une douche en jet, *vaginale* ou *hypogastrique* ; 3° une douche verticale et ascendante, employée comme *douche anale* quand elle est en jet, et comme *douche périnéale* quand elle est en pluie.

La *douche utérine*, ou douche en jet mobile sur le col de la matrice, se donne dans la position du spéculum avec une lance dont l'orifice n'est que de 1 millimètre.

La *douche ascendante* est constituée par une lance verticale de bas en haut placée au milieu d'un siège de cabinet d'aisances, sur laquelle les malades adaptent des canules en gomme suffisamment molles pour ne pas blesser le rectum. L'arrivée de l'eau est réglée par un robinet qui permet d'en varier la pression à volonté.

La *douche filiforme* est formée par un réservoir très résistant, dans lequel on comprime une certaine quantité d'eau à 20 ou 30 atmosphères. Le liquide sort à l'extrémité d'un tuyau mobile par une ouverture très fine, sous forme d'un jet dont la force de projection est telle qu'il traverse la peau jusqu'au derme comme le ferait une aiguille. L'*aquapuncture* provoque une douleur vive, une rougeur et un gonflement œdémateux de toute la région. C'est un puissant révulsif dont l'action se prolonge jusqu'à la résorption complète du liquide qui a pénétré sous la peau.

Comme les immersions sont souvent nécessaires pour modifier ou accroître l'effet des douches, des *piscines* d'eau froide où les malades peuvent se livrer à quelques mouvements sont ordinairement établies à proximité des appareils.

Douches froides. — La douche froide *à faible pression* en pluie, en nappe ou en jet brisé, agit à la façon du bain à eau courante et de l'affusion froide en soustrayant du calorique à l'économie par renouvellement continu du liquide à la surface des téguments. Ses effets varient, comme ceux des bains, suivant la température de l'eau et la durée de l'opération.

Avant ces douches, il est bon de faire baigner la face et les pieds du malade avec de l'eau froide, puis de lui mettre sur la tête une serviette pliée en plusieurs doubles pour amortir le choc.

Le jet brisé permet, en insistant sur les membres, de dériver le sang vers les extrémités inférieures, dans le cas où une congestion de la tête est à redouter.

Ces douches sont sédatives quand elles sont longues, excitantes quand elles sont courtes.

La douche froide générale *à forte pression* se donne ordinairement avec le jet mobile; elle est de toutes les douches la plus communément employée. Ses effets sont très énergiques, car la pression et la masse d'eau concourent au même but.

Au début, toute la peau pâlit et se contracte, les muscles papillaires font saillir les glandes sébacées, et le sang est violemment refoulé dans les viscères; l'oppression, l'angoisse et la suffocation surviennent brusquement et provoquent parfois un cri, le malade éprouve une sensation de plénitude et d'étouffement, le pouls est tumultueux, et la respiration embarrassée. Après quelques secondes le reflux du sang vers les viscères paraît s'être régularisé ; la respiration devient ample, facile et profonde, et la réaction commence sur quelques points du corps.

Chez certains sujets la surprise et l'oppression sont assez fortes pour causer l'éblouissement, la douleur de tête connue sous le nom de « coup de marteau », ou même une perte de connaissance complète par syncope.

Aussitôt après la douche, parfois même sous le jet, la contracture du derme cède, la peau se colore et la réaction paraît. A mesure qu'elle se produit, les téguments deviennent rouges, tendus, chauds avec des sensations de picotements comme après l'application d'un sinapisme ou l'exposition à un vent violent pendant l'hiver. Si la douche est courte, ces phénomènes ne se prolongent pas au-delà d'une heure ; si elle est longue, ils sont modérés, mais durent davantage. Pendant tout ce temps, on a pu constater, au moyen d'un thermomètre placé dans le rectum, un abaissement de la température centrale.

Quand la douche est prolongée, la peau, après une première réaction plus ou moins complète, pâlit de nouveau, mais reste moins tendue qu'au début. Elle laisse alors pénétrer le froid d'autant plus vite que le jet, déprimant les tissus, agit plus profondément, et que la masse d'eau par son renouvellement rapide arrache, pour ainsi dire, le calorique de l'organisme et l'entraîne au dehors ; aussi, après dix ou douze minutes, quelquefois moins, le malade éprouve du frisson et un abaissement de la température axillaire pouvant dépasser 5° ou 6°. Plus tard, survient de la fatigue générale, de la courbature et quelquefois de la diarrhée, comme après le bain froid prolongé.

Nous avons montré que les effets primitifs et consécutifs des bains froids variaient beaucoup suivant les conditions atmosphériques et la susceptibilité individuelle permanente ou passagère. Nous avons fait remarquer aussi que le tableau différait suivant les conditions d'accoutumance. Qu'il nous suffise de rappeler ici que les effets des douches froides varient dans les mêmes proportions et que, pour faciliter une réaction lente ou insuffisante, les mêmes moyens sont employés. (V. p. 19 et suiv.)

La durée moyenne de la douche est de trente à soixante secondes ; mais les douches stimulantes ne dépassent souvent pas cinq ou quinze secondes, et, au début d'un traitement, on se contente parfois de trois secondes, tandis que les douches sédatives atteignent quatre à cinq minutes.

Pour donner une douche l'opérateur enveloppe d'abord complètement le malade avec le jet brisé en poussière, dirige successivement le jet plein sur les talons, les mollets, les cuisses et les lombes, brise la colonne d'eau en arrivant sur le thorax et le ventre et termine la séance en douchant de nouveau à plein jet les cuisses, les jambes et les pieds. Il évite d'ébranler trop fortement la poitrine et l'abdomen et agit prudemment sur les parties douloureuses. S'il craint les congestions, il prend dès le début les précautions indiquées aux douches à faible pression et insiste sur la partie inférieure du corps.

Pour obtenir une bonne et forte réaction, il faut proportionner la durée et la force du jet à la résistance du malade et le mettre dans les meilleures conditions, c'est-à-dire élever sa température avant et après l'opération. Les sujets vigoureux font leur *préaction* en se livrant avant la douche à un exercice un peu vif (*préaction active*); ceux qui sont faibles, en se soumettant à des frictions, des massages ou des sudations (*préaction passive*). Après la douche les premiers se feront essuyer rapidement avec un linge sec, mais frais; puis, sans tenir compte de l'impression de chaleur éprouvée après s'être habillés, s'adonneront à la marche, l'escrime ou la gymnastique pendant une demi-heure au moins. Les autres se feront frotter et envelopper dans des couvertures jusqu'à ce que la réaction soit achevée. Sans ces précautions, ils verraient apparaître plus tard du malaise et des frissons.

Les douches à *forte pression* et les douches à *faible pression* sont souvent *associées*, surtout depuis Fleury dont c'était la pratique courante. Généralement le malade se place sous la pluie et reçoit en même temps le jet sur toutes les parties du corps. Fleury donnait la pluie au début et à la fin, et le jet dans l'intervalle, mais toujours le jet commençait et finissait sous la pluie.

Cette association a pour but de généraliser la douche dès le début. Le jet seul permet d'obtenir le même résultat. Il faut pour cela, au commencement de la séance, le briser avec la palette et le diriger alternativement sur le mur et sur le malade qui est entouré ainsi d'une abondante poussière d'eau.

Les combinaisons de ces divers procédés sont plus stimulantes que la douche en jet ordinaire, aussi sont-elles employées lorsque cette dernière est insuffisante ou quand, au cours d'une douche générale, il s'agit d'exercer une action circonscrite.

Les *douches locales* consistent dans la projection d'eau sur une partie limitée du corps; elles n'obligent pas à se déshabiller ou à se découvrir complètement. Elles donnent, comme les douches générales, des phénomènes d'excitation ou de sédation, suivant leur forme et leur durée. Quand le jet arrive avec force suivant une direction tangente à la peau et la balaye en quelque sorte, il est très excitant, mais son action immédiate reste superficielle. Quand, au contraire, il arrive perpendiculairement à la surface des téguments, et qu'il frappe quelque temps le même point, il produit un refroidissement intense et profond.

Les douches locales se prennent avec les appareils ordinaires, ou avec des appareils spéciaux dirigeant l'eau de la façon la plus commode.

Toutes les fois que le malade peut supporter une douche générale, on doit, sauf de rares exceptions (bain de siège, douche ascendante, douche plantaire), préférer la *douche localisée*, ou douche locale administrée dans le cours d'une opération générale. Cette douche expose bien moins aux refroidissements, et ses effets généraux sont très favorables aux améliorations des maladies locales. Elle permet, en outre, de surveiller et de modifier les effets à distance et les réactions immédiates.

Les douches locales et localisées les plus usitées sont : les douches sur les pieds, les douches plantaires, celles des membres et des articulations, les douches vertébrales, thoraciques, précordiales, abdominales (gastriques, hépatiques, spléniques et hypogastriques), les bains de siège à eau percutante et les douches ascendantes.

La douche *sur les pieds* est pour la douche générale un complément habituel. Elle se donne soit au début, soit à la fin pour prévenir ou combattre la congestion céphalique et le coup de marteau provoqués par la surprise et la suffocation initiale : elle tient lieu de bain de pieds chaud, pris après le bain en plein air.

La douche *plantaire*, assez souvent administrée isolément, a des effets locaux et généraux d'une intensité extrême, qui tiennent aux conditions même de cette région du corps, très accessible aux procédés hydrothérapiques. La plante du pied présente, en effet, plusieurs plexus très riches en nerfs sensitifs et moteurs; elle contient aussi un double réseau vasculaire entouré de muscles puissants. La circulation est si abondante en ce point que les physiologistes ont comparé le pied à un cœur périphérique, dont les contractions aident fortement à faire progresser le sang. Aussi la douche plantaire, très pénible au premier moment, produit-elle un grand ébranlement nerveux, une modification générale de la circulation et une abondante dérivation du sang vers les extrémités inférieures.

Localement, elle sert à diminuer la stase et la cyanose chez les malades qui, pour une raison quelconque, ont du refroidissement des extrémités. Par ses effets éloignés, elle modère la circulation de la tête, de la poitrine, du ventre et des organes génito-urinaires; enfin, dans les cas d'irritation nerveuse et d'insomnie, elle peut suppléer la douche générale parfois mal supportée ou difficilement acceptée.

La douche plantaire se donne à plein jet, le malade étant debout et relevant les talons, ou étant assis et les présentant à l'opérateur. Il existe aussi des appareils spéciaux où les jets sont multiples, filiformes et dirigés perpendiculairement à la peau. Le malade doit être protégé par un écran qui lui permet de prendre la douche sans se déshabiller.

La durée varie de trente secondes à quatre ou cinq minutes, suivant l'effet désiré et la façon de réagir.

Les douches des *membres* s'administrent soit dans la continuité sur le trajet des nerfs ou des masses musculaires, soit au niveau d'une articulation. Elles sont souvent associées à l'application de linges humides, froids, laissés en place d'une façon continue.

Les douches *vertébrales* se donnent avec le jet plein de chaque côté de la colonne vertébrale, lorsque l'on veut obtenir un effet sédatif ou directement sur le rachis, si l'on cherche à produire une excitation. Dans la région inférieure, elles agissent plus spécialement sur le centre génito-spinal et les plexus nerveux des organes abdominaux et des membres inférieurs; à la région supérieure, sur les organes de la circulation et de la respiration et sur la pression vasculaire intra-crânienne. Comme dans la douche plantaire, la réaction dérive énergiquement l'afflux sanguin vers la peau, et permet de combattre les congestions et inflammations de la moelle et des muscles prévertébraux.

Les douches sur la *poitrine* s'administrent avec le jet très finement pulvérisé ; elles sont employées dans les névralgies intercostales et l'éréthisme cardiaque. Leur réaction, s'accompagnant de modification de la circulation générale, avec congestion des parties supérieures du corps, les a encore fait utiliser dans les fluxions du petit bassin avec hémorrhagie ou hémorrhoïdes et dans l'anémie cérébrale avec lenteur de la circulation. Dans les névralgies, les points d'émergence des nerfs intercostaux doivent être particulièrement frappés par le jet ; dans l'éréthisme cardiaque, ce sera la région précordiale. Quand il s'agira de produire des effets à distance, le jet devra envelopper fortement les parties supérieures du tronc en avant et en arrière et surtout la région mammaire et les racines du cou.

Les douches *abdominales* exigent encore plus de précautions et de légèreté de main de l'opérateur, qui doit animer le jet de mouvements d'oscillation pour bien répartir ses effets. La douche *épigastrique* s'emploie dans l'irritabilité et l'atonie de l'estomac ; les douches *hépatiques, rénales* et *spléniques*, dans les fluxions et congestions actives ou passives de ces glandes avec ou sans phénomènes douloureux ; la douche *hypogastrique* dans toutes les inflammations du petit bassin.

Le bain de *siège à eau percutante* a une action très énergique qui l'a fait utiliser dans presque tous les cas d'affections chroniques des organes pelviens et abdominaux. Le bain proprement dit peut s'accompagner de douches localisées en certains points, telles que douches *anales, périnéales, vaginales* et *lombaires*.

La *douche utérine* n'existe guère que dans les stations thermales où se traitent les affections chroniques de l'utérus et de ses annexes. En raison de ses effets énergiques, le jet doit être manié avec beaucoup de délicatesse et arriver sous une faible pression pendant les premières séances.

La douche *ascendante* doit commencer par un jet faible dont la pression est augmentée graduellement. Elle distend l'ampoule rectale, remonte rapidement dans l'S iliaque, donne à l'épigastre une sensation de colique et de froid et fait contracter l'intestin dont elle provoque la congestion et la sécrétion. C'est dans la constipation habituelle et l'atonie intestinale qu'elle est particulièrement indiquée.

Douches tièdes. — Les douches de 25° à 33°, *à faible pression*, diffèrent peu des immersions ou des ablutions ; leur durée peut, sans inconvénient, se prolonger dix à quinze minutes, car elles n'abaissent que graduellement et dans des limites très restreintes la température de la peau.

Les douches tièdes *à forte pression* agissent plus énergiquement que les bains à la même température. Elles causent d'abord une légère anxiété accompagnée d'un refroidissement qui fait bientôt place à une sensation de bien-être et de chaleur, mais qui reparaît si la température de l'eau se rapproche de 25°.

Ces douches, suivies d'une réaction peu violente, se traduisent, toutefois, par un afflux manifeste du sang vers les parties périphériques ; elles rendent la peau plus souple et plus perméable, favorisent la perspiration cutanée et sont plutôt calmantes qu'excitantes.

Elles conviennent aux sujets débilités ou atteints de lésions organiques des viscères, dont elles modifient la nutrition, sans apporter de perturbations violentes, et sont très usitées au début des cures hydrothérapiques, en raison du peu d'appréhension qu'elles éveillent. Leur durée moyenne est d'une à cinq minutes.

Leurs propriétés sédatives les ont fait employer comme douches locales ou localisées dans les maladies de la peau et du tissu conjonctif et les affections douloureuses du petit bassin.

Douches chaudes. — La douche chaude a toujours des effets plus énergiques que le bain à eau courante ou l'affusion, même quand sa *pression* est *faible*. Si elle est *forte*, la douche produit rapidement une excitation intense, une sensation de brûlure intolérable et toute la série des phénomènes qui accompagnent le bain chaud, tels que la rougeur de la peau, l'accélération du pouls et de la respiration, la congestion de la face et même le vertige. Toutefois, si dans la salle la température est basse, la chaleur d'une douche en pluie ou en jet brisé met quelque temps à se faire sentir; l'évaporation refroidit, en effet, sensiblement les premières gouttes d'eau, tant que l'air ambiant n'est point saturé de vapeur.

Après la douche, la peau reste chaude, rouge, et en transpiration jusqu'à ce que la température soit revenue à la normale, ce qui exige une demi-heure, une heure et même plus; plus tard survient de la fatigue et de la sécheresse des téguments.

Tels sont les effets de la douche de 38° à 40°; au delà ils sont plus prompts et plus marqués; en deçà, ils sont atténués et permettent de donner à la séance une plus grande longueur.

Dans la pratique les douches chaudes n'ont pas moins de 35° et varient de une à dix minutes. Quand elles se prolongent, il est nécessaire de rafraîchir la tête pour diminuer le malaise et la congestion. Elles doivent toujours se terminer par un appel de sang vers les extrémités inférieures et, après l'opération, le malade évitera de se refroidir pendant tout le temps qu'il sera en sueur.

Les douches chaudes stimulent la circulation périphérique, calment les douleurs et les fluxions profondes et modifient la nutrition par les sueurs abondantes qu'elles produisent.

Les douches à faible et à forte pression sont souvent associées, surtout lorsqu'il est nécessaire d'administrer une douche localisée.

La méthode à suivre et les précautions à observer pour les douches locales et localisées sont les mêmes que pour les douches froides, mais leur durée est, en général, plus longue et varie de une minute à un quart d'heure. Les plus usitées sont les douches sur les pieds, puis celles des membres et particulièrement des articulations.

Après chaque séance la peau reste rouge et vasculaire pendant une heure ou deux ; puis elle devient pâle, molle, et souple. Les douches sur les pieds sont employées dans les troubles congestifs de la tête, et les douches articulaires dans les inflammations chroniques et les troubles trophiques de toute nature. L'eau très chaude convient, d'une façon générale, dans tous les cas de névralgie tenace.

Douches à température variable. — Ces douches peuvent être alternatives ou progressives, générales ou locales.

Il arrive souvent dans la pratique qu'après une douche froide le malade se réchauffe difficilement. Soit que l'opération ait été trop longue, soit que l'économie n'ait pas l'énergie nécessaire pour reproduire le calorique qu'elle vient de perdre, les extrémités restent froides, la peau ne rougit pas, la réaction se fait mal. Le retour du sang à la périphérie est facilité par l'administration immédiate d'une douche chaude très courte, et souvent un jet chaud sur les pieds de quelques secondes suffit à lui seul à provoquer la réaction chez les gens qui ont naturellement les extrémités froides. Par les temps froids et humides, la *douche froide à jet chaud final* constitue pour les malades à circulation languissante une atténuation de la douche froide ordinaire.

Le jet devra se prolonger jusqu'à ce que la rougeur apparaisse nettement sur la peau.

La *douche chaude à jet froid final* est également très employée. Après l'impression de l'eau chaude en jet ou en pluie, celle de l'eau froide fait contracter les capillaires distendus jusque-là, resserre les fibres du derme et procure une sensation immédiate de fraîcheur et de bien-être. Toutefois, la rougeur et la transpiration ne sont pas supprimées, mais seulement suspendues, car elles reparaissent immédiatement après et persistent sans s'accompagner de sécheresse des muqueuses ou de congestion de la tête. Aussi cette modification de la douche chaude permet-elle de faire supporter plus longtemps des températures élevées. La pâleur, qui survient, en général, au bout de dix à quinze secondes, avertit le doucheur que le refroidissement est suffisant.

La *douche alternative* proprement dite est la réunion de deux douches d'égale durée (vingt secondes environ), l'une chaude, l'autre froide. Elle donne d'abord de la rougeur et de la chaleur à la peau, puis de la pâleur et de l'anémie, et met en jeu la contractilité des vaisseaux périphériques en les faisant successivement se dilater et se resserrer. Sa réaction consiste en une sensation de chaleur et une transpiration plus ou moins abondante.

Elle dure de quarante secondes à une minute et doit toujours se terminer par l'eau froide. Elle s'emploie chez les sujets ayant la peau froide et peu vasculaire pour provoquer un appel de sang et produire la sueur. Quand, sous le jet chaud, la peau rougit faiblement, et quand, sous le jet froid, la pâleur arrive lentement, il faut administrer immédiatement une ou plusieurs séries de douches alternatives, donner, en un mot, des douches doubles ou triples. On voit alors la dilatation et le resserrement vasculaire se faire avec une promptitude et une régularité de plus en plus grande et la peau passer rapidement du rouge vif au blanc pâle, comme si le jeu des vaisseaux se régularisait par l'exercice.

La *douche progressivement refroidie* est une douche tiède dont la température est graduellement abaissée de 30° à 20°, et même parfois 10°. Elle est communément prescrite au début d'une cure hydrothérapique, pour habituer au froid les malades pusillanimes. Elle ne cause d'abord aucune sensation pénible ; mais, à mesure que la température s'abaisse, elle devient plus désagréable. Aussi les malades acceptent-ils avec plaisir la douche froide simple qu'ils trouvent préférable, quand elle leur est donnée au bout de quelques jours. Certaines personnes, qui naturellement supportent mal l'eau froide, se trouveront bien d'une douche à température constante, mais régulièrement abaissée de quelques degrés chaque jour.

La *douche progressivement réchauffée* commence, en général, à 35°, pour atteindre 45°, 50° et même 55°. Elle permet de faire tolérer les plus hautes températures et, par conséquent, d'utiliser l'eau chaude à son maximum d'effet.

Si une douche à température régulièrement décroissante se termine par un jet chaud, ou une douche à température graduellement ascendante par un jet froid, elles réalisent l'association de douches alternatives et progressives, et ont des effets d'autant plus intenses que l'organisme a été soumis à des températures extrêmes.

Les auteurs appellent *douches écossaises* des douches à température variable terminées par un jet froid ; les uns désignent ainsi des douches alternatives, les autres des douches progressives.

Toutes ces pratiques peuvent être locales ou localisées. Les plus employées sont les douches vertébrales, abdominales, articulaires, et la douche sur les pieds. Elles produisent à leur point d'application les phénomènes décrits à l'occasion des douches générales.

Nous ne nous étendrons pas sur les *douches jumelles* ou douches données au moyen de deux jets à la fois. Si elles sont dirigées sur le même point, à température égale, elles ne font qu'augmenter le volume du jet ; à température variable, elles forment un mélange plus ou moins parfait. Si elles sont dirigées sur deux points différents, elles sont, dans le premier cas, analogues aux associations des douches à faible et à forte pression, dans le second, aux douches à température variable.

Pulvérisations. — Dans les douches, ainsi que nous l'avons déjà vu, l'eau est parfois réduite en gouttelettes très fines, de façon à multiplier les points de contact avec l'organisme, tout en diminuant la pression ; l'emploi exclusif d'eau à ce degré de division se nomme *pulvérisation*.

Les douches pulvérisées générales sont peu employées en dehors des douches froides en jet, mais les pulvérisations locales, froides, tièdes ou chaudes, sont d'un usage très fréquent.

Elles se pratiquent au moyen de divers appareils ; dans les uns l'air sous pression chasse dans un tube capillaire une colonne de liquide qui va se briser et se réduire en poussière sur une palette ou un tamis ; dans d'autres, l'eau entraînée par un courant d'air ou de vapeur s'échappe par un orifice très fin sous forme de brouillard. Il en existe pour les yeux, le nez, la bouche, la gorge, le larynx et toutes les parties du corps.

Les pulvérisations, en portant des liquides sur les régions malades, les détergent, en modifient la circulation et la nutrition, et agissent comme les lavages et les douches à faible pression. Elles sont presque toujours chargées de substances médicamenteuses dont nous n'avons pas à envisager l'effet.

III. — DE L'EAU A L'ÉTAT DE VAPEUR

La vapeur d'eau a été depuis longtemps utilisée en médecine soit à l'intérieur, soit à l'extérieur.

A l'intérieur elle est employée sous forme d'inhalation ou de humage, à l'extérieur en bains ou douches de vapeur.

Emploi de la vapeur d'eau a l'intérieur. — L'*inhalation*, ou *aspiration*, consiste dans la respiration au sein d'une atmosphère chargée de vapeurs ; le *humage*, dans la respiration de vapeurs auprès d'un foyer de production ou de dégagement. Mais, dans la pratique, ces termes sont souvent pris les uns pour les autres.

Les inhalations et les humages se font en provoquant un dégagement de vapeur d'une eau naturellement ou artificiellement chaude. Dans les stations thermales où l'eau émerge à une température élevée, il existe des salles de humage ou d'inhalation, mais il est facile de faire à domicile évaporer de l'eau et d'en humer les vapeurs.

Les inhalations ou les humages ont pour effet d'humecter

les muqueuses respiratoires, de rendre leurs sécrétions plus liquides, et, par suite, l'expectoration facile. Les vapeurs causent une congestion passagère et activent les échanges nutritifs. En mettant en jeu la circulation des capillaires, elles donnent à l'appareil respiratoire une plus grande élasticité. Enfin, elles servent souvent de véhicule à des substances médicamenteuses, telles que la térébenthine, le soufre ou l'arsenic, dont l'action vient modifier ou renforcer celle de la vapeur d'eau.

Elles doivent être employées avec ménagement chez les personnes sujettes aux congestions et aux hémorrhagies pulmonaires, et la durée de chaque séance varie de quelques minutes à la journée entière suivant les malades et la nature des vapeurs.

Emploi de la vapeur d'eau a l'extérieur. — **Bains de vapeur.** — Dans la chaleur humide, ou vapeur chaude, le corps supporte difficilement plus de 45°. La vapeur, en effet, chauffe rapidement la peau et la congestionne vivement, aussi sa température doit-elle être surveillée avec grand soin.

Les bains se prennent dans des étuves, dans des caisses, ou sous des couvertures.

L'*étuve humide* est une chambre où le malade vient séjourner aussi longtemps qu'il peut tolérer la chaleur dégagée par les vapeurs surchauffées, qui la remplissent.

Au début, il n'éprouve que des sensations modérées ; puis, à mesure que le séjour se prolonge, les muqueuses du nez et de la bouche se dessèchent, les inspirations donnent jusque dans les bronches une sensation de brûlure, la face devient rouge, s'injecte vivement, les battements du cœur s'accélèrent, et l'eau ruisselle sur tout le corps. Ce bain dure de dix à quarante minutes et se termine ordinairement par une douche ou une immersion froide qui hâte la réaction, pendant laquelle persiste la sensation de chaleur et la transpiration. La température des bains d'étuve ne dépasse guère 40°.

Les *bains de caisse* ou de *couvertures* s'administrent soit dans des caisses de bois d'où sort la tête du malade, soit au moyen d'un escabeau sur lequel il s'assied, enveloppé de couvertures qui tombent à terre, soit encore dans un lit sous des couvertures soutenues par des cerceaux. Tous ces moyens concourent à former un espace clos dans lequel arrive la vapeur provenant d'une chaudière ou de briques chaudes plongées brusquement dans l'eau. Pour garantir la tête, il convient d'entourer soigneusement le cou de linges qui interceptent complètement le passage de la vapeur. Il est alors commode de suivre sur la face les différentes phases de l'opération. La rougeur de la peau, l'abondance de la transpiration et le battement des artères temporales permettent de juger si le bain est bien toléré et doit être continué. Ces bains ont les mêmes effets que les bains d'étuve, mais sont moins pénibles, parce que la tête restant à l'air libre est constamment rafraîchie par l'évaporation de la sueur, et parce que la muqueuse pulmonaire au contact de l'air frais ne se congestionne pas. Ces deux conditions font supporter le bain pendant un temps plus long et à une température plus élevée.

Tous ces bains s'emploient pour stimuler la circulation générale et dériver vers la peau l'afflux sanguin, particulièrement dans les cas de fluxion profonde des viscères ou des articulations. Ils produisent aussi une abondante élimination sudorale et modifient la vitalité des téguments.

Les bains de caisse ou de couvertures sont parfois limités à une partie du corps, un membre, par exemple : les effets de ces bains locaux sont analogues à ceux des bains généraux.

Douches de vapeur. — Lorsque la vapeur surchauffée se détend brusquement, elle perd son calorique et se condense sous forme de liquide à peu de distance du point de sortie ; le jet de vapeur ne brûle que s'il ne se dégage pas à l'air libre, aussi a-t-il pu servir à produire à la surface du corps de la chaleur humide, en même temps qu'une pression légère. Promené sur la peau, il donne de la rougeur et consécutivement de la sueur. Ces douches agissent comme les bains, mais leur action, étant localisée, est moins violente. Leur durée est de dix à vingt minutes. Elles sont employées localement comme excitantes, révulsives et sudorifiques, et sont fréquemment associées aux immersions et aux massages.

La vapeur à 100° et 120°, conduite par un cathéter spécial, a servi aussi, dans ces derniers temps, à cautériser la muqueuse intra-utérine.

IV. — DES ADJUVANTS DE L'EAU EN HYDROTHÉRAPEUTIQUE

On ne saurait se faire une idée exacte des ressources de l'hydrothérapeutique sans connaître les moyens ordinaires d'accroître, tempérer, modifier ou même remplacer quelques effets de l'eau.

Ces adjuvants sont de deux ordres : les moyens physiques ou mécaniques et les substances médicamenteuses ajoutées à l'eau des bains, douches, etc.

Adjuvants physiques et mécaniques. — Les plus souvent utilisés sont la sudation, le massage et la gymnastique.

Sudation. — La sudation consiste à provoquer la sueur au moyen d'excitants physiques qui n'élèvent pas trop la température centrale et n'accélèrent que faiblement la respiration. Pendant la sudation le malade joue un rôle absolument passif, et ce sont les excitants physiques seuls qui le font transpirer.

Les procédés les plus usités pour augmenter la température périphérique sont l'enveloppement sec ou humide et le séjour dans une étuve.

Dans l'*enveloppement* le malade est entouré jusqu'au cou d'un drap *sec* ou *humide* et recouvert d'une ou plusieurs couvertures de laine. La chaleur rayonnante, ne pouvant traverser cette enveloppe isolante, reste emmagasinée autour du corps, de telle sorte qu'au bout d'un certain temps la peau s'échauffe, rougit et se couvre de sueur. La transpiration est plus rapide et plus abondante, si la pression intra-vasculaire est accrue par l'ingestion fréquente de petites quantités d'eau.

La température périphérique s'élève de 1° à 2° après une demi-heure ou une heure, mais il est souvent nécessaire de prolonger la séance. C'est là le grand inconvénient des enveloppements : la peau restant humide peut s'amollir, se macérer, s'enflammer et se couvrir d'éruptions. Des procédés de sudation plus rapides évitent cet accident.

Le plus simple, le *bain de couvertures*, consiste à faire asseoir le malade sur un escabeau élevé ou un siège canné sous lequel sont placées de fortes lampes à alcool, puis à entourer de draps et de couvertures l'escabeau et le malade dont la tête seule dépasse. Vingt ou vingt-cinq minutes suffisent pour développer une transpiration capable de percer draps et couvertures. Quand, pour une cause quelconque, le malade est obligé de rester au lit, il faut introduire sous les couvertures maintenues par des cerceaux soit des briques chaudes, soit même une lampe à alcool.

La sudation s'obtient aussi très vite par des *bains de caisse* pris dans des boîtes semblables à celles des bains de vapeur et dans lesquelles arrivent de l'air chaud au lieu de vapeur.

Dans tous ces procédés l'air chaud circule librement autour du corps et évapore immédiatement la sueur. La respiration se fait à l'air libre, et l'examen de la face et du pouls temporal permet de suivre les différentes phases de l'opération. Bien qu'elle ne soit pas soumise à l'enveloppement ou au bain, la tête participe à la sudation.

Dans l'*étuve sèche*, le corps entier est soumis à l'influence de l'air chaud, et l'évaporation cutanée est très active. Elle a pour effet de maintenir l'organisme à une température inférieure à celle du milieu ambiant, qui peut atteindre 60° ou 80°, et l'on cite des exemples de personnes ayant supporté plus de 100° dans de l'air très sec.

Lors des premiers *bains d'air chaud*, la face se colore et se congestionne à mesure que la peau s'échauffe, les artères battent avec force, les yeux s'injectent et indiquent un grand état de malaise; enfin, il survient du vertige et des éblouissements si la séance se prolonge. Dans les séances ultérieures le malaise est moindre et la transpiration s'établit plus aisément; la suractivité fonctionnelle de la peau semble faciliter le retour au même état.

Après une abondante déperdition de sueur la lassitude et la fatigue sont la règle, le pouls est mou et dépressible, la respiration lente, et la peau devient souple, perméable et sensible au froid. Les urines rares et épaisses laissent déposer au fond du vase leurs substances minérales.

Les sudations répétées entraînent hors de la peau les matières grasses, les débris cellulaires, et favorisent son fonctionnement régulier. L'abus peut produire une irritation de la peau, un affaiblissement et un amaigrissement général.

Les sudations varient suivant le but à atteindre. Si elles interviennent pour exciter la circulation d'un malade incapable d'une préaction active avant une application froide, elles doivent être interrompues aussitôt que la sueur apparaît ; si, au contraire, il s'agit de soustraire une grande quantité de sueur et de modifier la nutrition, il faut faire boire abondamment le malade et maintenir la chaleur aussi longtemps que les battements du pouls et la congestion de la face restent modérés (vingt à cinquante minutes).

La sudation est parfois limitée à une partie du corps soit par applications locales des procédés que nous venons de décrire, soit à l'aide d'*enveloppements imperméables*, ou de bains de sable chaud. L'enveloppement ordinaire ou le séjour à l'étuve ne donnent que difficilement une sudation limitée, car la chaleur diffuse presque toujours.

Le seul fait de recouvrir d'un tissu imperméable une région quelconque suffit à y développer très rapidement la transpiration sans que la température générale soit modifiée. Aussi les tissus de caoutchouc sont-ils fréquemment utilisés pour maintenir certaines parties de la peau dans un état d'humidité permanente.

Les *bains de sable* généraux ne sont guère employés que dans les pays où le soleil échauffe fortement le sol. Ils consistent à s'enfoncer sous terre. Les bains locaux se prennent soit en plongeant une partie du corps, un membre, par exemple, dans des vases pleins de sable fin et sec chauffé au four, soit en recouvrant la région malade de sacs remplis de sable chaud. A la campagne, le sable est parfois remplacé par de l'*avoine*.

Ces bains provoquent très rapidement la sudation et, comme l'évaporation se fait lentement, ils se rapprochent par certains côtés des enveloppements.

Massage. — Le massage général consiste dans une série de pressions, frictions et mouvements communiqués par le masseur aux diverses parties du corps en vue d'en stimuler les fonctions.

Le massage local (médical ou chirurgical) se limite à une région malade pour en modifier la constitution.

Le masseur agit d'abord sur la peau par *effleurage*, c'est-à-dire par frottements très légers destinés à atténuer la sensibilité, par pressions de plus en plus fortes et étendues, puis, par *pétrissage*, ou pressions répétées, des tissus saisis à pleine main, comme une éponge sans cesse imbibée d'eau que l'on voudrait exprimer. Il exécute ensuite des frottements répétés, ou *frictions*, dans le sens des muscles et des vaisseaux, afin de favoriser la circulation du sang dans les veines et des liquides dans les espaces intermusculaires. Puis, il frappe les muscles perpendiculairement à leur direction et successivement de la périphérie vers le centre. La percussion avec la paume de la main prend le nom de *claquement*; avec le rebord cubital, elle s'appelle *hachure*; avec l'extrémité des doigts, elle se nomme le *pointillement*, et leur réunion le *tapotement*. Quand ces manœuvres sont achevées, il fait jouer successivement les diverses articulations de façon à exercer des pressions sur les parties profondes. Il commence par les membres en remontant des extrémités vers la racine, et passe successivement au dos, au cou, à la tête, à la poitrine et au ventre. Presque toujours ces manœuvres s'exécutent avec les mains seules, bien qu'il existe des rouleaux, des vibrateurs et des battoirs destinés à venir en aide à l'opérateur et à suppléer à ses efforts.

Le massage agit par la pression (V. p. 40), comme dans les douches en jet : il refoule des tissus les liquides qui s'y trouvent, provoque ultérieurement leur reflux par réaction et accroît l'absorption et l'excrétion. Il est, à ce titre, stimulant et tonique, et constitue pour l'hydrothérapeutique un auxiliaire puissant.

Il peut être général, local ou localisé à un ou plusieurs organes. Sa durée varie de dix à quarante-cinq minutes. Il a lieu ordinairement avant l'application de l'eau sous forme de bains ou douches, parfois il suit la sudation.

Les excitations produites par les *frictions* à la surface de la peau s'utilisent souvent à l'exclusion des autres manœuvres du massage. Pour accroître leurs effets, la main est parfois enveloppée de laine ou de tissus de crin, ou encore de linges imbibés de liquides irritants, tels que l'alcool ou la térébenthine. Ces frictions ont une action énergique, mais superficielle. Elles se font le plus souvent après un bain ou une douche pour sécher la peau et faciliter la réaction, tandis que le massage complet sert plutôt de préaction.

Exercice. — L'exercice est une partie essentielle du développement de notre être ; il affermit la santé en perfectionnant tous les organes qu'il fait agir avec vigueur et continuité. En médecine, il complète l'hydrothérapeutique. Ses moyens d'action sont d'ailleurs analogues ; le mouvement ou l'effort nécessitent une suractivité de la circulation et se traduisent, en résumé, par une production de chaleur.

Les exercices du corps peuvent être généraux ou locaux :

avant les applications hydriatiques, ils produisent, comme la sudation, du calorique qui sera entraîné par l'eau froide (*préaction active*); après, ils développent par le travail la chaleur destinée à remplacer celle que l'eau vient de soustraire (*réaction active*). Le genre et l'intensité de l'exercice doivent être proportionnés à l'âge, au développement et à la résistance. La *marche*, la *course* et les *jeux en plein air* conviennent à tous, la *gymnastique* particulièrement aux jeunes gens, l'*escrime* à l'âge mûr et à la vieillesse. La *gymnastique médicale* (*suédoise*, ou avec *appareils*), qui comprend des contractions méthodiques de groupes musculaires auxquelles on oppose parfois une résistance graduée, est indiquée dans certains cas particuliers.

L'exercice a sur les bains d'étuve un avantage considérable qui doit toujours le faire préférer quand il est possible. Il produit de la chaleur aux dépens de l'organisme et accroît la rénovation des tissus et l'élimination de tous les déchets vitaux beaucoup mieux que l'apport de calorique extérieur. Quand l'exercice est plus soutenu que violent, l'excitation de la circulation et de la respiration reste toujours proportionnée à la résistance du sujet et n'expose pas à des troubles congestifs, comme en causent parfois les sudations et l'échauffement trop rapide ou trop intense. Il est, à tous ces titres, l'un des adjuvants les plus précieux de l'hydrothérapeutique.

Adjuvants médicamenteux. — **Bains composés.** — L'eau simple additionnée de substances médicamenteuses destinées à en modifier les effets peut être employée de toute manière, mais elle est utilisée le plus souvent en bains, et c'est pour cela que nous avons intitulé ce chapitre des *Bains composés*, bien qu'il y ait des douches, lotions, affusions, lavages, etc., pratiqués avec toutes ou quelques-unes des substances dont nous allons parler.

Dans les bains composés il entre soit des matières organiques, végétales ou animales, soit des matières minérales.

Les bains minéraux naturels et les bains de boues devant être décrits avec les stations thermales, nous ne nous occuperons ici que des bains composés artificiels dont l'usage est le plus fréquent en commençant par les bains organiques et en terminant par les bains minéraux. Les quantités de médicament que nous indiquerons sont calculées pour 300 litres d'eau, contenance d'une baignoire ordinaire.

Les bains composés de *matières organiques* les plus usités sont : les bains d'amidon, de son, d'espèces émollientes, d'espèces aromatiques, de glycérine, de savon, de moutarde.

Le *bain d'amidon* se prépare en faisant gonfler dans l'eau froide de 500 à 1,000 grammes d'amidon sur lesquels on verse 2 à 3 litres d'eau très chaude, et en répandant ensuite le tout dans un bain tiède ou peu chaud.

Le *bain de son* s'obtient en faisant bouillir de 5 à 10 litres de son pendant dix minutes et en le mélangeant au bain. Au lieu de verser directement le son dans la baignoire, il est préférable de l'enfermer dans un sac et d'en exprimer le contenu dans l'eau.

Pour un *bain de gélatine*, il faut de 250 à 500 grammes de colle blanche de poisson que l'on met tremper une heure à l'eau froide, après l'avoir concassée, et dont la dissolution est achevée à l'eau chaude.

Le *bain émollient* se compose d'une infusion de 2 kilogrammes d'espèces émollientes et de 250 grammes de graines de lin dans 5 litres d'eau. On passe à travers un linge avant de mêler au bain.

Les espèces émollientes, sous forme de pâte liquide, entourée de linge, recouverte de toile imperméable et appliquée sur les points malades, constituent le *cataplasme* qui agit comme un bain local. Le plus souvent il est permanent et à haute température.

Pour les *bains de tilleul* ou de *camomille* on emploie 1 kilogramme de ces fleurs en infusion, comme les espèces émollientes.

Pour le *bain de glycérine*, il faut 1 litre de cette substance.

Tous ces bains sont dits émollients; leur température varie de 32° à 35°, et leur durée d'une demi-heure à une heure. Ils sont sédatifs de l'irritabilité nerveuse et produisent le calme et la lassitude. Ils déposent à la surface de la peau une matière onctueuse (amidon ou mucilage) qui isole l'épiderme et rend les sensations plus douces. Ceux dont nous allons parler ont des effets excitants.

Le *bain vinaigré* se fait avec 1 litre de vinaigre; le *bain sinapisé* avec 150 grammes de farine de moutarde délayés dans 3 litres d'eau froide. Leur action est plus énergique dans l'eau très chaude (40° à 42°), qui ajoute l'effet de la chaleur à celui des substances médicamenteuses. Ils sont souvent partiels, et le pédiluve sinapisé est d'un usage fréquent.

Pour un *bain savonneux*, l'on dissout 1 kilogramme de savon blanc de Marseille dans 4 à 5 litres d'eau chaude, et l'on mélange.

Le *bain aromatique* se prépare avec une infusion de 1 kilogramme d'espèces aromatiques dans 5 litres d'eau. Il existe des *bains de vapeurs aromatiques* dans lesquels la vapeur d'eau traverse des aromates avant de se répandre dans l'étuve.

La *fumigation* est l'exposition aux fumées provenant de la combustion ou de la décoction de diverses substances. A l'extérieur, elle constitue un bain général ou local de vapeurs médicamenteuses, à l'intérieur un humage ou une inhalation.

Les *bains résineux* ou *thermo-résineux* se prennent dans des étuves sèches ou des appareils à sudation dont l'air est chargé de résine provenant de copeaux de pin Mugho, de térébenthine, goudron, tolu, benjoin, etc. Ces bains, dont la durée ne doit pas excéder vingt-cinq minutes, ont des effets analogues aux bains d'air chaud, et conviennent spécialement dans les cas d'affections douloureuses ou articulaires.

Bien des substances employées autrefois ne le sont plus guère aujourd'hui : telles sont le vin, le sang, les tripes, le fumier, le marc de raisin ou d'olives ; seules les *lotions* faites avec le *lait* rendent encore des services, particulièrement chez les enfants atteints d'eczéma sébacé.

Les *substances minérales* le plus souvent ajoutées à l'eau des bains sont : le sel marin, le carbonate de soude, le polysulfure de potassium et les substances antiseptiques.

Les *bains de sel marin* sont tièdes et contiennent de 250 à 500 grammes de sel. Leur durée varie de dix à trente minutes. Ils sont stimulants et toniques, mais à un dégré moindre que les bains de mer.

Le *bain de carbonate de soude* se prépare avec 250 gr. de ce sel. Il doit être pris à 35°, et dure vingt à trente minutes. Il détache les lamelles épidermiques mieux que ne le ferait l'eau simple, saponifie et dissout les matières grasses, produit une augmentation de la sécrétion urinaire et une légère excitation du système nerveux : aussi est-il très utile dans les maladies constitutionnelles et les intoxications chroniques.

Le *bain sulfureux* s'obtient en faisant dissoudre dans l'eau de 30 à 150 grammes de polysulfure de potassium sec. Comme les métaux se combinent à l'hydrogène sulfuré, les baignoires doivent être émaillées ou en bois. Ce bain est légèrement excitant, provoque quelques phénomènes congestifs de peu de durée, et exerce une action antiseptique sur les couches superficielles de l'épiderme. Il convient dans les affections cutanées et les troubles généraux de la nutrition.

Nous n'indiquerons pas la composition de tous les bains antiseptiques dont le nombre est considérable. D'ailleurs, il n'est guère de substances, solubles dans l'eau, qui ne lui aient été ajoutées dans quelque pratique hydriatique.

Dans le *bain de sublimé*, il entre 20 à 30 grammes de bichlorure de mercure dissous dans une quantité suffisante d'alcool. Comme pour le bain sulfureux, la baignoire sera en bois ou en tôle émaillée. Ce bain est généralement chaud (36°) et dure de vingt à trente minutes. Il détruit les parasites et sert dans les maladies de la peau, et en chirurgie ou en obstétrique avant les interventions.

Le *bain phéniqué* renferme 1 0/0 d'acide phénique. Il est, le plus souvent, partiel et chaud, et fait depuis longtemps partie du traitement des plaies contuses, des phlegmons et des anthrax.

Enfin, il existe des bains dans lesquels entrent à la fois des matières organiques et des matières minérales, tels que le bain gélatino-sulfureux et le *bain de Pennès*. Ce dernier se compose de 320 grammes environ de sels minéraux, parmi lesquels 300 grammes de carbonate de soude et

1 gramme de bromure de potassium, et des huiles essentielles aromatiques, lavande, thym, romarin. Il possède les propriétés des bains alcalins et des bains aromatiques.

V. — DES PRATIQUES HYDRIATIQUES COMPLEXES

Nous avons étudié déjà plusieurs pratiques complexes, telles que les bains et douches à température variable ; d'autres, comme le bain avec douche consécutive en une seule séance, ne présentent aucune particularité qui mérite de nous arrêter ; il nous reste à parler de la douche-massage, de la flagellation humide, de la douche sous-marine, du bain et de la douche hydro-électrique, du bain turco-romain et du bain russe, dont les caractères sont assez spéciaux pour les avoir fait connaître sous une dénomination propre.

La *douche-massage* est une douche chaude qui s'administre ordinairement au moyen de deux jets : l'un, fixe, à portée duquel s'assied le malade ; l'autre, mobile, que le baigneur place sous son aisselle ou sur sa cuisse et dirige sur la partie du corps soumise au massage. Si deux personnes massent à la fois, les deux jets sont mobiles. L'opération commence ordinairement par une aspersion générale, se continue par le massage des membres, et se termine par le tronc et le ventre. Elle dure en moyenne dix à quinze minutes avec deux masseurs, quinze à vingt-cinq, avec un seul ; elle est toujours suivie d'une douche générale, et, parfois, d'une aspersion froide de quatre à cinq secondes.

L'effet immédiat est une sensation de chaleur et de congestion à la peau, qui s'accroît à mesure que les différentes parties du corps sont massées. Après les premières séances survient un peu de lassitude, qui fait très vite place à du bien-être et à de la souplesse générale. Cette douche s'emploie pour obtenir la résorption des exsudats et modifier la nutrition locale et générale.

La *flagellation humide*, qui est un complément du bain russe et parfois de la douche-massage, se fait en frappant successivement les diverses parties du corps avec des branches de bouleau munies de leurs feuilles[1], ou des tissus de fil ou de coton trempés dans l'eau. Elle agit non seulement par le choc, mais encore à la façon d'une ventouse par l'attraction qu'exercent les feuilles ou le linge au moment où ils sont brusquement détachés de la peau. C'est un procédé stimulant et un révulsif des plus énergiques dont l'action est immédiate. Il est à la portée de tous, et la flagellation du creux épigastrique et de la face est le traitement classique de l'asphyxie et de la syncope.

La *douche sous-marine* consiste en un jet qui vient frapper le corps plongé dans un bain. Elle a des effets moins énergiques, mais analogues à ceux de la douche-massage dont elle a les mêmes moyens d'action : la pression et le contact de l'eau. La température de la douche est souvent différente de celle du bain. Le jet, étant mobile, peut frapper successivement toutes les parties du corps, mais se localise généralement à certaines régions pour y produire des effets locaux.

Le *bain hydro-électrique* est un bain ordinaire, pendant lequel on fait une application d'électricité galvanique ou faradique. Tantôt les deux électrodes sont mobiles, tantôt l'une d'elles est fixée à la paroi de la baignoire. Le courant

[1] Les paquets de bouleau, dont il est fait usage, sont gros comme le poing et formés de rameaux munis de leurs feuilles. En hiver ils sont secs ; en été, ils sont verts, et tels qu'ils ont été coupés.

est dirigé à travers le corps tout entier ou une partie seulement selon les règles de l'électrothérapie.

Dans la *douche hydro-électrique*, l'électricité arrive par le jet ou la pluie, traverse le corps et s'échappe par le sol humide de la salle ou par un second jet, chargé ou non d'électricité contraire et administré sur une autre région. Cette douche permet de faire passer des courants galvaniques, continus ou interrompus, et des courants faradiques en combinant leurs effets avec ceux de l'eau.

Le bain et la douche hydro-électriques sédatifs ou excitants, suivant leur durée, sont utilisés dans un grand nombre de troubles du système nerveux.

Les bains romains, bains turcs et bains russes, tirent leur nom des peuples chez lesquels ils sont ou ont été le plus employés. Tous procèdent du bain romain dont les Maures et les Turcs ont conservé les traditions. Les *bains romains* sont caractérisés par le séjour dans des étuves sèches à température graduellement croissante de 45° à 90°, des massages et une immersion tiède. Dans le *bain turc*, l'immersion est remplacée par un savonnage, des frictions et des ablutions que pratique le masseur en projetant des écuelles pleines d'eau des épaules aux pieds du patient; dans d'autres pays, par un bain ou une douche froide. Tous ces bains, dont le détail peut varier, sont connus sous le nom de *bains turco-romains* ou *orientaux*.

La caractéristique du *bain russe* est l'emploi de la chaleur humide. Le baigneur pénètre d'abord dans une salle modérément chauffée par un four rempli de cailloux sur lesquels de l'eau est projetée de temps en temps. Il est enduit de savon et frotté de la tête aux pieds avec une éponge végétale (matchalka) formée de fibres de coco, d'écorce de bouleau ou de touffale. Il s'étend ensuite sur une banquette inclinée, la tête sur un fagot de bouleau, pour subir des massages ou frictions avec la paume de la main, les éminences thénar et le coude; puis, toujours couvert de savon, il passe dans une pièce plus chaude munie de gradins pour transpirer abondamment. Il est alors flagellé avec des verges de bouleau munies de leurs feuilles (vienik) trempées dans l'eau bouillante. En sortant de là, il se plonge dans une piscine à 25°, ou se fait asperger avec des seaux d'eau tiède. Dans les campagnes la salle de bain est unique et sert au savonnage, aux frictions et à la flagellation; à la fin de l'opération, le patient va se rouler dans la neige.

Toutes ces opérations causent sur les téguments une vive rougeur suivie de transpiration et de desquamation abondante. Elles conviennent aux malades dont la peau fonctionne mal et chez ceux qui ont des fluxions viscérales ou péri-articulaires chroniques. Il faut éviter de les prescrire quand il existe une tendance aux congestions de la poitrine et du cerveau, et quand le cœur et les vaisseaux présentent des altérations.

VI. — DES EFFETS DE L'EAU EN MÉDECINE

Des effets de l'eau sur les fonctions organiques. — Avant d'aborder le traitement des maladies par l'eau, nous allons passer en revue les principaux effets du médicament, afin de faciliter le choix des procédés les mieux appropriés à un but donné.

En hydrothérapeutique, la partie essentielle est l'eau; elle agit par sa température et ses affinités pour nos tissus. Le procédé n'est qu'un accessoire destiné à accroître ou modérer l'action médicamenteuse du liquide et à rendre son emploi plus commode.

L'eau modifie toutes les fonctions vitales : nutrition, relation, génération.

Des effets de l'eau à l'intérieur. — L'eau à l'intérieur stimule les contractions intestinales, accroît les sécrétions du tube digestif et des glandes annexes, telles que la salive et la bile, accélère la respiration et la circulation, et distend les artères, les capillaires et les veines jusqu'à ce qu'elle pénètre dans les tissus. Elle les sollicite ainsi à se débarrasser de leurs parties inertes qu'elle-même entraîne vers les organes d'excrétion.

L'eau chaude congestionne les premières voies digestives, s'évapore par les poumons et surtout par la peau en provoquant la sueur; l'eau froide rafraîchit et anesthésie l'œsophage et l'estomac, suspend les contractions et les spasmes, et s'élimine par les reins, principalement par les temps froids.

Du moment où elle entre dans l'organisme jusqu'au moment où elle en sort, l'eau ne cesse d'augmenter le travail de chacun des organes et la *nutrition* elle-même. Elle est donc stimulante des appareils et de la *fonction*.

L'eau apporte aux *organes de la génération* une légère excitation résultant de ses effets sur la circulation et la nutrition.

Prise à dose modérée, elle apaise la soif ; bue en abondance, elle gène par sa masse; mais, en dehors de toute action thermique, elle n'exerce aucun autre effet appréciable sur les *fonctions de relation*.

Des effets de l'eau à l'extérieur. — **Fonctions de relation.** — L'eau froide ou chaude en applications externes agit surtout par sa température, l'eau tiède par ses affinités pour nos tissus.

L'eau froide, ou la glace, produit d'abord une sensation de froid plus ou moins pénible, diminue et éteint la sensibilité, pâlit la région refroidie, et lui donne de la raideur et de la gêne. Toutes ces modifications persistent jusqu'au retour de la chaleur, qui s'annonce par de la rougeur, du picotement et du besoin d'activité.

L'eau tiède ne trouble pas la sensibilité et la motilité; elle rend les sensations plus délicates en ramollissant l'épiderme et en détachant ses lamelles superficielles. Les opérations hydrothérapeutiques tièdes sont suivies de calme et de lassitude.

L'eau chaude fait affluer le sang à la peau, donne une sensation douloureuse et excite les contractions musculaires; le retour à l'état normal est lent et laisse de la fatigue, de l'engourdissement et de la mollesse de la peau. Enfin, l'eau très chaude, avant de détruire les téguments, les paralyse complètement à la façon du froid très vif.

En résumé, l'activité des fonctions de relation diminue quand le corps se refroidit, augmente quand il s'échauffe.

L'eau froide est donc calmante, l'eau chaude excitante; mais, aussitôt que le contact cesse, la première donne de l'excitation, la seconde de la sédation. Quant à l'eau tiède, elle cause une excitation passagère qui cède bientôt si le contact se prolonge.

L'effet définitif, le seul utile en thérapeutique, est la résultante des actions immédiate et consécutive. Le procédé hydriatique accroît l'une ou l'autre et permet de calmer par les applications longues et d'exciter par le contact momentané de l'eau, qu'elle soit froide, tiède ou chaude.

Les applications externes locales exercent, en outre, des *actions à distance*, surtout si elles sont brusques ou énergiques. Ces actions se développent de trois façons différentes :

1° Par *propagation*, lorsque les phénomènes observés au point d'application sont transmis à une région plus ou moins étendue. Exemple : la paralysie *a frigore* occupe tout le territoire d'un nerf, bien que le refroidissement n'ait intéressé qu'une partie de son trajet ;

2° Par *effet sympathique*, lorsque les phénomènes observés au point d'application sont transmis, par action réflexe, à une région symétrique. Exemple : le refroidissement de la jambe gauche apparaît quand la droite est impressionnée par l'eau froide ;

3° Par *compensation*, lorsque les phénomènes observés au point d'application calment ou excitent les fonctions de relation dans une région éloignée. Exemple : la céphalalgie diminue après un bain de pieds très chaud.

Les actions à distance par propagation et par effet sympathique sont de même ordre que les effets locaux ; excitantes si ces derniers sont excitants, calmantes s'ils sont calmants ; les actions par compensation sont inverses.

Fonctions de nutrition. — Les applications externes n'influencent les fonctions de nutrition qu'après avoir modifié les fonctions de relation.

L'eau froide diminue ou suspend d'abord localement la sensibilité et la motilité, puis arrête la circulation et les échanges nutritifs de la peau et de tous les tissus sous-jacents.

Elle fait subir le même sort à la nutrition générale quand l'organisme n'a pas la force de lutter. Intense et prolongé, le froid affaiblit les mouvements et les contractions intestinales, ralentit la respiration et la circulation, supprime presque complètement l'assimilation et les sécrétions et, longtemps avant de causer la mort, rend les combustions tellement lentes que les échanges nutritifs semblent abolis. Mais le corps ne se laisse pas pénétrer sans engager une lutte énergique.

A la première impression de froid, le sang afflue autour des viscères ; les contractions et les sécrétions intestinales augmentent ; la respiration et la circulation s'accélèrent, et l'excrétion urinaire devient abondante. Si cette résistance de l'organisme est vaincue, l'activité fonctionnelle diminue et la température centrale s'abaisse.

Dès que le froid a cessé d'agir, le sang reflue vers la périphérie qui se colore, s'échauffe, reprend ses échanges nutritifs, et l'organisme doit faire un nouvel effort pour communiquer de la chaleur aux régions devenues momentanément inertes.

L'eau froide a donc une *triple action* :

1° *Immédiate* (application courte), sédative de la nutrition locale, stimulante de la nutrition générale ;

2° *Secondaire* (application prolongée), sédative de la nutrition locale et générale ;

3° *Consécutive* (après l'application), stimulante de la nutrition locale et générale.

L'*effet définitif*, résultat de ces différentes actions, est stimulant si l'application est courte, sédatif si elle est prolongée.

L'*eau tiède* décape la peau, exalte la sécrétion sébacée, augmente la pression intra-vasculaire et les sécrétions du tube digestif depuis la salive jusqu'au suc intestinal. Elle rend les mouvements respiratoires et les battements du cœur plus réguliers et plus amples, et accroît l'exhalaison pulmonaire.

Après l'application la peau est souple, perméable; l'urine claire, abondante, peu acide, et le corps éprouve de la lassitude et du bien-être.

L'eau tiède est donc d'abord stimulante et consécutivement sédative de la nutrition locale et générale.

L'*effet définitif* est légèrement stimulant si l'application est courte, sédatif si elle est prolongée.

L'*eau chaude* congestionne les téguments et active les sécrétions cutanées; en applications générales, elle accélère la respiration et la circulation, diminue les sécrétions des muqueuses internes et ralentit l'assimilation.

Le corps, avant de se laisser pénétrer, fait affluer ses liquides à la périphérie et transpire abondamment. L'évaporation le rafraîchit et le maintient fort longtemps dans des conditions de chaleur à peu près normale. Mais, si l'application d'eau chaude se prolonge, les sécrétions internes, l'assimilation et l'excrétion urinaire cessent tout à fait, les liquides ne suffisent plus à entretenir l'évaporation, la température centrale s'élève, et la mort survient.

Après l'application la chaleur et la sueur deviennent de plus en plus faibles, les sécrétions reparaissent à la surface des muqueuses, l'assimilation et l'excrétion se rétablissent, et la suractivité respiratoire et circulatoire s'apaisent. L'organisme revient graduellement à son état habituel : la somnolence et la fatigue seules persistent quelque temps.

L'eau chaude a donc une *triple action* :

1° *Immédiate* (pendant toute la durée de l'application), stimulante de la nutrition locale, sédative de la nutrition générale;

2° *Consécutive* (après une application courte), sédative de la nutrition locale, légèrement stimulante de la nutrition générale;

3° *Secondaire* (un certain temps après une application prolongée), sédative de la nutrition locale et générale.

L'effet définitif est stimulant si l'application est courte, sédatif si elle est prolongée.

Les applications locales d'eau froide ou chaude exercent aussi des *actions à distance*. C'est ainsi que la tête transpire quand le corps seul est dans un bain chaud ou de vapeur : excitation à distance produite par excitation locale; et que la congestion de la tête cède à une application stimulante froide ou chaude sur les membres inférieurs : sédation à distance par excitation locale.

Fonctions de génération. — Les fonctions de la génération sont stimulées par les applications courtes, calmées par les applications prolongées d'eau froide, tiède ou chaude; mais, pour obtenir momentanément ces effets, il n'est pas nécessaire de soumettre le corps entier au contact de l'eau, et une application locale, un bain de siège ou une douche lombaire, par exemple, suffit à les produire.

De la pratique hydrothérapeutique. — Le traitement hydriatique comprend l'usage de l'eau à l'intérieur et les applications à la surface du corps.

L'eau à l'intérieur, qui est aussi bien un aliment qu'un médicament, ne produit aucune perturbation de nos fonctions, mais elle les *stimule* toutes et rend leurs modifications plus faciles et plus promptes. L'usage de l'eau, en accroissant l'assimilation, joue le rôle de *reconstituant* et de *tonique*; en augmentant les excrétions, elle devient *diaphorétique* et *substitutive*.

Les *pratiques hydriatiques externes* suspendent ou excitent toutes nos fonctions, les sollicitent au repos ou à l'activité, et sont en résumé *calmantes* ou *excitantes*.

Les opérations de longue durée produisent la sédation ou le calme, celles qui sont brèves donnent de la stimulation et de l'excitation. Toutefois, une opération violente, même courte, peut être suivie de calme ou de sédation *à distance* : le pédiluve très chaud, par exemple, calme le mal de tête.

Pour obtenir par l'hydrothérapeutique un résultat durable, il est le plus souvent nécessaire de répéter les manœuvres externes et de les combiner à l'emploi de l'eau à l'intérieur.

Les procédés les plus énergiques sont parfois indispensables, mais ce ne sont pas toujours ceux qui ont les meilleurs effets ; aussi l'eau, qui, à l'état solide ou de vapeur, impressionne d'autant plus l'organisme que ses températures sont extrêmes, est-elle beaucoup moins employée que l'eau à l'état liquide.

La durée elle-même, qui à température égale accroît l'action du procédé, ne doit jamais se prolonger quand le résultat est atteint.

La pression intervient souvent pour augmenter l'effet de l'eau ; mais si l'eau sous pression est précieuse pour provoquer une excitation vive et rapide, l'eau mobile ou immobile lui est préférable pour les stimulations légères et les actions sédatives.

Pour calmer l'irritabilité nerveuse, la courbature, les spasmes et le malaise général, les pratiques les plus recommandables sont le bain et la douche tièdes prolongés et le bain chaud ou de vapeur de durée moyenne. Elles sont *sédatives*, *calmantes*, *antispasmodiques* ; elles délassent et procurent du bien-être.

S'il existe une irritabilité nerveuse avec fièvre permanente, il faut se servir de bains progressivement refroidis ou d'eau froide sous forme de bains, enveloppements, lotions ou lavements répétés ou prolongés. Ce sont des *antispasmodiques* immédiats et des *antipyrétiques*.

Dans les cas de fatigue ou de faiblesse générale, les meilleurs excitants sont la douche, l'affusion, la lotion, le drap ruisselant froids et très courts, et la douche alternative. Ils prennent le nom de *toniques* s'ils s'adressent à des malades affaiblis ou débilités et sont à la longue *reconstituants*.

En dehors de ces modifications générales, l'hydrothérapeutique permet de satisfaire à certaines indications plus particulières : d'augmenter, par exemple, la sécrétion sudorale et l'excrétion urinaire, et de produire la dérivation, l'hémostase, la révulsion, l'antiphlogose, la résolution et l'analgésie.

Nous nous bornerons à énumérer les effets cherchés en plaçant en regard les procédés les plus pratiques pour les obtenir. Cependant nous ferons remarquer que la diurèse et la sueur, et quelquefois la dérivation, sont dues à des applications générales, les autres effets à des applications locales.

Effets sudorifiques. — Boissons chaudes et bains de vapeur et d'air chaud : les boissons et les bains sont employés seuls ou simultanément.

Ces effets sont aussi *séborrhéiques*.

Effets diurétiques. — Boissons et lavements froids ; douche et bain froids et courts ou tièdes et prolongés : les boissons et les bains, ou douches, s'emploient soit concurremment, soit isolément.

Les effets sudorifiques et diurétiques associés et répétés sont dits *diaphorétiques* et *spoliatifs*.

Effets dérivatifs. — Tous les excitants locaux, de préférence les plus énergiques et principalement les bains et douches à température variable, les douches froides et chaudes, les bains à eau courante, la flagellation humide.

Effets hémostatiques. — Tous les dérivatifs, la glace à l'intérieur, les lavements très froids et très chauds et certains procédés directs énergiques froids ou chauds : glace à l'extérieur, irrigations très froides et très chaudes, fomentations.

Effets révulsifs. — Fomentations, irrigations chaudes, douche de vapeur et sudation, douche progressivement réchauffée ou alternative, acupuncture, douche froide très courte.

Effets antiphlogistiques. — Bain, irrigation, pulvérisations, enveloppements froids et chauds, glace à l'extérieur, enveloppements recouverts de tissus imperméables, fomentations, humage.

Effets résolutifs. — Douche et bain froids et courts, douche alternative courte, bain de vapeur et sudation, douche-massage, bain et douche hydro-électrique, associés ou isolés, mais toujours répétés et continués un certain temps.

Effets analgésiques. — Applications froides et prolongées : glace, irrigation, bain, enveloppement ; pulvérisation ou injection sous-cutanée d'eau tiède, aquapuncture, fomentations.

Les applications froides et les fomentations sont parfois utilisées comme *anesthésiques*.

La manière d'exécuter les diverses opérations hydriatiques que nous venons d'énumérer ayant été décrite précédemment, contentons-nous de rappeler qu'elles doivent être administrées méthodiquement.

Le praticien s'assurera d'abord du degré de résistance du malade, de ses dispositions particulières et de sa façon de réagir. Il choisira ensuite les procédés les mieux appropriés en évitant de se servir des plus violents si d'autres peuvent donner le même résultat. Si les circonstances le permettent, il pourra même commencer la cure par les pratiques les plus douces pour arriver par gradation aux plus énergiques.

Pendant et après les opérations, il surveillera avec grand soin les effets qu'elles produisent sur l'organisme, les suspendra ou les modifiera suivant les indications momentanées et surtout ne les prolongera pas outre mesure, afin de ne pas fatiguer le malade.

Nous dirons de presque toutes les applications hydriatiques externes ce que Fleury disait des douches : « Une opération trop courte n'est jamais dangereuse, une opération trop longue peut le devenir. »

CHAPITRE II

CLINIQUE HYDROTHÉRAPEUTIQUE

Le nombre et la variété des procédés suivant lesquels l'eau peut intervenir dans le traitement des maladies soit isolément, soit concurremment avec d'autres agents thérapeutiques, permettent d'étendre la clinique hydriatique à presque toutes les affections tant chirurgicales que médicales; et il nous faudrait passer en revue la pathologie entière pour citer toutes les applications de l'eau en médecine. Nous nous contenterons de signaler celles qui présentent un intérêt pratique, et sont le plus souvent employées en commençant par les moins énergiques et les plus efficaces.

Nous nous efforcerons aussi d'indiquer pour chaque affection des opérations faciles à exécuter en l'absence de toute installation spéciale. Enfin, nous nous servirons souvent des expressions: applications froides, ou douche froide, sans plus spécifier, pour désigner les applications courtes et stimulantes, et la douche froide courte en jet mobile, et des expressions: bains ou bains de pieds (simples ou médicamenteux), lavements et douche ascendante, sans indication de température, pour désigner les bains à 35°, les bains de pieds chauds (à 40° environ) et les lavements ou douche ascendante tièdes de 32° à 34°.

I. — MALADIES CHIRURGICALES

Dans les *traumatismes* de toute nature les pratiques hydriatiques s'adressent aussi bien aux accidents immédiats, tels que la douleur, la congestion et l'hémorrhagie, qu'aux accidents ultérieurs, tels que la fièvre traumatique, le délire, l'inflammation et la septicémie.

L'eau très froide (6° à 8°) ou très chaude (50° à 62°) est utilisée contre la douleur et la congestion consécutives à un coup, une plaie, une piqûre, une brûlure ou une destruction de tissus. Les bains prolongés, les irrigations continues, les enveloppements humides fréquemment renouvelés immédiatement après l'accident calment la douleur, produisent une anémie locale, modèrent l'intensité de l'épanchement sanguin, font cesser les hémorrhagies des petits vaisseaux, et dans les brûlures diminuent l'exsudation séreuse et la réaction inflammatoire dont la violence est souvent la cause des troubles graves du système nerveux général.

Les effets du *choc* et la *fièvre traumatique* sont considérablement atténués par les bains prolongés tièdes ou chauds accompagnés ou non de frictions générales et de massages locaux; l'inflammation et la septicémie ne se développent guère, même dans les plaies contuses et les brûlures étendues, si l'irrigation est pratiquée d'une façon méthodique.

L'eau mise en contact avec une plaie devra, autant que possible, être aseptique. Si la plaie offre une petite surface, les pulvérisations d'eau bouillie ou de liquides antiseptiques pourront remplacer les bains, irrigations ou enveloppements. Si la plaie est large, profonde, anfractueuse, le lavage se fera sous une forte pression avec de l'eau très chaude (de 55° à 62°) ; il sera minutieux et suffisamment prolongé pour arrêter l'hémorrhagie et déterger complètement la région blessée.

Ce traitement par l'eau très chaude n'est pas seulement préventif, il est aussi *curatif*, et dans les plaies atones ou infectées avec lymphangites, suppurations ou phlegmons, il produit presque toujours en peu de temps une transformation salutaire.

Quand, après un traumatisme de la *peau*, du *tissu conjonctif*, des *muscles*, des *os* et des *articulations*, les lésions sont constituées et qu'il existe un épanchement, le bain tiède ou les applications locales progressivement réchauffées de 48° à 55°, sont employés d'abord pour assouplir la partie malade et stimuler la circulation ; puis, le massage et les frictions que l'on peut commencer très peu de temps après l'accident ; plus tard, les douches-massages, les sudations locales, les bains d'étuve, et, vers la fin du traitement, les douches froides ou chaudes courtes. Il faut apporter d'autant plus de précautions que la lésion est plus grave et plus profonde et éviter, quand il y a fracture incomplète ou réduite, luxation ou entorse, de déplacer les parties malades. Si dans le cours du traitement l'apparition de douleurs vives, lancinantes ou continues faisait craindre des complications inflammatoires, la partie malade serait immobilisée et soumise à l'influence de l'eau très chaude ou très froide, comme au début de toute inflammation.

Le traumatisme des *vaisseaux sanguins* ou *lymphatiques* contre-indique les mouvements et tous les procédés excitant le système nerveux ou la circulation. Aussi, pour ne pas détacher les caillots nouvellement formés et exposer le malade à une hémorrhagie ou à une embolie, les bains tièdes et les douches légères sans frictions doivent être exclusivement employés.

Dans les traumatismes du *crâne* et de la *face* l'intervention par l'eau froide sera rapide et énergique pour prévenir les complications méningées ou cérébrales ; si la réaction inflammatoire est vive, il faut recourir à la révulsion de la peau par les bains chauds et à celle des membres inférieurs par les bains de pieds alternatifs ou sinapisés.

S'il existe une inflammation des *organes des sens*, les irrigations tièdes, et parfois les bains ou les pulvérisations, diminuent la tension des parties malades et les débarrassent des exsudats qu'elles sécrètent. Quand la fluxion est profonde, la révulsion générale ou locale est pratiquée comme dans les autres affections du crâne ou de la face.

Dans les régions de la *bouche* et du *cou*, les indications sont analogues. Elles consistent à déterger par des lavages ou des gargarismes les parties accessibles et à faire de la révulsion dans les cas de lésions profondes. C'est ainsi que les bains de pieds sont d'un usage courant dans les laryngites par aspiration de vapeurs caustiques

La *poitrine* et la *paroi abdominale* ne nous offrent rien de spécial.

Les inflammations aiguës du *péritoine* ou du *cæcum* se traitent par les applications prolongées de glace sur le ventre et, quand la douleur et la contracture prédominent, comme dans l'occlusion intestinale, les hernies non réduites, les typhlites chroniques et les rectites par les bains tièdes prolongés et les grands lavements. Le traitement des hémorrhoïdes par les bains locaux, les lavements froids ou très chauds (55°), ou les simples compresses humides (55°)

fréquemment renouvelées, a des résultats presque immédiats : il diminue la tension et supprime la douleur.

Les inflammations aiguës des organes urinaires réclament l'usage des boissons aqueuses. Dans la rétention d'urine les bains tièdes sont tout d'abord indiqués et suffisent souvent à la faire cesser ; dans les balanites, les uréthrites, les prostatites chez l'homme, les vulvo-vaginites, les métrites chez la femme et toutes les cystites aiguës, les bains locaux, les lavages ou les injections leur sont le plus souvent associés. Les lavages de l'urèthre et de la vessie, les injections vaginales ou utérines répétées entraînent les sécrétions morbides et, servant de véhicule aux médicaments, apportent directement le remède sur la partie malade. L'eau bouillie ou aseptique employée contre le spasme et la douleur doit être tiède ; contre la congestion et l'inflammation accompagnées ou non d'hémorrhagie, elle doit être aussi chaude que possible et abondante (2 litres pour l'urèthre et la vessie, 3 à 5 litres pour le vagin et l'utérus). Les lavements très chauds (50° à 60°) pris une ou deux fois par jour suppléent parfois les bains locaux (deux lavements par jour dans les prostatites aiguës) ou les injections vaginales ou utérines (un lavement le matin dans les métrites, salpingites et ovarites).

Les lavements froids stimulent les contractions et améliorent l'atonie vésicale. L'eau froide ou la glace, en applications locales prolongées, atténue les douleurs intenses de l'orchite et de l'ovarite, et prévient la généralisation de la péritonite du petit bassin.

Les affections chirurgicales de la région des *membres* sont, plus que toutes les autres, susceptibles d'être traitées par la méthode hydrothérapeutique en raison de la facilité des irrigations, des enveloppements ou des bains locaux, et ces différentes pratiques sont couramment indiquées dans les phlegmons et les lymphangites de ces régions. A défaut d'eau très chaude (55° à 62°), le froid sous forme de douches continues ou de glace est un des moyens les plus sûrs de prévenir les complications des plaies siégeant soit dans la continuité des membres, soit aux extrémités. Les enveloppements humides chauds, les douches chaudes, les massages, les douches-massages et les sudations conviennent particulièrement aux inflammations chroniques des séreuses articulaires ou périarticulaires, telles que les arthrites, les hydarthroses et les synovites de cause interne ou externe. Les immersions très chaudes font avorter les panaris ; enfin, c'est sous un mélange réfrigérant que l'on opère les ongles incarnés.

II. — MALADIES PYRÉTIQUES

C'est dans la *fièvre typhoïde* que le traitement par l'eau est le plus employé. L'usage des boissons ou tisanes est fort ancien, et les bons effets obtenus par l'absorption de grande quantité d'eau tendent à faire de cette pratique une véritable méthode thérapeutique pouvant s'associer aux applications externes. Si l'eau n'est point donnée seulement pour favoriser les échanges et doit servir aussi à abaisser la température, elle sera administrée sous forme de boissons froides ou, mieux, de grands lavements froids répétés dès que la fièvre dépasse 38°,5. Cette façon de procéder a l'avantage de déplacer très peu les malades.

Préconisées à diverses reprises depuis un siècle environ, les applications externes de l'eau ne sont guère entrées dans la pratique courante que depuis près d'une vingtaine d'années. Elles consistent en bains froids ou tièdes, lotions et enveloppements. Dans le traitement de la fièvre typhoïde par les bains froids, connu sous le nom de méthode de Brandt, tout malade, dont la température rectale atteint 39°, est plongé pendant quinze minutes dans un bain à 20°, reçoit deux ou trois affusions froides sur la nuque et absorbe quelques boissons. Au sortir du bain il est simplement enveloppé dans un drap et recouché. Si, après trois heures, la température l'exige, il est baigné de nouveau. Le traitement doit être appliqué nuit et jour, dès le début de la maladie, et ne reconnait de contre-indications que la péritonite par perforation et l'hémorrhagie intestinale.

Si le bain froid est mal supporté, il faut le rendre moins pénible par des frictions préalables sur la tête et les épaules avec l'eau de la baignoire ou le remplacer par un bain tiède. Ce dernier sera, suivant les cas, entretenu à 5° au-dessous de la température du malade par l'addition d'eau froide ou refroidi progressivement jusqu'à 20° par des affusions froides sur les épaules, ou encore simplement maintenu à 5° ou 7° au-dessous de la température du patient au moment de l'immersion. Il aura une durée moyenne de vingt à quarante-cinq minutes de façon à faire, autant que possible, descendre la température axillaire aux environs de 38°, et sera donné de nouveau toutes les fois que la fièvre dépassera 38°.5.

Les lotions sont indiquées dans la fièvre continue chaque fois que la température s'élève de 1° au-dessus de la normale. Elles sont froides ou tièdes, à l'eau simple ou additionnée de substances excitantes ou antiseptiques, et doivent être faites rapidement sur le thorax et les membres, avec ménagement sur l'abdomen. Après chaque séance, le malade est seulement enveloppé dans un drap, pour éviter le retour trop prompt de l'hyperthermie.

Les enveloppements sont également employés avec avantage dans la fièvre typhoïde. Ils se font en déposant simplement sur un matelas recouvert d'un drap humide le patient à envelopper. Si le refroidissement n'est pas suffisant, il sera augmenté ou prolongé par des irrigations et, quand après dix, vingt ou trente minutes, la température aura baissé aux environs de 38°, le malade sera essuyé et remis au lit jusqu'à ce que son état exige un nouvel enveloppement.

Tous ces procédés calment la fièvre et les accidents nerveux qui accompagnent l'hyperthermie. Leurs effets sont immédiats, et, dès que la température s'abaisse, le délire disparait, la stupeur cesse, la prostration diminue : le malade reprend connaissance, parle, s'intéresse à ce qui l'entoure, accepte volontiers les aliments et les boissons, et cet état de bien-être se prolonge plus ou moins suivant l'intensité de la fièvre et la résistance du sujet. Sous l'influence d'un traitement systématique la maladie évolue, en général, comme dans les formes légères, où il n'y a ni accidents ataxo-adynamiques, ni prostration, ni aspect typhoïde.

Le traitement par l'eau à l'intérieur et à l'extérieur, s'adressant aussi bien à la cause des maladies qu'à leurs manifestations, est indiqué toutes les fois que, sous l'influence d'une infection générale, l'organisme réagit comme dans la fièvre typhoïde.

L'absorption de boissons abondantes dès le début des affections pyrétiques favorise l'élimination du poison par les voies naturelles et diminue le malaise, la sensation de chaleur et l'agitation. L'hyperthermie, l'excitation ou la prostration du système nerveux et le délire constituent par eux-mêmes un danger auquel le corps humain ne saurait rester longtemps exposé et sont des indications formelles des pratiques hydriatiques externes.

Au début de la *variole* les applications tièdes ou froides sous forme de bains, lotions ou d'enveloppements sont employées comme dans la fièvre typhoïde pour combattre les accidents nerveux ataxo-adynamiques qui précèdent ou accompagnent l'éruption. Plus tard, à la période de suppuration, les bains tièdes sont utilisés comme antiseptiques généraux pour débarrasser la peau de tous les débris épithéliaux qui la recouvrent et gênent son fonctionnement.

Dans la *scarlatine* les indications sont les mêmes, soit à la période initiale quand les accidents de l'hyperthermie sont à redouter, soit plus tard quand les fonctions de la peau sont troublées par l'abondance de la desquamation. Les applications froides, d'abord, et les bains tièdes, plus tard, sont les pratiques auxquelles il convient d'avoir recours dans cette maladie.

La *rougeole* provoque rarement une fièvre assez intense pour nécessiter des applications froides, mais souvent surviennent dans le décours de la maladie des accidents qui réclament l'emploi de bains tièdes ou chauds prolongés ; ce sont spécialement des troubles du système nerveux ou des voies respiratoires.

La *suette miliaire* et le *typhus* présentent des indications analogues à celles des fièvres éruptives soit au début, soit à une période avancée de leur évolution.

Dans la période initiale de la *grippe*, les troubles nerveux ont parfois une intensité telle qu'il y a lieu d'administrer rapidement comme dans la fièvre typhoïde des bains froids prolongés.

La *pneumonie* et la *broncho-pneumonie*, considérées aujourd'hui comme des manifestations d'une infection générale et non comme des maladies limitées aux poumons, s'observent soit isolément, soit comme complications d'une autre affection, la coqueluche par exemple. Qu'elles soient primitives ou secondaires, elles exigent les mêmes interventions que les autres pyrexies si elles s'accompagnent d'hyperthermie.

Dans l'*érysipèle* avec fièvre intense, les troubles cérébraux toujours à redouter dès le début sont combattus par les applications générales d'eau tiède ou froide. Plus tard, si l'érysipèle pâlit et s'il y a lieu de craindre des phénomènes congestifs de l'encéphale, il faut recourir à la glace et aux irrigations continues sur la tête.

La *fièvre puerpérale* présente une double indication : traiter d'abord la fièvre et le délire par les bains tièdes ou froids, puis modérer l'intensité de la fluxion abdominale ou utérine par la glace sur le ventre et les lavages abondants des organes génitaux.

Le *rhumatisme cérébral* ou *cérébro-spinal* est si rapidement mortel que les bains froids répétés s'imposent dès le début. En dehors des moyens hydriatiques la thérapeutique ne possède en effet aucune autre ressource. Les compresses froides ou la glace sur la tête leur seront associées.

Dans la *méningite aiguë* la réfrigération de l'extrémité céphalique est presque exclusivement utilisée.

L'*ictère grave*, dont la marche est également si prompte, nécessite, quand il est hyperpyrétique, une intervention rapide par les bains froids ou tièdes et les applications humides sur le ventre.

Dès les premiers symptômes du *choléra*, les bains chauds et les frictions énergiques et répétées à l'eau froide sur le tronc et les membres suivis de l'enveloppement du malade dans des couvertures chaudes modèrent les congestions internes, l'anurie et la diarrhée.

Quand, plus tard, surviennent les crampes et l'algidité, les bains chauds prolongés sont préférables.

Dans la *dysenterie épidémique* au début, les bains chauds prolongés conviennent dans tous les cas, mais l'hydrothérapie froide et les grands lavements sont indiqués quand le malade peut se lever, marcher et faire la réaction.

Le traitement de l'*impaludisme* par l'eau est connu depuis longtemps, aussi bien dans la forme aiguë que dans la forme chronique.

Les boissons abondantes favorisent l'apparition de la sueur et rendent les accès réguliers moins pénibles ; les grands lavements et les bains froids ont souvent permis de parer aux accidents immédiats des accès pernicieux ou subintrants.

Dans l'impaludisme chronique les sudations et les douches tièdes d'abord, les douches froides, générales et localisées (hépatique et splénique) ensuite, seront employées aussi bien pour les congestions viscérales, que pour l'anémie, la faiblesse et l'inappétence ; la chaleur sèche, les frictions et les massages pour les névralgies. Toutes ces opérations ont pour but de stimuler la circulation, d'accroître l'appétit et de modifier à la longue la nutrition.

III. — INTOXICATIONS

Les intoxications présentent deux formes cliniques : les formes aiguës et les formes chroniques.

Dans les *empoisonnements aigus* les accidents évoluent très rapidement, l'affection se juge en quelques heures, et il importe d'agir vite. Si l'absorption s'est faite par la bouche, il faut d'abord vider le tube digestif par des lavages d'estomac ou des vomitifs, des lavements ou des purgatifs, et donner ensuite d'abondantes boissons aqueuses pour expulser le poison qui a déjà pénétré dans le sang. L'eau est de toutes façons la partie la plus importante du traitement : elle aura parfois pour auxiliaire la flagellation, les frictions et les enveloppements chauds.

Le traitement des *intoxications chroniques* consiste d'abord à soustraire le malade à l'influence du poison ; il doit répondre ensuite à deux indications : augmenter l'élimination, accroître la résistance de l'organisme.

L'eau en boissons, les bains prolongés tièdes ou chauds et les douches stimulantes favorisent l'exhalaison pulmonaire, l'excrétion urinaire et la sueur, et satisfont à la première indication ; les douches froides générales courtes, les douches tièdes et les frictions remplissent la seconde. Toutes ces pratiques doivent être continuées jusqu'au retour complet à l'état de santé, ce qui demande souvent un temps fort long.

Dans le cours d'une intoxication chronique il survient souvent des accidents aigus qui constituent par eux-mêmes un danger et réclament un traitement énergique. Le *delirium tremens* et l'*encéphalopathie saturnine* sont les exemples les plus fréquents de ces manifestations aiguës. Ils sont caractérisés par une congestion soudaine de l'extrémité céphalique et se traduisent par de la douleur de tête, du délire, des convulsions et du coma. Il convient de recourir, dès les premiers symptômes, aux applications de glace sur la tête, aux fomentations chaudes sur le ventre et les membres inférieurs, et, dans les formes ataxo-adynamiques graves, aux immersions générales froides.

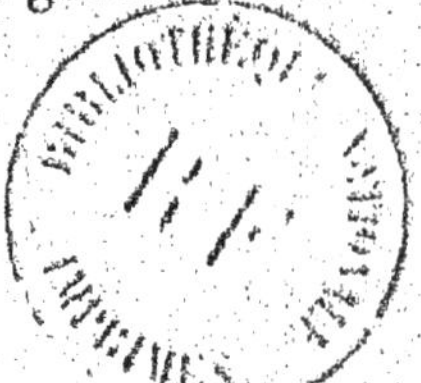

L'*alcoolisme* donne d'abord de la congestion du tube digestif et de ses annexes, de l'hyperesthésie, du tremblement et des cauchemars, qui, pour guérir, exigent la suppression de l'alcool. La dyspepsie, la diarrhée et les coliques s'amendent très rapidement par les boissons chaudes, les bains et les douches tièdes. Si l'irritabilité nerveuse permet d'employer les douches froides, l'appétit revient vite et les digestions se régularisent; dans le cas contraire, il faut essayer successivement les bains tièdes prolongés, les douches tièdes et les douches alternatives avant d'arriver aux douches froides. L'insomnie, les douleurs nocturnes et les cauchemars se traitent par les enveloppements humides avant le coucher. Lorsqu'il y a de la congestion du foie et de la cirrhose, les douches localisées à l'hypochondre et aux membres inférieurs sont particulièrement indiquées; il en est de même des sudations surtout s'il y a de la sclérose rénale.

Le traitement des névrites et des paralysies périphériques est le même que celui de toutes les névrites et paralysies toxiques dont nous parlerons plus tard.

L'*intoxication saturnine chronique* s'accompagne de pâleur de la peau, de sécheresse des muqueuses et de constipation. Ces symptômes s'améliorent par les boissons chaudes, les bains et les grands lavements tièdes, qui augmentent la pression sanguine et rétablissent les sécrétions.

Si une colique de plomb se déclare, les bains à 38° prolongés pendant trente à quarante-cinq minutes et les lavements à 40° et 45° font rapidement céder les accidents douloureux, les bains sulfureux répétés en préviendront le retour.

L'anémie saturnine, qui est une des complications les plus tenaces de l'intoxication plombique, nécessite un traitement général longtemps continué par les douches froides très courtes avec sudation ou les douches alternatives. Si l'examen du foie ou des reins révèle le début d'une dégénérescence, les douches seront localisées sur les régions malades et seront suivies de frictions. A un degré plus avancé, lorsqu'il s'est développé de la néphrite ou de la goutte saturnine, les malades se trouvent mieux des bains chauds et surtout des bains d'air sec. Les paralysies et les névrites relèvent du traitement spécial aux névrites toxiques.

Les symptômes prédominants de l'*intoxication par l'opium ou la morphine* sont l'irritabilité nerveuse et la constipation. En dehors du traitement général des empoisonnements chroniques, il faut leur opposer des bains prolongés et des lavements tièdes. Comme la suppression du poison demande une grande surveillance, il est parfois indispensable de soigner le malade dans un établissement hydrothérapique où les douches pourront être répétées aussi souvent que l'excitation du système nerveux l'exigera.

Les *intoxications mercurielle* et *arsenicale* ont pour caractères communs d'irriter vivement le tube digestif et réclament une dérivation vers la peau au moyen de bains chauds ou de douches. Il en est de même de l'*empoisonnement par le phosphore*.

L'*intoxication par le tabac* n'offre rien de *spécial*.

IV. — MALADIES CONSTITUTIONNELLES

Les maladies constitutionnelles présentent des manifestations chroniques et parfois des crises aiguës. Le traitement hydrothérapeutique s'adresse aux unes et aux autres.

Rhumatisme chronique. — Le traitement hydriatique du rhumatisme chronique est fort ancien et est à peu près le seul qui soit encore aujourd'hui opposé à cette maladie.

Les médecins, ayant presque toujours rapporté la prédisposition rhumatismale à une altération des humeurs, recommandent depuis longtemps tout ce qui favorise la circulation et l'élimination, tels que les boissons, les diaphorétiques et les stimulants.

Le malade sujet aux manifestations rhumatismales, telles que les névralgies, les éruptions cutanées, les fluxions articulaires, avec ou sans dégénérescence fibreuse doit constamment faire usage d'eau en boissons. Qu'il soit dans un état de santé presque complet, ou qu'il souffre momentanément, il boira journellement aux repas ou dans l'intervalle des infusions ou de l'eau simple.

En état de santé, il se trouvera bien, en dehors de l'exercice physique quotidien qui lui est indispensable, de stimuler de temps en temps ses sécrétions sudorales par des bains de vapeur ou d'air sec, et de prendre des douches précédées et suivies, s'il est assez vigoureux, d'exercices énergiques.

Quand il survient de la douleur, de la raideur et des craquements articulaires, le traitement se localisera autour de la région atteinte, et c'est dans ces cas que conviennent les sudations locales, les douches alternatives et les douches-massages. Si la maladie est plus avancée, s'il s'est développé une névralgie rebelle ou un gonflement articulaire avec tendance à l'ankylose, le massage sera employé concurremment avec les sudations et les douches progressivement réchauffées.

Il faut apporter beaucoup de précautions aux soins consécutifs aux bains, douches ou sudations. Si la sueur inonde le corps, le malade sera essuyé d'abord complètement, puis recouvert de linges et de couvertures, déposé dans un endroit aéré et calme, mis en un mot dans les conditions les plus favorables à l'élimination graduelle de la sueur. Quand il aura cessé de transpirer, il sera essuyé de nouveau, séché minutieusement, frictionné et, une fois habillé, évitera les transitions brusques de température.

Que les manifestations rhumatismales soient primitives, ou qu'elles soient consécutives à une attaque aiguë ou subaiguë, le traitement sera précoce et commencera aussitôt qu'il pourra être supporté, car la guérison a d'autant plus de chance de se faire que le mal est moins ancien. Il sera continué jusqu'à ce que les tissus aient repris leur souplesse et leur aspect normal.

Si la partie malade s'enflamme et s'irrite ou s'il survient une *attaque aiguë* ou *subaiguë*, les sudations locales, les bains de sable et les enveloppements partiels seront seuls prescrits. Lorsque l'attaque est généralisée à un grand nombre d'articulations, les bains de couvertures sont les seuls adjuvants possibles des médicaments et des boissons aqueuses. Ils seront donnés, si l'état du malade le permet, pendant toute la durée de l'accès et même pendant les quelques jours suivants.

Dans les stations thermales le traitement comporte des moyens analogues à ceux que nous venons de décrire, mais les qualités de l'eau et la variété des installations en accroissent considérablement la puissance.

Goutte. — Les lésions goutteuses s'atténuent plus facilement quand elles sont récentes, aussi convient-il d'entreprendre la cure peu de temps après l'accès.

Le traitement se compose de boissons et d'applications

externes. Les goutteux, qui boivent de l'eau en abondance arrivent souvent à se débarrasser de leurs accès en renonçant à toute autre boisson, au vin et à la bière en particulier.

En dehors de cet usage journalier, il existe une cure systématique par l'eau chaude. Elle a généralement lieu au printemps et à l'automne, dure de cinq semaines à deux mois, et consiste dans l'absorption de 250 à 300 grammes d'eau à 40° ou plus. Le malade les prend chaque matin au réveil, se promène vivement pour s'échauffer et provoquer la transpiration, ou reste au lit bien couvert s'il ne peut faire d'exercice. Il recommence parfois avant le dîner les mêmes pratiques que le matin.

Ce traitement continué pendant quelque temps stimule les fonctions digestives, produit un effet tonique général et réduit les tophus.

L'exercice au grand air est un précieux auxiliaire de tout traitement de la goutte ; il doit être poussé assez loin pour mettre en jeu la plupart des articulations et causer de la lassitude, mais non de la fatigue. Il est surtout utile après les repas et après l'absorption de boissons aqueuses. Les mouvements communiqués, les massages généraux et les frictions pendant cinq à dix minutes chaque jour, seront recommandés aux malades qui ne peuvent se déplacer.

Les opérations hydriatiques externes sont principalement la sudation et les applications froides. Les bains d'eau simple ou minéralisée et les enveloppements humides seront proscrits. Ils sont mal tolérés dans la goutte, et bien des malades, débarrassés depuis longtemps de leurs accès, les ont vus revenir après quelques bains. Aussi les goutteux remplacent-ils les bains hygiéniques par des lotions froides ou tièdes et des immersions très courtes.

Les sudations par les caisses ou l'étuve d'air sec et chaud et les massages généraux sont, au contraire, indiqués et donnent souvent de très bons résultats. Enfin, quand les articulations sont assez souples pour permettre l'exercice, les douches quotidiennes générales froides en jet de quinze à trente secondes pendant quatre à cinq semaines sont un excellent mode de traitement.

Comme le goutteux supporte mal l'humidité, il est très important de l'essuyer avec soin après chaque opération hydrothérapeutique. Il est même préférable, pour le sécher plus vite, de faire des frictions alcoolisées.

Le traitement de la goutte abarticulaire ou viscérale est le même que celui de la goutte articulaire. Si la goutte est déplacée ou remontée, et s'il se développe des accidents graves du système nerveux, des reins ou du cœur, il y a souvent avantage à provoquer ou rétablir promptement la fluxion dans les articulations des membres, au moyen de fomentations ou d'enveloppements humides.

Pendant l'accès il faut maintenir une chaleur douce autour des articulations et s'abstenir de toute autre intervention.

La goutte chronique a, dans certaines de ses manifestations, des analogies et des ressemblances si grandes avec le rhumatisme que les deux maladies sont souvent confondues et désignées sous le nom de *rhumatisme goutteux*. Que les arthropathies douloureuses ainsi dénommées dépendent de la goutte ou du rhumatisme, elles sont, en quelque sorte, des lésions de dégénérescence, et comportent un traitement par l'eau en boisson, les sudations, les douches et les massages.

Affections calculeuses. — *Gravelle.* — La gravelle urinaire est ordinairement précédée de l'émission, pendant un temps plus ou moins long, d'acide urique en solution que l'urine laisse déposer par le refroidissement. Tant qu'il n'y a que des poussières ou des dépôts adhérents au vase, la gravelle n'est pas constituée, mais le traitement n'en est pas moins utile pour prévenir les accidents ultérieurs.

Le graveleux, comme le goutteux, doit prendre presque exclusivement aux repas de l'eau en boisson et faire, en outre, deux ou trois fois par an, une cure d'eau d'une durée de trois semaines environ.

Pendant cette cure il boira chaque jour de deux à six verres d'eau, la moitié le matin à jeun, et le reste avant le dîner ou avant le coucher, c'est-à-dire aux moments où l'urine est la plus dense et la plus chargée. Il se promènera quelque temps et attendra, pour se reposer, que l'effet diurétique se soit déjà manifesté. Chaque matin, soit au lever, soit entre les verres d'eau, il prendra une douche ou, à son défaut, se fera des lotions, des affusions et de simples frictions excitantes. Il se livrera en tout temps à l'exercice au grand air et continuera l'usage des frictions.

Ces précautions, en stimulant les combustions et en lavant les voies urinaires, suffisent souvent à prévenir la gravelle.

Si le malade a déjà rendu quelques graviers, s'il est sujet à des douleurs vagues dans les reins, la vessie, ou les cuisses, il lui devient indispensable de se soumettre au régime de l'eau simple et à une cure rigoureuse d'eau en boisson. Par des bains chauds (37°) ou tièdes prolongés, répétés chaque jour, il décongestionnera ses organes profonds et augmentera sa sécrétion rénale. Quand les urines seront limpides et sans dépôt, il essaiera successivement les douches tièdes à percussion légère, les douches alternatives et, enfin, les douches froides et courtes.

La gravelle coïncide souvent avec de la courbature, de la raideur, de la névralgie et des déformations articulaires rapportées tantôt à la goutte, tantôt au rhumatisme. Ces accidents, qui semblent causés par la présence dans les tissus d'urates ou d'acide urique, seront traités comme les manifestations du rhumatisme chronique.

S'il se produit une *colique néphrétique*, caractérisée par de la douleur violente, du spasme et de la congestion rénale, il faut, comme dans la colique de plomb ou le *delirium tremens*, combattre rapidement le syndrome douloureux qui est par lui-même un danger. Les applications chaudes de sable, d'avoine, les fomentations, les boules d'eau chaude sur les reins sont souvent les seuls remèdes que l'on puisse mettre en œuvre concurremment avec l'opium. Aussitôt que possible, on donnera des bains chauds et prolongés et des boissons à petites doses répétées plutôt qu'à doses massives.

Lithiase biliaire. — Le traitement de la lithiase biliaire doit, comme celui de la gravelle, commencer dès les premières manifestations : il est, en effet, plus facile de prévenir que de guérir.

Dès qu'un malade présente d'une façon habituelle du météorisme, de la pesanteur et surtout de la douleur épigastrique survenant brusquement sous forme de crise gastralgique, l'examen des matières fécales ou, tout au moins, des urines s'impose. Souvent alors le médecin sera amené à rapporter aux voies biliaires la cause de ces accidents, qu'il verra disparaître s'il soumet son malade à un régime convenable.

Ce régime comprend avec l'exercice au grand air et les frictions, les boissons chaudes et l'eau froide en douches, affusions ou lotions, et, si les selles ne sont pas régulières, les lavements tièdes et les douches ascendantes.

Quant aux douleurs gastralgiques viennent s'ajouter des douleurs à l'hypochondre avec ou sans vomissements, teinte subictérique et congestion du foie, l'eau froide sera remplacée pendant toute la période aiguë par les bains tièdes prolongés.

Si une colique hépatique s'annonce par des nausées, des vomissements et de la pesanteur d'estomac, il faut tout d'abord employer les boissons gazeuses ou les tisanes chaudes à la dose de 250 à 300 grammes et les lavements très chauds; s'il y a des spasmes et de la douleur, les bains à 38° ou 39° et les applications locales chaudes; si, enfin, malgré tous ces moyens, la crise augmente et les douleurs deviennent gravatives, profondes et subintrantes, comme dans l'accouchement, les préparations opiacées sont les seuls remèdes. Le régime général sera repris dès que le calme aura reparu.

Diabète sucré. — Le *diabète maigre* à marche rapide ayant une évolution constamment funeste, que rien ne peut arrêter, le médecin se bornera à tonifier le malade par des lotions ou des frictions et à apaiser la soif par des boissons aqueuses.

Le *diabète gras*, dit encore diabète arthritique ou goutteux, étant compatible avec un état de santé presque parfait lorsqu'il est bien soigné, sera l'objet d'une surveillance continue de la part du médecin.

Les personnes qui, avec une bonne santé, ont de la glycosurie habituelle, doivent, en dehors du régime alimentaire et de l'exercice au grand air, éviter tout surmenage physique ou intellectuel et faire, chaque matin, des lotions ou ablutions froides suivies de frictions sur tout le corps. Elles s'accoutumeront, autant que possible, à boire modérément en mangeant et à ne rien prendre entre les repas; si elles sont trop altérées, elles boiront un ou deux verres d'eau à heures fixes, le matin au lever, et le soir au coucher, par exemple.

Quand, à la suite d'émotions ou de surmenage, le diabétique éprouve de l'irritabilité, de l'insomnie et de la faiblesse des jambes jointes à la sécheresse de la bouche, et de la soif, il lui devient indispensable d'augmenter ses boissons, d'observer plus strictement son régime et de faire de l'hydrothérapie associée aux massages. Les douches froides générales sont les opérations les plus indiquées; si elles sont mal tolérées, les bains tièdes d'abord, les douches tempérées ou alternatives et, plus tard, les aspersions froides précédées de sudations, leur seront momentanément substituées.

Cette cure hydriatique sera continuée pendant trois à cinq semaines et renouvelée deux ou trois fois par an. Si dans l'intervalle la santé ne se rétablissait pas, il faudrait exiger la cessation complète des affaires et du travail intellectuel.

L'albuminurie et la tuberculose à une période peu avancée ne s'opposent pas au traitement par l'eau. Quelques complications du diabète réclament, en outre, des pratiques spéciales: c'est ainsi que les névralgies sont calmées par le massage, les sudations et les douches chaudes; et la congestion cérébrale, par les douches chaudes locales et les bains de pieds alternatifs. Enfin, dans le coma, les boissons abondantes et le repos absolu sont les seules ressources.

Le traitement des manifestations diabétiques ne sera ni violent, ni exclusif. La quantité de boissons sera toujours proportionnée à la soif, véritable indice de l'état de santé qui diminue d'autant plus que le malade se porte mieux.

Obésité. — L'obésité est un état constitutionnel et non une maladie; s'il complique la goutte, le rhumatisme ou le diabète, le traitement s'adressera à la maladie constitutionnelle elle-même.

La cure de l'obésité sert surtout à maintenir un bon état de santé malgré les rigueurs du régime. Elle consiste, pour les sujets vigoureux, en exercices physiques graduellement progressifs; pour ceux qui se fatiguent vite, en sudations suivies d'un court jet froid; pour tous, en douches froides, massages, frictions et abstinence des boissons aqueuses.

Maigreur. — La maigreur est un état constitutionnel, qui se traite par les boissons aqueuses, les bains tièdes et les douches froides joints aux massages légers et à un exercice modéré.

Toutes les maladies ou états constitutionnels dont nous venons de parler se rencontrent souvent dans une même famille et parfois chez le même individu. Aussi ont-ils été attribués à une commune origine et décrits sous le nom d'*arthritisme*, diathèse arthritique ou *maladies par ralentissement de la nutrition*. Ils sont caractérisés, comme les intoxications, par une succession de manifestations chroniques, interrompue parfois par des crises aiguës affectant la forme de fluxions, spasmes ou douleurs. Un grand nombre de syndrômes morbides leur ont été rattachés, tels que les dyspepsies, les fluxions hémorrhoïdaires ou autres.

certaines maladies de la peau et beaucoup de troubles nerveux, parmi lesquels sont la migraine, les névralgies et la neurasthénie.

Toutes ces maladies constitutionnelles nous offrent ceci de commun, d'être considérablement améliorées par l'usage de l'eau en boisson et par toutes les pratiques hydriatiques qui stimulent les fonctions de nutrition.

Rachitisme. — Le rachitisme comprend deux sortes de traitement, celui de l'état général et celui des déformations.

Au vice d'assimilation des substances calcaires le médecin opposera d'abord, avec un régime alimentaire approprié, les frictions excitantes, les massages généraux, les lotions froides, puis les bains salés à 35° pendant quinze minutes et, enfin, les douches froides très courtes.

Tous ces moyens thérapeutiques exigent, pour produire quelque effet, une bonne hygiène générale et de l'exercice au grand air et au soleil. Le séjour au bord de la mer est toujours favorable ; si les malades sont encore affaiblis, ils se contenteront de respirer l'air salin ; s'ils sont en voie de guérison, ils prendront des bains.

Les déviations récentes de la colonne vertébrale et les courbures des membres seront soumises à la gymnastique médicale, aux massages et aux douches localisées. Cette cure aura pour résultat de tonifier les groupes musculaires, de corriger les déformations et attitudes vicieuses, et sera continuée jusqu'à ce que le squelette ait recouvré sa solidité normale.

Scrofule. — Le traitement de la scrofule est hygiénique et médical.

Le traitement hygiénique est indispensable dans tous

les cas et comporte avec une bonne alimentation des promenades au grand air et au soleil, ou le séjour au bord de la mer.

Dans les formes torpides le médecin prescrira l'air salin et les bains de mer. Cette médication est très puissante, mais très excitante ; aussi les malades seront-ils habitués graduellement au climat marin et ne prendront de bains que lorsque l'acclimatement sera complet. Ceux-ci, dont l'action est très énergique, seront toujours très courts (deux à cinq minutes au plus).

Dans les formes congestives ou irritatives, l'air de la campagne ou des montagnes et les bains salés sont préférables. L'hydrothérapie froide est également indiquée. Elle a toujours donné chez les enfants les meilleurs résultats et a considérablement réduit les cas de cette maladie dans les écoles où elle a été appliquée méthodiquement.

Si la peau est irritable ou s'il y a des scrofulides, il faut ordonner les sulfureux ou les antiseptiques sous forme de bains, de pulvérisations ou de humages.

Les sudations, autrefois très employées, le sont beaucoup moins aujourd'hui. Elles rendent toutefois des services dans les engorgements ganglionnaires et dans certains catarrhes des muqueuses nasales et trachéo-bronchiques.

Tuberculose. — Le traitement des tuberculoses locales et superficielles ne diffère pas de celui des lésions scrofuleuses ; celui des tuberculoses locales et profondes consiste plus spécialement en fomentations et compresses d'eau salée. Quant aux hémoptysies, elles cèdent presque toujours à l'ingestion de glace, aux bains de pieds très chauds et aux applications froides sur la poitrine.

Le malade atteint de tuberculose au début vivra au grand

air et, s'il n'a pas de tendance trop marquée aux congestions et à l'hémoptysie, se trouvera bien de massages et d'eau froide en douches, affusions ou lotions; plus tard il fera seulement des lotions et des frictions. Malgré les préventions, l'hydrothérapie a souvent donné des résultats remarquables en stimulant les forces et l'appétit jusqu'à une période avancée de la maladie.

Syphilis. — Le traitement hydriatique de la syphilis se compose de bains tièdes ou sulfureux et de douches froides. Il concourt, avec l'exercice au grand air, à tonifier le malade soumis aux médicaments.

Les sudations sont réservées aux formes graves pour faciliter un traitement mercuriel énergique.

Après avoir montré l'importance considérable de l'hydrothérapeutique dans les maladies constitutionnelles et indiqué que des traitements de longue durée sont seuls capables de les modifier, nous ne donnerions qu'une faible idée des avantages que le médecin peut tirer de l'emploi de l'eau, si nous n'ajoutions que les améliorations obtenues par les cures thermales sont encore plus rapides et plus grandes. Grâce aux éléments constituants des eaux minérales, le malade trouve à la fois réunies, dans une station thermale, les ressources hygiénique, hydrothérapeutique et médicamenteuse.

V. — MALADIES DES ORGANES ET APPAREILS

Maladies de l'appareil digestif et de ses annexes. — Les maladies de l'appareil digestif sont presque toujours sous la dépendance d'un état général dont il faut tenir grand compte; néanmoins, le traitement local rend de grands services.

C'est ainsi que, dans les *stomatites* et les *angines aiguës*, les gargarismes tièdes ou très chauds, et les irrigations de la bouche et du pharynx détachent les sécrétions pathologiques, les débris épithéliaux, et favorisent la réparation des muqueuses; que dans les maladies de la gorge, nettement inflammatoires au début, les compresses d'eau chaude au-devant du cou et les bains de pieds sinapisés à 40° diminuent l'intensité de la fluxion douloureuse et hâtent la guérison; qu'enfin, dans les *angines à répétition*, telles que les *angines herpétiques* et les *pharyngites chroniques*, les gargarismes et les pulvérisations servant de véhicule aux substances médicamenteuses modifient la vitalité des tissus.

Maladies d'estomac. — Quelle que soit leur cause, les *vomissements*, les *douleurs* et les *hémorrhagies stomacales*, qui par leur intensité ou leur durée réclament une intervention, sont calmés par la glace à l'intérieur ou en applications au creux épigastrique.

La *gastralgie*, ou névralgie de l'estomac, caractérisée par des douleurs continues avec exacerbations, s'apaise par les douches chaudes localisées à l'épigastre et le maillot humide, ce qui entretient autour du corps un état de chaleur permanent.

L'hydrothérapeutique nous fournit des moyens directs de combattre ces différents symptômes; nous allons voir que, dans les maladies de l'estomac proprement dites, elle nous permet souvent d'en prévenir le développement et d'en empêcher le retour.

La *dyspepsie* revêt trois formes cliniques : la forme irritative ou douloureuse, la forme convulsive avec vomissements ou colique et la forme atonique. Ces trois formes, théoriquement divisées, sont presque toujours associées, et chacune d'elles comporte ses indications propres, qui sont d'autant plus nettes que les symptômes sont plus intenses et plus répétés. Mais, considérée ainsi, la dyspepsie n'est qu'un syndrôme ou l'expression d'une maladie générale qui exige elle-même un traitement spécial.

La dyspepsie douloureuse se traite par la glace et l'eau froide comme les douleurs stomacales, quand les phénomènes irritatifs sont très accusés. Si, au contraire, ils sont plus persistants que violents, il vaut mieux leur opposer les boissons chaudes, les fomentations ou le maillot humide.

Dans la dyspepsie convulsive violente la glace et l'eau froide s'emploient comme dans la dyspepsie douloureuse; mais, si les vomissements ne sont pas continuels, s'il existe des alternatives de coliques et de calme, de diarrhée et de constipation, les bains prolongés tièdes ou chauds et les bains de vapeur sont préférables.

La forme atonique, dans laquelle le défaut de contractilité de la poche gastrique laisse les aliments séjourner trop longtemps dans l'estomac, se traduit par les signes d'une intoxication plus ou moins profonde. C'est d'abord de l'inappétence, de la pesanteur, du ballonnement et des flatulences, puis des borborygmes, parfois même des vomissements et, dans les cas plus sévères, des vertiges et du refroidissement des extrémités. Les massages et les douches générales avec révulsion sur les membres inférieurs ou localisation au creux épigastrique suffisent le plus souvent à rétablir la santé; il est quelquefois nécessaire de laver l'estomac et de donner des douches ascendantes.

Le traitement général des dyspepsies ne s'adresse pas seulement à l'estomac, mais à l'organisme tout entier pour améliorer par contre-coup le travail digestif. Il comprend les boissons et toutes les pratiques stimulantes de l'hydrothérapeutique et doit être combiné, dès le début, avec le traitement symptomatique.

Les boissons chaudes seront préférées lorsqu'il y aura de la pâleur et de l'anémie de la peau ; les froides, de la rougeur et de la transpiration. Quant au traitement externe il se bornera chez les malades affaiblis à de simples frictions excitantes au gant de crin ou à l'alcool ; chez les sujets vigoureux des opérations plus énergiques seront mises en œuvre : tels sont les massages généraux, l'exercice au grand air, les lotions froides, les douches tempérées, les douches alternatives, et surtout les douches froides.

A tout cela le médecin joindra, dans la mesure du possible, la distraction, le changement d'air, de nourriture et d'habitude, ce qui l'amènera souvent à prescrire une cure hydrothérapique ou thermale en dehors du milieu où vit ordinairement le malade.

S'il s'agit d'une dyspepsie consécutive à une maladie pyrétique, telle que la fièvre typhoïde, la grippe, la coqueluche, ou la dysenterie épidémique, il faut associer aux opérations hydriatiques les infusions chaudes qui provoquent les éliminations par la peau, plutôt que les froides qui augmentent la diurèse, mais congestionnent légèrement le tube digestif et les reins.

Le traitement hydrothérapeutique convient dans toutes les dyspepsies secondaires aux empoisonnements aigus et à celles qui surviennent dans le cours d'une intoxication chronique.

Dans les manifestations dyspeptiques du rhumatisme chronique, de la goutte, des affections calculeuses, de la neurasthénie et de la tuberculose, le choix des procédés hydriatiques est dicté plutôt par l'état constitutionnel que par l'état de l'estomac.

Chez les dyspeptiques chlorotiques les douches froides auront pour adjuvants les frictions excitantes et les massages, et seront remplacées chez les sujets très débilités par les bains sulfureux, les affusions et les lotions.

Toute affection organique chronique retentit sur l'état général et finit par altérer les fonctions digestives: telles sont les maladies du foie, des reins et des organes génito-urinaires. Il en est de même des névroses et des psychoses. Dans toutes ces conditions le traitement ne s'adresse pas à la dyspepsie même, mais à sa cause.

La *dilatation de l'estomac* n'est pas par elle-même une maladie, mais elle laisse les aliments séjourner dans la poche gastrique, y fermenter et causer un véritable empoisonnement dont les symptômes sont la teinte terreuse de la peau, le vertige, le refroidissement des extrémités et parfois les vomissements et les débâcles intestinales.

Le vomissement, en vidant le contenu stomacal, supprime momentanément la cause des accidents ; le lavage de l'estomac, renouvelé chaque jour, remplit le même but. Il doit être appliqué avec ménagement et seulement quand les troubles ne peuvent être maîtrisés autrement que par une évacuation immédiate. Il nettoie la muqueuse, facilite la digestion et permet à l'organe de revenir sur lui-même. On le fait, en général, le matin à jeun, ou cinq à six heures après le repas. Les hémorrhagies stomacales le contre-indiquent formellement.

L'ectasie gastrique légère, ou accompagnée de congestion vive et d'exsudation séreuse ou sanguine, se traite surtout par les boissons tièdes, les douches localisées, les massages et les douches ascendantes.

L'*embarras gastrique*, considéré actuellement comme une infection légère, se soigne par les boissons chaudes et les aliments liquides, qui accroissent les sécrétions et les éliminations intestinales, pulmonaires, rénales et cutanées; l'ictère secondaire et la congestion du foie par les bains de carbonate de soude à 37°.

Les embarras gastriques chroniques réclament, en outre, les douches courtes et les lotions froides répétées tous les matins.

La *gastrite* ou inflammation de l'estomac se développe à la suite d'ingestion de substances caustiques ou de troubles digestifs persistants : elle est caractérisée par l'intensité et la continuité des douleurs.

Les gastrites aiguës se soignent comme les empoisonnements, par l'évacuation ou la neutralisation du contenu stomacal et par l'alimentation liquide, qui procure un repos aussi grand que possible.

Les gastrites, chroniques d'emblée ou secondaires à une infection, une intoxication, ou une maladie constitutionnelle, se confondent, pour ainsi dire, avec la dyspepsie, et n'ont pas d'autre traitement. Lorsqu'elles se prolongent, elles se compliquent parfois d'érosion et d'ulcération.

La guérison de l'*ulcère de l'estomac* s'obtient par le repos absolu de l'organe et l'amélioration de l'état général. Aussi est-il indiqué d'éviter tout ce qui peut amener la congestion gastrique, tel que les aliments solides, les efforts violents, les pressions locales, et de prescrire le régime lacté et tout ce qui stimule l'économie et diminue la congestion viscérale, tel que les frictions, les massages généraux et les douches froides.

Dans les crises douloureuses aiguës, les fomentations, les compresses froides sur la région épigastrique et la glace à l'intérieur procurent souvent une prompte sédation.

Le traitement hydriatique du *cancer stomacal* comporte deux indications : diminuer les troubles fonctionnels, douleurs, vomissements, hémorrhagie, et soutenir l'état général.

Le médecin les remplira par l'administration de boissons froide ou tiède d'une part, de frictions et de douches stimulantes d'autre part.

Il traitera la dilatation secondaire au cancer du pylore comme une dilatation simple, s'il n'y a pas d'hémorrhagie.

Maladies de l'intestin. — Les *coliques*, ou contractures douloureuses de toute nature, cèdent rapidement aux bains et demi-bains à 38°, ou simplement aux frictions et applications sur le ventre d'objets très chauds, tels qu'un cataplasme, une brique ou un sac de sable. Si ces moyens sont insuffisants, il faut donner aussi de l'eau très chaude en infusions ou en lavements. Le grand lavement à 50°, et même à 55°, a une action sédative très marquée.

La *constipation* peut être accidentelle ou habituelle. Si elle est accidentelle, les lavements froids, les douches ascendantes tièdes, les lotions froides sur le ventre suffisent à la vaincre; si elle est tenace, le médecin s'adressera aux massages abdominaux et aux douches ascendantes froides et répétées.

Quand elle est habituelle, le traitement local par les douches ascendantes et les massages du ventre, et le traitement général par les douches froides, ou alternatives, seront longtemps continués pour débarrasser l'intestin, provoquer ses sécrétions et ses contractions, produire un afflux sanguin vers les parties profondes et régulariser la circulation abdominale.

Le malade souffrant de *diarrhée* doit d'abord suivre un

régime approprié d'où seront exclus les liquides froids ou glacés et porter une ceinture de flanelle. S'il voit son mal persister, il se videra l'intestin par de grands lavements, absorbera des boissons chaudes peu abondantes, et prendra des bains de vapeur, d'air chaud ou d'eau simple à 40°, qui auront pour effet de diminuer la congestion viscérale.

Si la diarrhée est habituelle, on en préviendra le retour en donnant pendant quelque temps des douches ascendantes et des douches générales tièdes, puis froides.

La *dyspepsie intestinale* se manifeste tantôt par de la diarrhée, tantôt par de la constipation, tantôt enfin par des débâcles venant interrompre une constipation permanente. Le traitement s'opposera à la diarrhée et à la constipation par les moyens que nous connaissons, et s'attachera à modifier par le régime et les procédés hydriatiques la prédisposition morbide.

Les aliments liquides, les boissons et les pâtes, qui n'irritent pas l'intestin et diluent les sécrétions pathologiques, formeront le régime. Lorsque l'état de santé sera devenu assez satisfaisant pour permettre l'abandon du traitement symptomatique, les douches tièdes ou froides et les massages termineront la cure.

Quelle que soit la maladie dans le cours de laquelle s'est développée la dyspepsie intestinale, la conduite à tenir est la même.

Le traitement des *hémorrhagies intestinales* consiste dans l'emploi simultané de glace sur le ventre et de fomentations chaudes sur les quatre membres.

Dans l'*entérite aiguë*, les boissons et les lavements chauds procurent un grand soulagement et concourent puissamment avec le régime lacté à guérir la diarrhée et les douleurs abdominales persistantes.

La *diarrhée verte* et le *choléra infantile*, qui sont chez les enfants des variétés graves d'entérite, sont rapidement améliorées par la diète hydrique et les bains chauds sinapisés très courts.

La diète hydrique est constituée par l'absorption, en quantité aussi grande que possible, d'eau chaude préalablement bouillie.

L'*entérite chronique*, ou dyspepsie intestinale, avec inflammation des muqueuses est consécutive à une maladie générale ou à l'ingestion de substances irritantes. Son traitement ne diffère de celui de la dyspepsie intestinale que par sa plus longue durée.

La forme *muco-membraneuse* de l'entérite est des plus rebelles. Son traitement consiste d'abord en boissons chaudes abondantes, en douches ascendantes froides, puis tièdes, en douches générales stimulantes et, enfin, en frictions ou massages légers sur le ventre et énergiques sur la poitrine et les membres. Il doit être continué alors même que tout symptôme a disparu.

Aux malades atteints de *cancer* il faut proscrire les aliments solides capables d'obstruer ou d'ulcérer l'intestin, recommander de fréquents lavages intestinaux, donner, s'ils sont assez vigoureux, des lotions froides ou des frictions excitantes et, s'ils souffrent, combattre leurs douleurs par les moyens déjà connus.

Tous les troubles digestifs se traduisent, en définitive, par une modification des liquides gastriques et intestinaux accompagnée ou non de douleurs, de spasmes et d'évacuation.

L'eau en boisson augmente le volume des sécrétions, les dilue, les rend moins irritantes, et favorise leur absorption et leur évacuation. Elle diminue encore l'irritation des muqueuses et des glandes gastro-intestinales après son passage dans le sang.

La répétition de ce véritable lavage en surface et en profondeur suffit à calmer la douleur et la congestion, tout comme les boissons aqueuses dans l'uréthrite blennorrhagique.

L'eau et les aliments aqueux font cesser la brûlure et les aigreurs dont souffrent les goutteux lorsqu'ils sont à jeun. Leur malaise général et leur anxiété semblent tenir à ce que les terminaisons des nerfs splanchniques sont en contact avec des cellules irritées, et ils disparaissent dès que l'eau vient imprégner ces cellules.

Le passage de liquides abondants à travers les muqueuses finit par entraîner les substances nocives vers les organes d'élimination, tels que les poumons, les reins, la peau ou la partie inférieure du tube digestif, ainsi que le fait est souvent mis en lumière dans les intoxications.

Aussi les boissons aqueuses font-elles partie intégrante de tout traitement des affections gastro-intestinales.

Maladies du foie. — Il n'y a pas de traitement particulier de l'*ictère*, ce symptôme se manifestant à l'occasion des causes les plus variées. Cependant il convient, pour diminuer le prurit, de donner des bains simples ou d'amidon à 35°.

Dans l'ictère catarrhal le malade évitera les refroidissements, prendra des bains chauds ou tièdes, des lavements, et se mettra au régime du lait et des boissons.

Dans l'ictère chronique consécutif aux calculs biliaires ou au catarrhe, les boissons abondantes et tout ce qui peut activer les fonctions de la peau, tel que les frictions, les sudations, les bains tièdes ou chauds et les douches froides, seront d'un usage journalier ; mais, comme l'occlusion des voies biliaires cède parfois aux distensions ou contractions brusques de l'intestin, il sera bon d'essayer de temps en temps les grands lavements tièdes ou froids, les lavements d'eau de Seltz et les massages de la région hépatique.

Il est bien évident qu'il ne faut pas négliger le traitement propre à la maladie qui cause la jaunisse.

La *congestion aiguë du foie* et *l'hépatite* réclament une intervention rapide par les fomentations et les lavements tièdes.

Les congestions chroniques ou *engorgements du foie et de la rate* se traitent par les douches froides, localisées s'il existe seulement de la pesanteur. les bains chauds et les sudations s'il y a de la douleur.

Dans les formes aiguës, comme dans les formes chroniques, les boissons chaudes sont fort utiles pour dilater les capillaires de la peau et rendre les éliminations plus faciles.

S'il survient une *angiocholite*, une *cholécystite* ou une *pyléphlébite* les malades seront mis au repos absolu et au régime du lait et des boissons chaudes ; des bains à 35° ou des bains de couvertures leur seront fréquemment administrés, et des cataplasmes aussi chauds que possible seront maintenus constamment sur le ventre.

Dans les *cirrhoses* le traitement se réduit à stimuler la circulation hépatique et la perspiration cutanée au moyen de bains tièdes, de massages généraux légers et de douches courtes suivies de frictions.

MALADIES DES ORGANES GENITO-URINAIRES. — *Maladies du rein et des voies urinaires.* — *L'albuminurie* qui se rencontre presque constamment dans les affections du rein et qui est fréquente dans beaucoup d'autres maladies, a une importance telle qu'elle comporte un régime spécial. Toutes les fois que le médecin trouve des quantités notables d'albumine dans l'urine au cours d'une grossesse, d'une maladie infectieuse, d'une cardiopathie ou d'une intoxication, il ordonnera le lait et les boissons aqueuses à l'exclusion de tout autre aliment. Dans la goutte, le rhumatisme et le diabète, le régime lacté absolu n'est pas indispensable si la quantité d'albumine est légère : les boissons aqueuses abondantes et une alimentation peu azotée seront préférables.

A ces deux remèdes viennent s'en ajouter d'autres qui varient avec la cause du symptôme.

Dans l'*éclampsie* les bains de 38° à 45° d'une demi-heure de durée suivis d'enveloppements dans des couvertures font cesser les attaques et provoquent une forte sudation. Ils seront prescrits à toutes les périodes de la maladie, même s'il y a du coma.

Le traitement de la *néphrite aiguë* exige, en dehors du régime albuminurique, de grands bains et des lavements tièdes ou chauds ; celui de la *néphrite chronique*, des bains à 35°-36°, des frictions, des massages légers et, si les sujets sont vigoureux, des douches précédées de sudations. S'il se déclare de l'*urémie*, il faut donner des bains chauds et des lavements répétés.

Tous ces procédés stimulent les éliminations cutanées, pulmonaires et intestinales et suppléent à l'insuffisance rénale.

Les douches froides sont la partie capitale de la cure des *diabète phosphaturique et azoturique*, de la *polyurie essentielle* et de l'*incontinence d'urine*. Si cette dernière affection dépend du relâchement du sphincter vésical, les lavements froids quotidiens sont très efficaces ; si elle s'accompagne de douleurs de la miction et d'irritation du col de la vessie, les grands lavements à 45° seront des sédatifs plus puissants. Ils conviennent surtout dans l'incontinence par altération matérielle des voies urinaires.

Maladies des organes génitaux. — La *blennorrhagie* chez l'homme et chez la femme passe par une première période inflammatoire, pendant laquelle les boissons alcalines copieuses, les infusions diurétiques et les bains chauds prolongés apportent un grand soulagement. Pour mieux faire baigner les organes génitaux, la femme prendra des bains avec un spéculum grillagé permettant les lavages vaginaux.

Quand les douleurs auront cessé, la quantité de boisson sera diminuée, et les bains chauds remplacés par des bains salés tièdes, des douches froides et de l'exercice au grand air. C'est la meilleure méthode pour guérir les suites de la blennorrhagie et surtout les écoulements chroniques de l'urèthre, connus sous le nom de *blennorrhée* ou *goutte militaire*, et bien des malades les ont vu, persister très longtemps, pour avoir négligé de la suivre.

L'aménorrhée et la *dysménorrhée* sont sous la dépendance de l'état général et s'améliorent avec lui par l'hydrothérapie. Les douches seront générales avec localisation sur les lombes et la partie inférieure du corps ; mais il y a lieu d'administrer, en outre, pendant la période intermenstruelle, des bains de siège froids très courts si l'affection est rebelle, et des bains de siège chauds ou froids prolongés si les malades sont pléthoriques ; enfin, dans la dysménorrhée douloureuse, les douches chaudes et les lavements à 45° et 50°, au début des règles, calmeront les souffrances.

La *métrite chronique* dans la forme légère se manifeste simplement par un écoulement muco-purulent appelé *leucorrhée*, ou *pertes blanches*. Son traitement consiste en injections tièdes d'eau bouillie ou antiseptique matin et soir et en douches froides, destinées à modifier l'état général. A un degré plus avancé l'écoulement augmente, la muqueuse du col est rouge, fongueuse, parfois même ulcérée, les douleurs lombaires ou abdominales fréquentes surtout pendant la marche. Dans ces conditions, en dehors des douches froides, les irrigations très chaudes et les lavements à 50° ou 55° modèrent la congestion utérine. S'il y a de la *salpingite*, de la *salpingo-ovarite* ou de la métrite hémorrhagique, les indications restent les mêmes, mais dans les *métrorrhagies* la douche sera localisée à la partie supérieure du corps.

Les bains de siège avec douche périnéale et les lavements froids seront utilisés contre la *spermatorrhée*, les flagellations et les douches localisées à la région lombaire contre l'*impuissance* et la *stérilité*, et simultanément l'hydrothérapie froide, remède de beaucoup le plus efficace de toutes ces affections souvent si tenaces.

Maladies du sang et de l'appareil circulatoire. — Les maladies de l'appareil circulatoire présentent deux types cliniques principaux qui sont quelquefois associés : celui des maladies mitrales et celui des maladies aortiques.

Maladies mitrales. — La cure hydrothérapeutique ne peut être entreprise qu'un mois après la disparition de tous les phénomènes aigus. Elle ne doit cependant pas trop tarder, le retour des attaques de rhumatisme étant une continuelle menace.

Le traitement hydriatique externe n'agit pas directement sur le cœur ; mais, en faisant refluer le sang de la périphérie vers le centre, il diminue la surcharge et le travail du muscle cardiaque et lui permet de se reposer.

Si l'affection est récente, de légers massages et des affusions chaudes limités d'abord aux membres inférieurs seront tout d'abord employés ; ils seront ensuite progressivement étendus au corps tout entier et transformés enfin en douche-massage chaude.

Les malades atteints de lésions anciennes ou congénitales et capables de quelque effort sans craindre d'embolie et d'asystolie s'accommoderont fort bien de douches alternatives ou froides à faible pression, à condition toutefois que, pour éviter la surprise et la suffocation, elles soient d'abord localisées sur le segment inférieur du corps.

Ceux qui ont de la dyspnée à la suite d'une ascension ou d'une digestion pénible se contenteront de massages légers et d'affusions froides, de demi-bains tièdes ou même de bains de pieds alternatifs. C'est également dans ces cas que la gymnastique suédoise et la cure de terrain, ou entraînement méthodique à la marche ou à l'ascension, rendent des services.

Quand l'oppression est vive, les urines rares, les extrémités cyanosées et œdémateuses, quand l'énergie de la contraction cardiaque ne suffit plus à compenser la lésion et quand il y a de l'asystolie, il faut se garder de refouler vers les viscères le sang, qui distend déjà les cavités cardiaques, et chercher à provoquer par des lavements tièdes la diurèse et la dérivation sur le tube digestif.

S'il y a de la congestion passive du poumon, les fomentations très chaudes sur le tronc et les membres seront indiquées pour prévenir l'apoplexie et l'asphyxie.

Maladies aortiques. — Dans les affections de l'aorte, l'impulsion cardiaque est puissante, les gros vaisseaux rugueux et athéromateux, les petits durs, sclérosés et fragiles. Aussi, pour prévenir les ruptures vasculaires et les embolies, le traitement s'attachera-t-il d'abord à régulariser la pression sanguine et à favoriser l'élimination par la peau, l'intestin et les reins.

S'il y a de la sclérose générale sans altération marquée d'un organe, les boissons aqueuses à doses faibles, mais répétées, les bains tièdes et les sudations locales par bains de sable ou enveloppement contribuent à combattre la congestion de la tête et des viscères et à stimuler la perspiration cutanée; les douches froides, les massages et les frictions conservent l'élasticité des vaisseaux.

La dyspnée urémique survient-elle? les moyens appropriés que nous avons déjà décrits seront mis en œuvre; se produit-il enfin une dilatation anévrismale? les plus grands ménagements sont de rigueur et les fomentations seront seules permises.

Dans toutes les maladies chroniques du cœur, il importe de ne pas surprendre le malade par une application soudaine et de restreindre d'abord les opérations à la partie inférieure du corps.

Aussi, avant de prescrire un bain complet ou une douche, le médecin s'assurera-t-il toujours que le contact de l'eau à la région précordiale est bien supporté, et c'est beaucoup plus sur l'énergie du muscle cardiaque et de la contractilité vasculaire que sur les signes de l'auscultation qu'il se basera pour établir le pronostic et le traitement : le cœur fonctionne souvent très bien avec une lésion étendue, et parfois aussi très mal avec une petite altération.

Les malades pris tout à coup de *lipothymie* ou de *syn-*

cope seront placés horizontalement, la tête basse, déshabillés et flagellés vivement sur la face, l'épigastre et la paume des mains. La flagellation sera continuée jusqu'au retour de la connaissance. Elle sera remplacée alors par des frictions excitantes sur les membres, les épaules et la base du cou, pour ramener la circulation et la chaleur de la peau.

Dans l'état de *mort apparente* le nouveau-né sera flagellé, frictionné, plongé dans un bain chaud sinapisé et soumis à la respiration artificielle.

Les accès d'*angine de poitrine* seront calmés par les fomentations très chaudes sur le creux épigastrique et rendus moins fréquents par l'usage des lotions froides et des frictions générales.

La *phlegmatia alba dolens*, à sa période initiale, devient si rapidement mortelle que, dans la crainte de détacher un caillot, les malades demeureront couchés et immobiles, les membres simplement enveloppés d'ouate ou de couvertures chaudes. C'est seulement après plusieurs semaines, lorsque le caillot sera bien organisé que les bains à 37° et quelques douches alternatives légères, concourront à développer le réseau veineux de la peau. Quand, après bien des ménagements, les malades seront arrivés à marcher sans inconvénients pendant plusieurs heures, ils prendront des douches froides précédées ou non de sudations et suivies de frictions ou massages pour activer la circulation superficielle et profonde.

L'*anémie* et la *chlorose* sont des affections dans le traitement desquelles l'hydrothérapie joue un rôle capital. Unie à un bon régime et à l'exercice modéré au grand air, l'eau froide amène presque toujours la guérison. Les douches, les lotions, les affusions ou les enveloppements humides réussissent également bien, à la condition d'être continués un temps suffisant.

Pendant la cure par les douches un grand nombre de précautions sont nécessaires. C'est ainsi qu'un jet chaud final, une douche alternative ou des frictions faciliteront la réaction en réchauffant les malades, et que les douches à faible pression n'exposeront pas aux syncopes et aux lipothymies les sujets affaiblis. De même, le jet sera plus énergique sur le haut du corps de ceux qui ont de la tendance à l'anémie cérébrale ou aux métrorrhagies, et une douche alternative terminera la séance chez ceux qui ont de la céphalalgie, des épistaxis, de la dysménorrhée ou de l'aménorrhée.

Maladies de l'appareil respiratoire. — Modifier la sensibilité, diminuer les spasmes, réduire la congestion et l'inflammation des muqueuses, tel est le but que se propose le médecin en appliquant les procédés locaux de l'hydrothérapeutique. Là se borne son intervention dans les maladies aiguës de l'appareil respiratoire. Dans les maladies chroniques, il doit aussi tenir compte de l'état général, et c'est seulement par des soins de longue durée qu'il exercera une action favorable.

Les procédés de traitement direct des voies respiratoires se réduisent au humage et aux inhalations, qui agissent sur toute l'étendue de la muqueuse, et aux irrigations ou douches, qui ne sont applicables qu'aux fosses nasales.

Le *coryza aigu* au début se traite par le humage par le nez au-dessus d'une chaudière contenant de l'eau simple ou chargée de substances médicamenteuses, et, si la tension des sinus est très douloureuse, par des fomentations sur le front et des bains de pieds sinapisés.

Le *coryza chronique*, presque toujours sous la dépendance

de la *scrofule* ou de l'arthritisme, nécessite avec le traitement de l'état constitutionnel des irrigations nasales à l'eau simple, salée ou antiseptique à 30°. S'il y a de l'*ozène*, les irrigations seront médicamenteuses.

Pour arrêter les *épistaxis*, il faut aspirer par le nez de l'eau chaude à 40° et 45°, ou froide à 6° et 8°, prendre des bains de pieds chauds sinapisés et, si l'hémorrhagie continue, s'appliquer sur la nuque des compresses glacées, tout en élevant les deux bras au-dessus de la tête.

Les fluxions douloureuses des *laryngites aiguës* se modèrent par les humages médicamenteux de dix à quinze minutes répétés quatre à cinq fois par jour et par les bains de pieds sinapisés, le soir, avant le coucher. Chez les enfants sujets à la *laryngite striduleuse*, les fomentations très chaudes au-devant du cou sont un des meilleurs moyens de prévenir les crises et de les arrêter.

Dans la *diphtérie*, en dehors du traitement spécial, les irrigations à l'eau bouillie détergent le nez et le pharynx, et les pulvérisations médicamenteuses débarrassent le larynx des fausses membranes qui le recouvrent. Ces opérations seront renouvelées cinq à six fois dans les vingt-quatre heures.

Les *laryngites* et les *bronchites chroniques*, étant ordinairement sous la dépendance d'une cause connue ou d'un mauvais état général, seront soignées par des moyens variés, auxquels sont simplement associés des humages et inhalations médicamenteuses.

Le traitement hydriatique de la *bronchite aiguë* se compose d'infusions chaudes, de bains de pieds chauds et parfois de humages médicamenteux. S'il y a de l'oppression ou de la *congestion pulmonaire*, les bains de pieds sinapisés et les fomentations sur la poitrine soulageront le malade. Si une hémoptysie se déclare, de la glace ou des boissons glacées seront, en outre, absorbées par petites quantités.

L'*asthme* est un spasme des muscles respiratoires qui réclame des soins de deux ordres. Au moment même de l'accès, le malade sera envoyé à la douche, s'il en a déjà l'habitude, et simplement frictionné sur les membres dans le cas contraire. En dehors de l'accès, il éloignera ses crises par des douches alternatives courtes terminées par les pieds ou par des douches froides, s'il n'est pas rhumatisant.

Les enfants arrivés à une période avancée de la *coqueluche*, et soumis aux lotions froides et aux douches, voient souvent leurs quintes disparaître alors qu'elles avaient résisté à de nombreuses médications.

L'*emphysème pulmonaire* comporte un traitement analogue à celui de l'asthme, par les douches, la gymnastique médicale, les massages et les douches-massages chaudes.

La *pleurésie sèche* ou les *adhérences pleurales anciennes* s'améliorent sous l'influence des douches très chaudes localisées à la poitrine, des massages locaux, des frictions excitantes et de la gymnastique respiratoire.

Maladies du système nerveux. — L'*anémie cérébrale*, fréquente chez les chlorotiques, les convalescents et les personnes qui ont éprouvé d'abondantes pertes de sang, se traite par les procédés hydrothérapeutiques excitants localisés à la partie supérieure du corps. Il convient d'agir énergiquement chez les sujets jeunes, et avec modération chez ceux qui sont âgés ou atteints d'affections cardiaques ou vasculaires.

Mais, suivant les circonstances, diverses modifications sont nécessaires. C'est ainsi que, dans les vertiges, les céphalées ou les névralgies, il faut donner des lotions froides et des frictions sur la partie supérieure du corps et, en présence de lipothymie ou de syncope, appliquer le traitement spécial à ces accidents.

La *congestion cérébrale* se rencontre surtout dans l'arthritisme avec pléthore, ou dans le cours des maladies infectieuses, toxiques ou constitutionnelles. Le traitement s'adressera aussi bien à ces états généraux qu'à la manifestation elle-même. L'attaque de congestion demande une intervention rapide par des compresses froides ou glacées sur le sommet de la tête, des fomentations très chaudes sur les jambes, les cuisses et la région hypogastrique, et des lavements tièdes pour provoquer une fluxion de l'intestin.

Après ce premier accès le malade prendra, chaque jour, des lavements, des bains de pieds très chauds ou sinapisés, évitera les efforts, la position déclive de la tête et tout ce qui peut gêner la circulation cérébrale.

L'*hémorrhagie cérébrale*, le *ramollissement* et tous les accidents congestifs survenant au cours des *méningites chroniques* et des affections de l'encéphale offrent les mêmes indications.

Quand une *paralysie* secondaire est en voie de développement, les massages, les frictions et les lotions froides servent à retarder la dégénérescence et à combattre l'atrophie musculaire et la contracture en attitude vicieuse.

Le *paralytique général*, dans la période initiale de sa maladie, subit des alternatives d'excitation ou de dépression, qui s'atténuent sous l'influence des douches froides, des lotions, de l'exercice modéré et de tout ce qui met en jeu l'activité de la peau.

La *congestion médullaire* et l'*irritation spinale*, dues au traumatisme ou à une maladie générale, ont des symptômes variés qui font l'objet de soins particuliers.

Les douleurs lombaires avec irradiations seront calmées

par les bains tièdes prolongés, les douches alternatives, les frictions et les massages ; la faiblesse générale avec ou sans anesthésie et les troubles urinaires, par les fomentations et les douches localisées aux membres et aux parties latérales de la colonne vertébrale.

L'hydrothérapie régularise la circulation de la peau et diminue la tendance aux congestions; elle est surtout indiquée après la cessation des phénomènes aigus.

Le traitement hydriatique de la *paralysie infantile* commencera dès que les accidents aigus auront disparu. Il consistera en douches froides localisées sur les membres si quelques groupes musculaires sont seuls touchés, et en simples lotions si les membres sont tout à fait inertes; les frictions, les massages et les courants électriques seront employés dans tous les cas.

Dans les *myélites chroniques* systématisées ou non, telles que l'ataxie locomotrice progressive, la sclérose latérale amyotrophique et la sclérose en plaques, la cure sera entreprise avant la phase de déchéance organique.

Dans le *tabes dorsal* et la *sclérose latérale amyotrophique*, les douches constituent la partie essentielle du traitement. Les malades doivent les continuer hiver comme été, une ou deux fois par jour, pendant plusieurs mois de suite. La douche sera générale en jet mobile, très courte, avec révulsion de chaque côté de la colonne vertébrale, sur les membres inférieurs et les parties atrophiées. La douche filiforme sur les trajets nerveux supprime les douleurs fulgurantes.

La gymnastique médicale, l'exercice gradué, surtout l'exercice en plein air, et les médicaments, seront toujours associés à l'hydrothérapie.

Dans la *sclérose en plaques*, la douche froide est souvent

mal tolérée au début ; elle sera alors remplacée par de simples lotions, des enveloppements humides et, plus tard, par des douches graduellement refroidies pour amener les malades à l'hydrothérapie froide qui est, dans toutes les maladies médullaires, la plus précieuse des ressources thérapeutiques.

Pour traiter les *névralgies*, il est de la plus haute importance d'en connaître la cause et de s'attaquer directement à elle ; toutefois, l'application du calorique sur les points douloureux procure ordinairement un soulagement immédiat ; aussi les fomentations très chaudes, seules pratiques dans les névralgies de la face, sont-elles très usitées.

Sur le tronc et les membres, les sudations, les douches de vapeurs, les douches percutantes très chaudes d'emblée ou progressivement réchauffées, sont d'un usage aussi courant que les fomentations.

Les névralgies limitées à une région peu étendue seront souvent guéries par les injections sous-cutanées d'eau simple, et celles qui dépendent nettement du territoire d'un seul nerf par l'aquapuncture ou la glace.

Lorsque la douleur persiste et s'accompagne de troubles trophiques des muscles ou de la peau, et que la maladie prend les caractères d'une névrite, les massages à sec ou les douches-massages seront prescrits. Avec les douches froides et l'électricité, ce sont les procédés les mieux appropriés aux atrophies et aux paralysies des névrites toxiques.

Dans les *névroses*, comme dans les intoxications, il existe un double traitement hydrothérapeutique : celui de l'état général, essentiellement représenté par les douches froides, et celui des altérations de la sensibilité ou du sentiment, du mouvement et de la circulation.

Les douches froides générales en jet mobile, prises régulièrement une ou deux fois par jour, forment la médication ordinaire des névroses. A domicile ou à la campagne, les lotions ou les affusions leur seront substituées.

Le traitement particulier aux troubles sensitifs, psychiques, moteurs et circulatoires, sera décrit à l'occasion de chacune de ces affections.

Dans la *neurasthénie* à forme adynamique, la douche sera précédée de sudations courtes, localisées sur les régions sensibles, et suivie de frictions. Les massages conviendront particulièrement dans la fatigue générale et les douleurs musculaires.

Dans la forme irritative avec douleurs vives, les bains tièdes (33°) d'une demi-heure et, plus tard, les douches prolongées (une à deux minutes) avec immersions froides consécutives, sont préférables.

Le traitement de l'état migraineux comprend les douches générales froides quotidiennes; celui de la *migraine*, les bains de pieds froids et prolongés s'il y a de l'anémie cérébrale, et les bains de pieds chauds s'il y a de la congestion.

L'*hystérie* se traduit soit par de l'excitation, soit par de la prostration qui exige, avec l'emploi régulier de la douche froide, des pratiques tantôt stimulantes, tantôt sédatives.

Ainsi l'atonie intestinale avec constipation sera combattue par les douches localisées sur le ventre; la paraplégie, par les douches lombaires; et, enfin, les crises hystériques, les crampes, les spasmes et les douleurs, par la flagellation humide, les immersions froides et les bains tièdes.

L'*épilepsie* comporte un traitement qui sera, lui aussi, tantôt excitant au moyen de douches froides, tantôt sédatif par des bains tièdes de trente minutes à 33°.

Dans la *chorée*, l'hydrothérapie sera faite avec beaucoup de ménagement, au début, de façon à ne causer aucune surprise aux malades. Les lotions et les frictions seront données tout d'abord, puis les douches, qui elles-mêmes seront toujours très courtes et alternatives avant d'être froides.

Les sujets atteints de *goitre exophthalmique* ou de *paralysie agitante*, étant très impressionnables, seront habitués à l'eau froide par des lotions, des douches tièdes et des douches progressivement refroidies, qu'il n'y a pas lieu d'interrompre pendant les accès de tachycardie.

Les *spasmes*, ou *convulsions locales*, tels que les *tics*, ou les *crampes*, qui s'observent chez des malades dont l'état général relève de l'hydrothérapie, cèdent plus ou moins aux bains tièdes prolongés et aux massages locaux.

Les *convulsions* des enfants, toujours fort inquiétantes sur le moment parce que l'origine en est inconnue, s'arrêtent sous l'influence des lavements et des bains tièdes, quand leur cause est accidentelle.

La cure hydriatique de l'*aliénation mentale* dans ses différentes formes, telles que le délire chronique, les manies ou l'hypochondrie, varie suivant les phases de la maladie. Les pratiques stimulantes, comme la douche froide ou alternative seront administrées dans la dépression ou l'adynamie; les sudations, les bains de vapeur, les douches et bains prolongés seront préférés dans les périodes d'excitation.

L'hydrothérapeutique est un modificateur puissant de toutes les affections du système nerveux. Son action sur les terminaisons des nerfs de la peau permet d'influencer toutes les fonctions organiques ; aussi ses procédés sont-ils les plus actifs des agents thérapeutiques et les premiers auxquels le praticien doit recourir. Leur effet sur les symptômes morbides est souvent immédiat, mais leur action curative ne s'exerce, en général, qu'après leur répétition pendant un temps assez long.

Maladies de la peau. — La propreté rigoureuse de la peau est une condition indispensable à son bon fonctionnement; les bains, les douches et les lotions constituent donc des pratiques hygiéniques tout à fait importantes. Elles peuvent être à bon droit considérées comme ayant une véritable *action prophylactique* à l'égard d'un grand nombre de maladies de la peau. Elles enlèvent les corps irritants des couches superficielles de l'épiderme, et forment la première partie du traitement des *maladies cutanées de cause externe.*

Le bain simple ou savonneux suffit souvent dans la *pédiculose*, les lésions causées par la vermine et les *érythèmes par irritation.* Le bain savonneux précède et suit les applications de pommade dans le traitement de la *gale;* il précède également les applications antiseptiques destinées à détruire les parasites du *pityriasis versicolor* et de la *tricophytie cutanée.*

Quand il existe des croûtes, le bain ou les enveloppements humides les ramollissent, les détachent, et permettent au médicament d'arriver au contact des téguments. Ils sont, à ce titre, la préface indispensable du traitement de l'*impétigo* et de l'*ecthyma.*

Les bains simples, ou alcalins, de 28° à 35° et d'une demi-heure de durée, ou les immersions froides très courtes, calment le *prurit idiopathique* ou *symptomatique.*

Les *affections cutanées de cause interne ou inconnue*, se traduisant par des troubles de la circulation capillaire ou lymphatique, comportent un double traitement: à l'intérieur, des boissons aqueuses le plus souvent alcalines et des médicaments ; à l'extérieur, une médication plus complexe.

Dans tous les *érythèmes de cause interne*, toxiques, médicamenteux ou autres, et dans l'*urticaire*, les bains et les lotions ont leurs adversaires et leurs partisans convaincus. Ils sont parfois mal supportés, et l'on doit en user avec prudence et modération. Ils soulagent souvent, quand on a soin de ne pas frictionner les malades, mais de les essuyer légèrement pour les sécher. Ils seront courts, tempérés, additionnés de vinaigre, d'amidon ou de glycérine.

Le *psoriasis* est une affection des plus rebelles, que le médecin, par un traitement externe, parvient à maîtriser pour un certain temps. Les bains de vapeur et les bains continus employés seuls donnent des résultats variables suivant les cas ; les bains d'amidon sulfureux ou alcalins à 32° sont les adjuvants ordinaires des applications médicamenteuses.

Le plus bel exemple de l'efficacité de l'hydrothérapeutique dans les dermatoses de cause interne nous est fourni par les *lichens* (*lichen plan* ou *lichen simplex*). Cette maladie, si persistante autrefois, disparaît rapidement, en même temps que les symptômes nerveux qui l'accompagnent, par l'usage quotidien ou bi-quotidien chez les sujets très nerveux, de douches à 35° en pluie très fine prolongées deux ou trois minutes au moins.

Dans la cure des affections squameuses de la face et du cuir chevelu, connues sous le nom de *pityriasis capitis*, l'eau en boisson, les soins de propreté et les lotions au polysulfure de potassium jouent un rôle capital.

Le mot *eczéma* sert à désigner à la fois des dermites artificielles, souvent professionnelles, de cause physique ou chimique, et l'eczéma vrai, maladie diathésique essentiellement tenace et récidivante. Les dermites artificielles ne demandent qu'à guérir, et il faut se contenter de baigner, lotionner, et de faire des enveloppements humides. Dans la forme aiguë de l'eczéma vrai, les bains sont souvent dangereux et seront proscrits; pourtant les enveloppements humides sont quelquefois utiles. Dans les formes chroniques les bains ou les lotions sont presque indispensables pour enlever les squames ou les produits de sécrétions, et ils précèderont toujours les enveloppements humides ou caoutchoutés.

L'*herpès*, dont les éruptions sont si pénibles en raison de leur répétition, est amélioré par les douches générales très courtes, froides ou chaudes à 35°, administrées sous une faible pression et longtemps continuées.

Pendant l'éruption de *zona*, l'hydrothérapeutique n'a pas à intervenir; les douleurs qui lui survivent seront calmées par les douches et les bains tièdes.

Le *pemphigus* aigu ou chronique se traite par des bains prolongés ou des lotions tièdes, après lesquels la partie malade est séchée minutieusement.

L'*acné* a un traitement général par les douches, les massages et les bains sulfureux et, en dehors des médicaments, un traitement local par les lotions chaudes, alcoolisées, sulfureuses ou savonneuses.

Contre les *furoncles*, il faut prescrire les boissons alcalines, les immersions ou enveloppements très chauds et, enfin, les pulvérisations antiseptiques qui s'appliquent particulièrement aux furoncles volumineux et à l'*anthrax*.

L'*icthyose* guérit parfois chez l'enfant quand elle est bien traitée, et peut au moins être tenue en bride chez l'adulte soigneux de sa personne. Elle exige, plusieurs jours par mois, des bains savonneux, des onctions glycérinées, le soir, et des frictions au savon noir, s'il se forme des placards cornés.

Le traitement de l'*hyperhydrose* et de la *chromhydrose* diffère suivant l'état de la peau. Est-elle chaude, on ordonne les bains frais généraux ou locaux ; est-elle froide, les bains chauds et excitants ; dans les deux cas, le traitement est complété par les douches générales en jet. Les éruptions miliaires d'origine sudorale peuvent être générales ou locales; elles disparaissent grâce aux grands bains émollients de son ou d'amidon à 34° ou aux lotions partielles tièdes ou fraiches.

A la *sclérodermie* l'on n'oppose guère que des palliatifs qui, en excitant la circulation cutanée, retardent la sclérose; ce sont les bains de vapeur, les bains hydro-électriques, les bains de sable chaud et les massages.

VI. — DU TRAITEMENT HYDROTHÉRAPEUTIQUE

Indications et contre-indications du traitement hydrothérapeutique. — Il n'existe pas d'état morbide qui contre-indique absolument toutes les pratiques hydriatiques et dans lequel l'eau ne puisse être employée ni à l'intérieur en boissons ou lavements, ni à l'extérieur en fomentations, bains ou lotions.

Les indications et contre-indications des divers procédés hydrothérapeutiques ont été données à l'occasion du traitement des maladies; nous nous occuperons seulement ici des indications générales en dehors de tout état pathologique.

Dans le *bas âge* l'usage externe de l'eau consiste surtout en bains et lotions. Chez un enfant bien portant, les lotions tièdes servent à maintenir la peau en bon état et à faciliter ses fonctions. Les opérations énergiques, telles que les douches, qui produiraient une surprise trop vive, seront évitées, s'il est nécessaire d'avoir recours à l'eau froide.

Au-dessus de quatre ans presque toutes les pratiques peuvent être mises en œuvre; l'hydrothérapie froide stimule les fonctions de nutrition et calme l'irritabilité nerveuse. Elle convient surtout aux enfants et aux *jeunes gens* qui, vivant à la ville dans une atmosphère confinée ou chauffée, sont de ce fait plus exposés aux affections fluxionnaires et catarrhales. Elle les habitue à supporter l'humidité et les variations de température.

Les *adultes* se trouvent bien d'un régime analogue; ils prendront chaque jour, à défaut de bains des douches ou des ablutions et, s'ils mènent une vie sédentaire, ils devront, de temps à autre, recourir aux sudations pour chasser les matières grasses et les microorganismes accumulés dans les couches superficielles de l'épiderme. Après la sudation une application froide très courte remettra les téguments dans un état de tonicité convenable.

L'hydrothérapie peut, sans inconvénient, être continuée dans la *vieillesse* et jusqu'à un âge avancé.

Au moment du développement et de la *puberté* l'utilité de l'eau froide est plus grande encore, et si la douche ne doit pas être commencée pendant les *règles*, il n'y a aucun danger à la poursuivre lorsqu'elles apparaissent.

Pendant la *grossesse* et l'*allaitement*, elle sera appliquée avec ménagement, mais elle n'est pas contre-indiquée.

Pendant que le corps est en sueur l'eau froide ou glacée ne saurait faire aucun mal si elle est bue par petites quantités, et si l'exercice ou une source de chaleur quelconque vient immédiatement compenser le calorique absorbé par les boissons : pendant le bal, le travail des moissons ou le bain de vapeur par exemple, les glaces ou l'eau froide favorisent la transpiration, diminuent l'excitation du système nerveux et sont non seulement inoffensives, mais encore bienfaisantes. Mais, si la quantité de liquide est considérable et si le corps reste immobile dans un courant d'air, le refroidissement brusque causé par l'eau froide détermine parfois des congestions internes graves.

Les opérations hydriatiques externes ne se feront pas après les *repas* dont elles pourraient troubler la digestion, en dérivant l'afflux sanguin développé autour du tube digestif. Il n'est cependant pas indispensable que les malades soient complètement à jeun au moment d'un bain ou d'une douche ; il est même préférable, si l'on craint les défaillances, qu'ils aient pris quelques aliments une heure ou deux auparavant.

Le *régime alimentaire* associé au traitement hydrothérapeutique n'a rien de spécial ; mais, pour ne pas surcharger l'estomac, il est souvent utile qu'il soit régulier et uniforme. La quantité et la nature des aliments varient suivant l'appétit et les indications particulières.

Pendant une *cure par les boissons* composée d'eau chaude ou froide, d'infusions ou de tisanes prises plusieurs fois dans la journée par quantité variable, les malades boiront peu au moment des repas, pour que les aliments soient bien enveloppés par les sucs gastrique et intestinaux et subissent le contact direct des muqueuses. Il est, au contraire, indiqué de leur faire absorber leur eau une demi-heure ou une heure avant les repas, afin de dissoudre et d'entraîner les débris cellulaires et les résidus du tube digestif, et de rendre la sécrétion glandulaire plus abondante. Deux heures et demie ou trois heures après les repas, il est bon de les faire boire de nouveau pour précipiter la digestion et produire des effets diurétiques.

Le traitement hydrothérapeutique interne ou externe se fait à toutes les *époques de l'année* ; l'hiver, il accroît surtout les urines, tandis que, l'été, il augmente plutôt la perspiration cutanée. Le froid, l'humidité ou la grande chaleur ne sont pas des contre-indications, bien qu'ils exagèrent certains effets.

MÉDICATION HYDROTHÉRAPEUTIQUE. — Maintenant que nous connaissons les moyens d'action et les applications de l'hydrothérapeutique, il nous reste, pour apprécier son importance, à examiner la place qu'elle occupe dans la thérapeutique générale.

La thérapeutique est la partie de la médecine qui renferme l'étude des traitements.

Traiter une maladie c'est la prévenir quand elle est à craindre, et la faire disparaître quand elle s'est développée. De là, deux sortes de traitement : l'un *préventif*, l'autre *nosologique*. L'un et l'autre utilisent des médicaments dont l'emploi méthodique en vue d'un but déterminé constitue les médications.

Le traitement *préventif* ou *prophylactique* consiste, d'une part, à soustraire le sujet aux influences morbides et, de l'autre, à le mettre en état de résister à l'invasion de la maladie. L'eau seule peut servir à détruire ou à atténuer les poisons inorganiques, minéraux ou végétaux, gazeux ou liquides, et les poisons organisés, tels que les parasites, quand ils sont disséminés et répandus abondamment dans l'air ou le sol. Sans elle l'assainissement serait impossible, et nous n'insisterons pas sur son rôle dans l'hygiène prophylactique. Nous rappellerons seulement que les bains, lavages et ablutions répétés éloignent de nous les maladies d'origine extérieure et qu'aucun agent ne présente une action préventive aussi générale.

Dans les maladies de cause interne ou de cause inconnue la prophylaxie a pour domaine d'action le corps humain. Sous l'influence de l'eau à l'intérieur et des procédés stimulants de l'hydrothérapie, l'énergie des actes vitaux augmente, l'assimilation se fait plus complètement, les tissus acquièrent plus de vitalité, et les cellules deviennent plus aptes à se défendre. Aussi, en temps d'épidémie, est-il bon d'assurer, dès le matin, par des boissons ou des aliments, une forte tension vasculaire et, par des lotions ou des douches, une grande activité circulatoire. L'expérience a montré que les sujets dont la pression sanguine est forte sont beaucoup moins exposés aux maladies contagieuses que ceux qui se trouvent dans des conditions opposées. Là encore nous voyons l'hydrothérapeutique occuper la place prépondérante.

Mais, si la maladie s'est déclarée et a envahi l'organisme, il faut employer un traitement *nosologique*, qui différera suivant que la connaissance de l'affection morbide sera plus ou moins complète.

Dans une première étape, le symptôme constitue toute la maladie, et le traitement est uniquement *symptomatique*. C'est le seul que possèdent l'insomnie et le lumbago, souvent décrits comme des entités pathologiques.

Dans une seconde étape, l'étude de l'anatomie et de la physiologie permet de rapporter les manifestations morbides à un trouble fonctionnel ou à une altération d'organes. La maladie est alors arrivée à sa période anatomique et physiologique. Le traitement est essentiellement *orthotrophique*, puisqu'il a pour but de rétablir la nutrition dans ses conditions normales. Les congestions viscérales, l'anémie, l'urémie ont des traitements orthotrophiques.

Enfin, la connaissance de la maladie se complète par celle de la cause. Les symptômes qui se manifestent dans divers organes sont rapportés à la même origine, et le traitement devient *étiologique*. C'est le plus rationnel de tous : il est malheureusement peu d'affections assez connues pour qu'il soit fréquemment appliqué.

Ces divers traitements ne s'excluent pas entre eux, et ils sont le plus souvent associés. C'est ainsi que, dans un cas de dyspnée, il convient de faire respirer de l'oxygène, de pratiquer une saignée locale ou une révulsion s'il y a de la congestion pulmonaire et, enfin, d'extraire un corps étranger qui se sera introduit dans les voies aériennes.

La *médication symptomatique* tend à ramener à la condiion la plus voisine de l'état normal l'organisme réagissant sous l'influence d'une cause morbide. A l'exagération fonctionnelle elle oppose tout ce qui peut modérer la fonction à la diminution tout ce qui peut l'accroître. Quand il existe une perversion, elle s'attache soit à stimuler, soit à calmer suivant les cas.

Qu'il nous suffise de rappeler ici que l'hydrothérapeutique intervient comme analgésique dans la douleur, antipyrétique dans la fièvre, stimulante dans la syncope, etc.

Les *médications orthotrophiques* sont celles dont se sert le médecin lorsque, sans connaître la cause même de la maladie ou sans pouvoir en tenir compte, il constate que les symptômes sont sous la dépendance d'altérations organiques. Elles tendent à compenser les fonctions et, plus tard, à favoriser la réparation des organes. Elles sont donc *compensatrices* ou *réparatrices*.

La *médication orthotrophique compensatrice* comprend :

la prothèse et l'orthopédie, qui remédient aux insuffisances de tissus et aux défauts de symétrie, soit par des appareils soit par des opérations chirurgicales : les révulsifs qui, dans les congestions, attirent vers la peau le sang des parties profondes ; les purgatifs drastiques qui, dans l'urémie, suppléent par spoliation une élimination incomplète ; le suc thyroïdien qui, dans le myxœdème, remplace par adjonction ou substitution une sécrétion interne devenue trop faible, etc., etc.

La *médication orthotrophique réparatrice* est essentiellement composée par l'alimentation, qui seule est capable de reconstituer nos tissus. Le médecin doit chercher à faire absorber et assimiler les aliments en stimulant la nutrition générale.

Le rôle de l'hydrothérapeutique n'est pas moins important dans les médications orthotrophiques que dans la médication symptomatique.

Il est compensateur par exemple dans les hémorrhagies, quand l'eau des boissons et des injections interstitielles se substitue à la masse du sang ; dans les diarrhées et le choléra infantile, quand les bains chauds ou de vapeur augmentent les sécrétions et les éliminations cutanées ; dans la goutte et l'obésité, quand les boissons chaudes et les sudations agissent par spoliation pour drainer la masse du sang et des humeurs, etc., etc.

Quant à son rôle tonique et réparateur, il a été pleinement mis en lumière par l'hydrothérapeutique générale dans les infections, les intoxications et les maladies constitutionnelles.

Associée à une nourriture abondante et substantielle, l'eau est tonique et réparatrice, prise seule et sans nourriture, elle est plutôt éliminatrice, tout en étant stimulante.

Combinée aux traitements médicamenteux, elle forme non pas l'accessoire, mais la partie capitale, puisque c'est elle qui est réellement absorbée, assimilée et rejetée, tandis que les substances médicamenteuses traversent souvent l'organisme sans s'y fixer. L'eau doit donc être considérée comme le premier, le plus utile et le plus puissant des agents capables de ramener l'économie à son état normal.

Les *médications étiologiques*, employées quand la cause d'une maladie est nettement connue, sont celles qui détruisent les agents pathogènes ou qui sollicitent l'organisme à s'en débarrasser. Elles sont donc *destructives* ou *éliminatrices*.

La *médication étiologique destructive* se sert des neutralisants ou antidotes si la maladie est due à un poison, des parasiticides si elle est déterminée par des organismes vivants. Ces parasiticides seront, suivant les cas, des antihelmintiques, des insecticides, des antiseptiques, etc.

La *médication étiologique éliminatrice* comprend les évacuants du tube digestif, les diurétiques, les sudorifiques, les diaphorétiques, les procédés d'ablation ou d'exérèse, etc., etc.

L'eau utilisée pour diluer les liquides des caustiques et prévenir la destruction des tissus agit comme médicament neutralisant. Elle est le véritable antidote d'un grand nombre de poisons dans le régime du lait et des boissons aqueuses. Enfin, elle a une action parasiticide un peu faible, il est vrai, mais qui n'en est pas moins importante, puisqu'elle peut être exaltée par la chaleur et les substances chimiques, et que c'est par son intermédiaire seulement que le médicament arrive au contact du parasite, le pénètre et le détruit.

Dans la médication étiologique éliminatrice, l'eau joue

un rôle primordial comme évacuant, dans tous les lavages du tube digestif, par exemple, ou comme diaphorétique, quand elle est prise à l'intérieur. Elle provoque également l'expulsion d'un corps étranger de l'oreille ou de débris de calculs vésicaux.

Dans ces diverses conditions, l'hydrothérapeutique est supérieure aux autres traitements, parce qu'à elle seule elle produit des éliminations faciles, rapides et mesurées d'avance, et parce qu'elle possède cet immense avantage de s'associer à tous les traitements médicamenteux pour les accroître ou les modérer.

Dans les médications étiologiques comme dans les autres l'hydrothérapeutique occupe la première place, et il n'est aucune méthode de traitement qui soit aussi générale et aussi puissante.

A elle seule l'eau gouverne et domine la médecine entière et la vie elle-même. En médecine, elle sert de véhicule à presque tous les médicaments et agit par ses effets propres; dans la vie son rôle est prépondérant. Les êtres inférieurs dépérissent quand leur milieu aqueux ne se renouvelle pas, et les êtres supérieurs qui le portent en eux-mêmes doivent le renouveler sans cesse pour conserver la santé. C'est là le secret de ces guérisons dont le bruit vient de temps à autre éveiller l'attention du monde médical et nous rappeler les origines plus humbles de notre vie cellulaire.

TROISIÈME PARTIE

THÉRAPEUTIQUE HYDROMINERALE

Cette partie de l'hydrologie comprend l'étude des eaux minérales, de leurs effets et de leurs emplois thérapeutiques.

On appelle communément *eaux minérales* des eaux naturelles qui, en raison de leur température ou de leur minéralisation, peuvent être utilisées dans le traitement des maladies. Classées suivant leur température, elles sont chaudes ou thermales et froides ou athermales. Les sources froides ont de 0° à 25° ; les tièdes, de 25° à 33° ; et les chaudes, 33° et au dessus.

Les classifications des eaux suivant leur composition chimique ont pour base les principes auxquels elles doivent leur action thérapeutique la plus marquée, sans tenir compte des autres substances dont l'action est manifeste, mais paraît jouer un rôle moindre.

Les eaux minérales se divisent dans la pratique en cinq classes :

1° Les eaux salines ;

2° Les eaux sulfureuses

3° Les eaux arsenicales ;

4° Les eaux alcalines ;

5° Les eaux indéterminées.

L'*eau de mer*, la plus commune des eaux minéralisées, est une introduction naturelle à la thérapeutique hydrominérale.

Les *eaux purgatives* qui sont des eaux salées rentrent dans la première classe.

Quant aux *eaux ferrugineuses* et *aux eaux de table*, elles possèdent toutes une minéralisation qui les rattache à l'une ou à l'autre de nos classes.

Quel que soit le nom des eaux minérales, il ne faut pas perdre de vue que leur partie fondamentale est l'eau elle-même, qui possède une action propre liée à sa température, son mouvement et son volume.

Il convient, en outre, de considérer qu'elles sont essentiellement différentes d'une solution aqueuse qui contiendrait ces mêmes éléments minéraux et qu'elles diffèrent aussi, suivant qu'elles sont examinées au moment de l'émergence ou longtemps après.

Sous l'influence de la chaleur, de la pression et du mouvement subis pendant le parcours souterrain, les principes chimiques se groupent d'une façon particulière que la synthèse n'a pu reproduire, et en font une sorte de médicament vivant à la façon du vin qui, avec le temps, perd son odeur et sa saveur primitives.

Les eaux minérales naturelles, d'une composition chimique toujours la même, de conditions physiques toujours identiques, sont des médicaments à part dont l'action n'est pas déterminée seulement par un ou deux de leurs éléments, mais plutôt par l'ensemble de leurs propriétés chimiques, physiques et dynamiques.

On ne saurait donc se faire une idée des services qu'elles rendent par le simple examen de l'analyse. Il faut connaître aussi leurs conditions d'émergence, leur quantité, leur température, leurs aménagements, et savoir comment elles sont administrées.

C'est seulement avec tous ces renseignements, avec la connaissance des stations balnéaires et des maladies qui se traitent d'habitude dans la station, que le médecin pourra fixer son choix.

Aussi, pour satisfaire à des indications si nombreuses et si variées, la description de chaque classe d'eaux minérales comprend non seulement le *résumé des principales sources* avec leur minéralisation, leurs installations balnéaires et leur clinique ; mais elle a pour première partie le tableau détaillé d'une *station thermale type*, avec toutes ses ressources thérapeutiques.

Les eaux prises comme modèles ont une composition bien caractérisée et sont parmi les plus fréquentées de leur groupe. La connaissance de leurs moyens d'action et de leur clinique permettra au praticien de déduire les effets d'une eau quelconque, dont la composition et les installations balnéaires présentent avec elles des analogies.

Les eaux salines sont représentées par Biarritz ; les eaux sulfureuses, par Bagnères-de-Luchon ; les eaux arsenicales par la Bourboule. Dans les eaux alcalines, il y a lieu de considérer deux types : celui des bicarbonatées et celui des sulfatées. Le premier est représenté par Vichy, eau alcaline forte, et le second par Contrexéville, eau alcaline faible.

Les *indéterminées* (eaux peu minéralisées ou thermales simples) se rapprochent à la fois des eaux communes et des eaux minérales mieux caractérisées. Elles se rattachent, suivant leur composition, à l'une ou à l'autre des eaux naturelles utilisées en médecine.

La France possédant toutes les classes d'eaux minérales, nous avons limité cette étude aux eaux françaises dont la connaissance est nécessaire au praticien, et nous avons terminé par l'exposé des règles qui doivent guider le médecin dans le choix d'une ville d'eaux, conclusion toute naturelle de la thérapeutique hydrominérale.

LIVRE I

I. — EAU DE MER

Les bains de mer remontent à la plus haute antiquité, mais l'usage médical ou hygiénique de l'eau de mer n'a guère été apprécié que depuis le commencement du siècle. Les ressources thérapeutiques du traitement marin sont : 1° l'air et l'eau ; 2° les ressources adjuvantes, telles que les bains de sable et le régime.

CHAPITRE I

RESSOURCES THÉRAPEUTIQUES

Ressources principales. — 1. L'*air marin* diffère de l'air terrestre par son humidité et sa température à peu près constante, sa forte pression, sa mobilité presque continuelle, la présence de particules salines enlevées des embruns et apportées sur le rivage, et aussi, dit-on, par l'ozone, qui est en quantité plus grande sur les bords de la mer que partout ailleurs.

Sur les plages l'air est plus fortement ozonisé, plus souvent électrisé que sur la haute mer, et répand parfois les odeurs bromées ou iodées des plantes marines en décomposition sur le rivage.

Le climat marin, continuellement agité par le vent, est un stimulant de la peau et de la circulation. Il accroît, par suite, l'activité de l'hématose et de la nutrition générale; il est, en outre, pour le système nerveux un excitant et quelquefois un irritant.

Pour profiter de l'air marin il ne suffit pas d'habiter au bord de la mer, il faut que le vent dominant de la région soit le vent du large et non celui de la terre. C'est pourquoi les villes maritimes du nord de la France, placées en pays plat et souvent balayées par les vents du nord-ouest, sont réputées pour leur climat marin plutôt que celles du midi, dont l'atmosphère est absolument calme quand il n'est pas agité par le vent de terre connu sous le nom de mistral.

II. L'*eau de mer* contient par litre :

32 à 36 grammes de chlorure de sodium;
3 — de chlorure de magnésium;
3 — de sulfate de magnésie;
Du sulfate de chaux et des traces d'iode et de brome.

Elle renferme aussi des substances organiques, visqueuses et albuminoïdes provenant de plantes ou d'animaux, substances très abondantes en quelques points; sur le galet, où les lames sont plus rudes, l'eau est ordinairement plus propre et plus pure que sur le sable.

L'eau de mer n'est guère employée *à l'intérieur* qu'en Angleterre. Elle est amère et nauséeuse; rendue gazeuse artificiellement, elle n'est pas trop désagréable. Un litre purge comme 35 grammes de sulfate de soude, et un verre sert de laxatif.

Dans *les bains et les douches* à toute température, elle agit par sa composition et sa densité.

Le *bain* ordinaire *à la lame* est de 15° à 20° sur l'Océan et de 20° à 28° sur la Méditerranée. Le mouvement des vagues le rend plus stimulant et plus excitant que le bain d'eau douce, qui n'a ni choc, ni principe salin ; aussi sa réaction est-elle plus vive et plus prompte que celle des bains de lacs ou de rivières.

En entrant dans l'eau, le baigneur, battu par les vagues, puis balancé par elles dans un mouvement de haut en bas, éprouve une impression de froid, de raideur, d'angoisse et d'oppression d'autant plus vive que la lame est plus froide et plus rude. Bientôt cependant la respiration et la circulation reviennent à leurs conditions ordinaires, et la peau pâle ou violacée reprend sa couleur primitive. Après ce premier instant, dont la durée, variable suivant les sujets et l'état de la mer, diminue par l'habitude, les mouvements de natation deviennent faciles, agréables et peuvent se continuer tant que le froid ne se fait pas sentir de nouveau. Le bain prolongé jusqu'à cette impression tardive accompagnée de frissons est ordinairement suivi d'une fatigue très grande, ou même de fièvre vive et de sueurs profuses.

Les bains de baignoire tièdes ou chauds et les douches d'eau de mer ont la même action générale que ceux d'eau simple ; ils sont seulement plus excitants pour la peau.

Le bain à la lame se prend en entrant rapidement dans l'eau avec ou sans l'aide d'un baigneur, de façon à mouiller tout le corps en une seule fois et en exécutant ensuite des mouvements de natation, ou encore en s'accroupissant pour s'enfoncer dans l'eau jusqu'au cou : cinq ou six plongeons suffisent au début.

Il n'est pas indispensable d'être à jeun pour se baigner, il est même préférable d'avoir pris, depuis une heure, un léger déjeuner ou, depuis deux ou trois heures, le repas de midi. L'instant le meilleur est celui où le soleil échauffe l'air et le sable, et où la marée monte. Pendant ou après le bain les malades éviteront de se refroidir ; ils arriveront sur la plage légèrement animés par la marche, se mettront à l'eau sans attendre, et sortiront avant d'être pris de frissons.

La durée du bain de mer est de quelques minutes, de deux à cinq pour les enfants et de cinq à quinze pour les adultes. Elle peut se prolonger jusqu'à vingt ou trente pour ceux qui sont bons nageurs et ne cessent de se mouvoir. Il est utile de se mouiller la tête, mais il n'est pas indispensable de se faire jeter des seaux d'eau, comme cela se pratique parfois.

En sortant de la mer, il faut s'habiller rapidement pour ne pas se refroidir, s'essuyer légèrement pour laisser sur la peau quelques particules salines et marcher ensuite un peu vite pour provoquer une bonne réaction. Sur les plages du Nord, il est d'usage de favoriser le retour de la chaleur à la peau par un bain de pieds chaud, qui est sans inconvénient et procure une sensation des plus agréables.

Les cordiaux, tels que les vins généreux et l'alcool, et les enveloppements chauds seront réservés pour les cas où il existe un refroidissement général très marqué, de la lipothymie ou de l'asphyxie.

Ressources adjuvantes. — Les *bains de sable* se prennent dans une fosse creusée sur la plage et échauffée dès le matin par le soleil. Le malade y descend et se fait recouvrir d'une épaisseur de sable de 3 ou 4 centimètres. Ce bain, dont nous avons déjà parlé, est un sudorifique puissant, rarement employé parce qu'il fatigue beaucoup et exige le repos au lit pendant le reste de la journée.

Le *régime* des bords de la mer se compose d'aliments abondants, substantiels et très fortement phosphorés, comme les poissons, ou autres produits de la mer. Il doit être accompagné de promenades ou de repos au grand air et particulièrement sur la plage.

Traitement marin. — La *saison de bains de mer* met en œuvre tous les agents dont nous venons de parler ou quelques-uns seulement.

Beaucoup d'enfants, ou même d'adultes, si l'époque, le temps ou leur propre santé les empêchent de se baigner, se contentent du séjour sur la plage pendant plusieurs heures par jour. D'autres personnes prennent, par contre, deux bains dans la même journée, un le matin et un l'après-midi; mais la plupart se bornent à un seul, pris autant que possible entre sept heures du matin et cinq heures du soir. La saison entière comprend vingt-cinq ou trente bains interrompus pendant six ou huit jours consacrés à une purgation.

Le traitement marin est stimulant et tonique. Sous son influence, la peau se colore vivement, l'appétit augmente; il survient, après quelques jours, de l'agitation nocturne, parfois même de la fièvre ou un réveil de douleurs névralgiques anciennes, symptômes coïncidant souvent avec de la constipation; puis, le hâle apparaît sur la peau, le calme renaît et avec lui un grand besoin de sommeil et de repos, auquel succède un état de bien-être persistant jusqu'à la fin de la cure.

L'acclimatement demande ordinairement de trois à huit jours. Il doit être rapide, mais toujours progressif. Le malade passera d'abord trois ou quatre heures sur la plage, puis cinq ou six, et commencera seulement les bains quand l'habitude de l'air marin sera parfaitement acquise.

Il choisira pour le premier bain une journée chaude et belle et se plongera simplement trois ou quatre fois dans l'eau. Plus tard il pourra prolonger les séances en se rappelant que les courtes sont toujours inoffensives et qu'il n'en est pas de même des autres.

Le traitement marin a une durée de six semaines au moins et peut se prolonger pendant toute l'année s'il se réduit à l'usage de l'air et du climat. Quand il comprend des bains, il se fait de juillet à septembre sur la côte de Dunkerque à Saint-Nazaire, de juin à octobre depuis la Loire jusqu'à la frontière d'Espagne, enfin d'avril à novembre dans la Méditerranée. Les mois d'août et septembre sont les plus convenables, mais cinq ou six jours de mauvais temps persistant suffisent à interrompre les bains de mer en toute saison. Ces perturbations atmosphériques ne nuisent pas au résultat de la cure. Il est, en effet, préférable de la faire en deux fois avec un repos de quelques jours.

CHAPITRE II

CLINIQUE HYDROMINÉRALE

Les bains de mer sont *indiqués* dans toutes les affections chroniques de l'enfance où il y a défaut de réaction organique et, en particulier, dans *la scrofule*, le *rachitisme*, la *convalescence des fièvres graves* et la *tuberculose* à forme *torpide*, surtout si elle est osseuse ou localisée. Ce sont ces maladies qui fournissent la plus grande partie de la clientèle des sanatoria établis sur les côtes françaises, dans lesquels, sous l'influence du climat associé ou non aux autres agents du traitement marin, les petits malades se fortifient et se transforment en quelques semaines.

Les bains sont également administrés, comme *hygiéniques* ou *préventifs*, à tous les enfants faibles ou anémiques. Ils fortifient en peu de temps les jeunes gens et les jeunes filles affectées de langueur, de fatigue et d'essoufflement, par suite d'une croissance trop rapide, les jeunes femmes souffrant de dysménorrhée et celles qui ont eu des grossesses ou des couches pénibles. C'est à leur heureuse influence sur la santé générale qu'il faut attribuer la propriété de favoriser la conception, qui leur a été parfois reconnue, et la vogue dont ils jouissent auprès des habitants des grandes villes anémiés ou surmenés par les fatigues de la vie sociale. Nous rappellerons, enfin, que les diabétiques tirent le plus grand profit d'une saison de bains de mer succédant à une cure thermale.

Ce traitement stimulant et tonique convient également aux enfants, aux adultes et aux vieillards, mais jusqu'à sept ans il vaut mieux ne pas donner de bains de mer et laisser seulement les enfants se mouiller en courant pieds nus sur le sable au bord de la mer.

Les jeunes gens et les adultes susceptibles n'iront au bain de lames qu'après s'être habitués pendant deux ou trois jours aux bains de mer chauds ou aux douches, et il faut user à leur égard d'encouragement et non de violence pour qu'ils se rendent aux bains avec plaisir.

Les femmes suspendent les bains pendant les règles et les reprennent dès que la perte est réduite à un simple écoulement sanguin. Elles peuvent les continuer sans inconvénient si elles deviennent enceintes ; la grossesse, qui n'est pas par elle-même une *contre-indication*, en devient une chez les personnes prédisposées aux pertes et aux avortements.

La *phtisie pulmonaire* à forme *congestive* ou rapide, la *goutte*, le *rhumatisme*, les *névralgies* contre-indiquent les bains de mer. Il en est de même des *affections nerveuses irritatives*, des maladies de la peau, et particulièrement des *eczémas* et du *psoriasis*.

Les personnes qui ont eu déjà des *coliques hépatiques* en souffrent souvent, même si elles ne prennent pas de bains ; le séjour de la plage suffit, en effet, à provoquer des crises.

Il est, enfin, des sujets susceptibles qui, malgré les plus grands ménagements, ne parviennent pas à s'acclimater et sont, après trois ou quatre jours, dans un état d'excitation telle qu'ils doivent abandonner le bord de la mer pour ne pas s'exposer à des accidents nerveux, cutanés ou dyspeptiques graves.

En résumé, le traitement marin peut être aussi bien *prophylactique* que *nosologique*, et il nous fournit des médications *stimulantes* et *orthotrophiques*.

II. — EAU SALINE TYPE

BIARRITZ

EAUX CHLORURÉES SODIQUES

CHAPITRE I

GÉNÉRALITÉS

A. — TOPOGRAPHIE

Au fond du golfe de Gascogne, à 43° 29′ 38″ de latitude nord et à 3° 53′ 29″ de longitude ouest, se trouve Biarritz, la plus méridionale de nos stations de l'Océan, site merveilleux, universellement connu, dont la prospérité s'affirme chaque jour, comme en témoigne l'augmentation croissante de sa population fixe, aujourd'hui de 9.177 habitants, et de sa clientèle étrangère : en 1894, Biarritz a reçu 26.571 étrangers de toute nationalité.

La ville est construite sur les flancs d'une falaise de 50 mètres environ d'altitude, et les maisons s'étagent peu à peu, du sommet jusqu'à la mer, suivant un plan incliné dont la direction générale est celle du nord au sud. La superficie est de 1.149 hectares.

B. — CLIMATOLOGIE

Les observations quotidiennes recueillies au *sémaphore* avec le plus grand soin, celles prises par *M. Sébie*, à l'observatoire de la Grande-Plage, les travaux publiés dans les *Comptes rendus de Biarritz-Association*, l'étude de M. Henry Léon sur *la Climatologie du Sud-Ouest océanien*, l'ouvrage du Dr Elevy sur *Biarritz, ville d'hiver*, contiennent des renseignements précieux sur la *climatologie* et la *météorologie* de Biarritz, bien que, malheureusement, pour la plupart, ces travaux aient été faits à un point de vue purement scientifique, plutôt qu'exclusivement médical. Nous les résumerons ici.

Le voisinage de l'Océan, la prédominance des vents de mer font de Biarritz un *climat marin* par excellence. *L'air* y est chargé de particules salines, très riche en oxygène et en ozone, avec un chiffre ozonométrique moyen de 15 (août et septembre) et un chiffre maximum de 19 (octobre) : d'une grande pureté, très pauvre en bactéries au point de conférer à Biarritz un vrai privilège d'immunité au point de vue de l'infection. Radiation solaire puissante, bien qu'inférieure à celle des stations méditerranéennes : aussi l'écart de température entre le moment où le soleil brille et celui où il disparaît est-il ici moins marqué. Il en est de même entre le soleil et l'ombre.

Température moyenne annuelle : 13°,3.

HIVER. — Décembre, janvier, février (surtout les deux premiers mois) : *température moyenne*, 8°, un peu plus élevée que celle de Pau, Biarritz bénéficiant de l'influence échauffante du *Gulf-Stream*, qui passe à quelques kilomètres de lui, et de la fréquence des vents du sud, qui atténuent la rigueur de l'hiver. — *Température moyenne de la journée*, comptée de sept heures du matin à sept heures du soir : 9°, en décembre ; 8°, en janvier ; 7°,8, en février. — *Moyenne de la journée médicale*, de dix heures du matin à quatre heures, 10°,4 ; sept à huit fois par mois en moyenne, le thermomètre descend au-dessous de 0° pendant la nuit.

PRINTEMPS. — Commence ordinairement en février, mais l'essor de la nature est souvent arrêté par la survenue des vents salés qui brûlent les premières pousses de la végétation. *Température moyenne*, 10°,4.

ÉTÉ. — *Température moyenne*, 20°. La *moyenne de la journée* de sept heures du matin à sept heures du soir est de 20°,5 en juillet ; 20°,8 en août ; 19°,3 en septembre. Les maxima s'observent généralement de une heure à deux heures. Le thermomètre peut atteindre 30° ; c'est rare, surtout pendant plusieurs jours de suite. Rarement aussi, de ces chaleurs lourdes, suffocantes. Dans les deux cas, la brise de mer, des orages assez fréquents, rafraîchissent la température, la rendent plus supportable.

AUTOMNE. — Renommé à Biarritz. *Température moyenne*, 15° (vents du sud). On se baigne souvent jusqu'à fin novembre.

VENTS. — Atmosphère souvent mouvementée. *Vents de mer*, N.-E., N.-O., O.-S.-O. ; *vents de terre*, S.-O., S., E., E.-N.-E., en moyenne 202 vents de mer pour 141 vents de terre. *Vents régnant toute l'année*, S.-O., O. — Vents régnant *en hiver*, S.-O., S., O. ; *au printemps*, S.-O., O., S. ; *en été*,

S.-O., O., S. ; *en automne*, S.-O., S., O. Février et mars voient souvent le N.-E. et l'E. Février est le mois des bourrasques. — Abritée par les Pyrénées contre les vents violents du sud (ceux-ci à Biarritz sont toujours modérés), par les forêts des Landes contre ceux du nord-est, la ville est, au contraire, largement ouverte du côté de la mer, dont elle reçoit sans cesse la brise et les émanations vivifiantes.

PRESSION BAROMÉTRIQUE. — *Moyenne annuelle*, 764, avec d'assez nombreuses oscillations. Baisse assez notable en février et en août, par suite des tempêtes et des orages qui éclatent sur l'Océan.

HYGROMÉTRIE. — Moyenne annuelle des pluies, 1060^{mm},9. Humidité relative, 71 0/0 : par an, en moyenne, 133,7 jours de pluie ; 62,2 de petite pluie ; 71,5 de grande pluie. Classement des mois, suivant le nombre de jours de pluie : avril, octobre, janvier, décembre, novembre, mars, mai, février, août, juin, juillet, septembre. Classement suivant la quantité de pluie : octobre, novembre, décembre, août, juin, avril, mai, janvier, mars, juillet, février, septembre. A ce double point de vue, septembre est le plus beau mois de Biarritz, octobre un des plus pluvieux, novembre aussi. La pluie est rarement continue.

Grâce à cela, grâce à la qualité du sol sec, sablonneux, à la déclivité du terrain, la pluie sèche très vite.

En somme, Biarritz offre tous les avantages des climats marins, des climats *tempérés, à humidité moyenne*. L'été y est très supportable ; l'automne, l'hiver et le printemps y sont doux. En hiver, il est exceptionnel que les malades ne puissent pas sortir quelques heures par jour. Son seul inconvénient réside dans les oscillations parfois brusques de la pression atmosphérique, qui, même avec un degré thermométrique presque constant, rendent sensibles les petites différences de température. A cela, on peut obvier par les précautions habituelles en pareil cas et par un choix judicieux de l'habitat. Biarritz, en effet, topographiquement, doit être divisé en deux zones, une première zone, *zone maritime*, qui suit la côte et son orientation du nord-est au sud-ouest, et qui reçoit de première main tous les vents de mer ; une deuxième zone, abritée par la végétation, par les plis de terrain, par les habitations de la zone maritime et qui comprend l'intérieur de la ville. Dans celle-ci une troisième zone doit être distinguée, selon nous, qui comprendrait tout le quartier compris entre l'avenue de la Négresse, l'avenue Jaulerry, l'avenue Carnot, et l'avenue Victor-Hugo.

Cette division a d'autant plus d'importance que, si *physiologiquement* le climat de Biarritz est un *climat tonique*, il est aussi un climat excitant ou, mieux, semi-excitant, *intermédiaire* entre le climat sec, excitant, du littoral méditerranéen, et le climat humide, sédatif, celui de Pau par exemple. Or, on conçoit fort bien qu'à ce point de vue il soit très possible, par un choix raisonné de l'habitat, de soumettre le malade au maximum de la stimulation ou de lui épargner, sinon la totalité, du moins une grande partie de celle-ci.

Indications du climat de Biarritz. — Les indications de Biarritz, au point de vue prophylactique et curatif, résident surtout dans l'état diathésique du sujet, son état général, la façon de réagir de son système nerveux. Ceci est vrai quand il s'agit de prophylaxie, et Biarritz convient à merveille aux jeunes sujets, faibles, débiles ; à ceux, issus de parents tuberculeux ou suspects de tuberculose, chez lesquels le tempérament *lymphatique* — cause première de l'insuffisance dans l'excitation nerveuse — n'est souvent que la période latente de la scrofule. Mais c'est encore plus vrai, quand il s'agit de l'action *curative*. C'est donc aux lymphatiques — *a fortiori* aux scrofuleux, — à ceux doués d'une résistance organique médiocre, d'une excitabilité nerveuse modérée, que s'applique le climat de Biarritz. Les indications tirées de l'état général doivent primer toutes les autres. La preuve en est dans la *phtisie*. Il n'est pas de climat spécifique de la tuberculose; nous ne pouvons que placer le malade dans les conditions les plus propres à améliorer sa santé générale, et à lui permettre de lutter contre le bacille. Dans cet ordre d'idées, Biarritz ne convient qu'aux *phtisies torpides* des scrofuleux, sans tendance aux hémoptysies, sans éréthisme nerveux excessif, quand il faut tonifier l'organisme débilité, stimuler les fonctions digestives.

Dans les affections chroniques des voies respiratoires (bronchites, laryngites, pharyngites, végétations adénoïdes), si le terrain est le même, Biarritz donnera de bons résultats; mais ici, comme dans la phtisie, les précautions contre les refroidissements, la question d'habitat, ont une extrême importance. Le Dr Chapmann conseille aux malades d'éviter février et mars, sans doute à cause des bourrasques, fréquentes à cette époque.

On ne saurait, selon nous, envoyer à Biarritz pour une *maladie du cœur*. Mais, s'il existe d'autres indications, on peut passer outre ; l'essentiel est que le malade ne séjourne, ni n'habite au bord de la mer.

Les *asthmatiques* craignent le vent ; il en vient peu à Biarritz; nous avons cependant observé, l'an dernier, un malade qui s'est très bien trouvé de son séjour ici : c'était un asthmatique catarrheux lymphatique.

L'air marin convient aux *diabétiques* sans fièvre, sans nervosisme trop marqué, non suspects de tuberculose. A ceux-là, Biarritz conviendra aussi, en permettant un exercice quotidien régulier, en favorisant les fonctions cutanées et les combustions. D'après le Dr Elevy et M. Campan, pharmacien à Bayonne, le seul séjour à Biarritz ferait diminuer le sucre dans l'urine. Il en serait de même de l'acide urique dans la *goutte chronique*, le *rhumatisme chronique*. Plus les malades sont atones, débilités, plus Biarritz est indiqué : ils devront surtout venir d'avril à novembre.

Il est des *neurasthéniques* auxquels Biarritz fait beaucoup de bien ; d'autres s'y trouvent plus mal. Il est difficile de pronostiquer à l'avance ; si la question de milieu, de distractions, est pour une part dans les améliorations obtenues, à coup sûr le seul séjour dans notre climat y est pour beaucoup.

Tous les médecins qui ont écrit sur la station sont unanimes à reconnaître ses bons effets dans les *hépatites* consécutives au séjour dans les pays chauds. Nous souscrirons volontiers à cette opinion, et nous signalerons aussi les bons résultats obtenus dans plusieurs cas de *cachexie paludéenne*.

Conditions de séjour a Biarritz. — Les malades sont certains de trouver à Biarritz des *ressources de toutes sortes*, au point de vue du logement, de la vie matérielle, des promenades, etc... Le cadre trop restreint de cet ouvrage ne nous permet pas de nous étendre plus longuement sur ce sujet, mais nous tenons néanmoins à protester contre la réputation de cherté excessive qui a été faite à notre station. A Biarritz, quelle que soit la saison, on peut vivre confortablement, à des prix modérés.

HYGIÈNE DE LA STATION. — Les détails dans lesquels nous sommes entrés plus haut à propos du climat nous dispensent de longs développements concernant l'*hygiène* de la station. Sa réputation de ville parfaitement salubre est depuis longtemps établie. L'alimentation en eau potable d'excellente qualité est largement assurée. La mortalité y est peu considérable ; les épidémies plus qu'exceptionnelles ; une étuve à désinfection du modèle le plus perfectionné a été installée en dehors de la ville.

CHAPITRE II

RESSOURCES THÉRAPEUTIQUES

A. — RESSOURCES HYDROMINÉRALES. — LES EAUX DE BRISCOUS

Aux nombreux avantages de Biarritz, station maritime, un constructeur du plus grand talent, M. Hézard, est venu ajouter, par la création des Thermes salins, ceux d'une balnéation spéciale. L'eau minérale naturelle qui alimente l'établissement provient des *salines de Briscous*, petit village basque situé à 12 kilomètres de Bayonne, sur la route de Bidache à Oloron. Ces salines, exploitées depuis plus de cinquante ans, ont appartenu jusqu'en 1892 aux héritiers de la reine Marie-Christine de Bourbon.

Depuis lors, elles sont la propriété de la Compagnie fermière des Thermes.

Les gisements de sel de Briscous, comme tous ceux des Basses-Pyrénées, sont situés dans les terrains *triasiques*. De nombreux puits avaient été ouverts ; le meilleur a été conservé, c'est le puits de la saline dite du *Centre*, foré à travers des *marnes bigarrées* et *gypseuses*, succédant immédiatement aux terrains de transport. L'eau salée est à 40 mètres ; la nappe atteinte, elle s'élève à 13 mètres au-dessous de la surface du sol.

CARACTÈRES PHYSIQUES. — Eau froide (14°), limpide, inodore, très salée, neutre au tournesol, pesant 24°,2 à l'aréomètre ; densité constante ou ne subissant que des variations cliniquement insignifiantes. *Débit de la source:* « Au minimum, 600 mètres cubes d'eau saturée par vingt-quatre heures, et ce débit peut, d'ailleurs, être beaucoup plus considérable » (*Procès-verbal de visite aux salines de Briscous*, le 7 novembre 1892, par M. METTRIER, ingénieur des Mines). L'alimentation de l'établissement de Biarritz est donc largement assurée. En comptant 250 litres d'eau par bain et en supposant que tous les bains fussent pris entièrement salés, on pourrait donner 2.400 bains par jour.

COMPOSITION CHIMIQUE. — Elle ressort des analyses suivantes exécutées :

1° Au laboratoire de l'École des Ponts et Chaussées, en 1893, par MM. Durand-Claye et Debray :

EAU PROVENANT DE LA SOURCE SALINE DITE *du Centre*, A BRISCOUS (BASSES-PYRÉNÉES)

Matières en solution par litre

Soude	157,329
Potasse	1,573
Chaux	1,403
Magnésie	1,528
Alumine et peroxyde de fer	0,003
Lithine	traces
Chlore	180,420
Brome	0,063
Acide sulfurique	5,637
Silice	0,008
Matières non dosées et pertes	0,009
TOTAL	348,133
A déduire :	
Oxygène correspondant au chlore et au brome	40,833
Résidu par litre	307,308

Cette eau, qui était louche, renfermait 0gr,025 de matières en suspension; après filtration, sa densité prise à 15° est de 1,1959.

2° De celle de MM. A. Maret et Ch. Delattre :

ANALYSE DE L'EAU DE LA SALINE DE BRISCOUS (PUITS DU CENTRE)

Densité à l'aéromètre	24°,2
Résidu sec	307.790
Chlorure de sodium	205.639
— de potassium	2.608
— de magnésium	»
— de calcium	»
— de lithium	traces
Bromure de sodium	0.167
Iodure de sodium	traces
Sulfate de chaux	3.375
— de magnésie	4.707
— de soude	0.990
Silice, fer, alumine	0.090
Matières org. et divers	0.194
Totaux des résidus secs	307.790

L'eau de Briscous est donc une eau *froide*, *chlorurée sodique forte*, *bromo-iodurée*. C'est une des plus minéralisées parmi les chlorurées sodiques connues. Le tableau ci-contre (p. 173), extrait d'une *note sur les sources salées de Briscous et les Thermes salins de Biarritz* permet d'en juger.

Nous ferons ressortir ici l'importance de certains des principes contenus dans l'eau :

Du *chlorure de sodium*, contenu dans tous nos tissus, indispensable à l'économie, avec son influence considérable sur les échanges nutritifs qu'il accélère ; sur les oxydations qu'il augmente ; sur le sang dont il retarde la destruction

COMPOSITION CHIMIQUE DES EAUX SALÉES ET DES PRINCIPALES SOURCES CHLORURÉES SODIQUES DE LA FRANCE ET DE L'ÉTRANGER

EAUX SALÉES (PAR LITRE)							
ÉLÉMENTS MINÉRALISATEURS	BRISCOUS BIARRITZ Maret et Delattre)	SALIES-DE-BÉARN (Wilm)	MISEREY (Besançon)	SALINS DU JURA	REX (Suisse)	KREUZNACH (Prusse)	ISCHL (Autriche)
Densité à l'aéromètre	21°,2	21°,5	24°	3°,6	13°,3	1°5,	23°,3
Résidu sec	307,790	256,240	298,032	26,000	168,380	11,841	244,770
Chlorure de sodium	293,659	245,449	283,800	22,745	156,668	9,320	233,610
— de potassium	2,608	2,304	0,917	0,256	2,654	0,126	"
— de magnésium	"	"	2,428	0,870	1,077	0,032	1,340
— de calcium	"	"	1,037	"	"	1,733	0,440
— de lithium	traces	0,047	"	"	"	"	"
Bromure de sodium	0,167	0,162	0,118	0,031	0,014	0,040	0,050
Iodure de sodium	traces	traces	traces	traces	traces	0,003	"
Sulfate de chaux	3,375	2,740	"	1,417	6,759	"	2,040
— de magnésie	4,707	3,576	"	"	1,018	"	0,590
— de soude	0,990	0,667	0,732	0,681	"	"	5,600
Silice, fer, alumine	0,090	0,184	traces	"	0,003	0,003	0,400
Matières organiques et divers	0,194	1,141	"	"	0,387	0,387	0,300
TOTAUX des résidus secs	307,790	256,240	298,032	26,000	168,580	11,844	244,770

des hématies ; du *chlorure de potassium* qui augmente la force et la contractilité des muscles ;

Des *bromures* aux propriétés sédatives bien connues ;

Des *iodures*, les fondants et les résolutifs par excellence.

De cette prédominance, on ne saurait conclure exactement aux effets physiologiques et thérapeutiques de la médication chlorurée sodique, l'eau minérale représentant « un tout, dont il n'est permis, pour l'étude analytique des effets qui s'y rapportent, de détacher aucune des parties dont elle se compose » (Durand-Fardel) ; mais on peut néanmoins les pressentir.

Extraction industrielle du sel. — L'énorme minéralisation de l'eau offre cliniquement certains avantages sur lesquels nous reviendrons. De plus, elle facilite l'*extraction industrielle* du sel. Celle-ci se pratique, depuis 1895, dans une nouvelle usine, admirablement installée, et récemment construite par la Compagnie fermière des Thermes, à Mousserolles, sur la rive gauche de l'Adour, aux portes de Bayonne. Les progrès les plus récents réalisés dans ce genre d'industrie ont trouvé là leur complète application. L'eau salée est amenée de Briscous par une canalisation spéciale. Une fois débarrassée par le chaulage des matières terreuses et argileuses auxquelles elle est mélangée, elle est chauffée dans de grandes *poêles* en tôle de fer, munies de couverts en bois, surmontés de plusieurs cheminées d'appel, qui entraînent au dehors la vapeur d'eau. En s'évaporant la « liqueur » est bientôt *saturée*, le chlorure de sodium, par suite de sa bien plus grande abondance, se précipite le premier. Veut-on obtenir du *sel fin*, on chauffe vite et beaucoup (à 110°) ; on se sert de poêles rondes de 7 mètres de diamètre, munies d'un appareil spécial (*agita-*

teur, ramasseur). La haute température, l'agitateur, concourent au même résultat : assurer la précipitation du sel en tous petits cristaux. Le ramasseur les empêche de « se nourrir », c'est-à-dire de grossir par adjonction périphérique de nouveaux petits cristaux. Il a, en outre, l'avantage de rejeter le sel au fur et à mesure qu'il se dépose, dans une sorte de caisse (*poche*) placée en contre-bas de la poêle. De là, on le retire avec une pelle pour le mettre sur le séchoir.

Veut-on obtenir du gros sel, on se sert de poêles rectangulaires, plus grandes, mesurant 7 mètres de large sur 25 mètres de profondeur ; on chauffe lentement et modérément (80° environ).

Fabrication de l'eau-mère. — A un moment donné la presque totalité du chlorure de sodium s'est déposée. Il ne reste dans la poêle qu'une liqueur très dense, l'*eau-mère*, c'est-à-dire une *eau concentrée, privée par le chauffage de la plus grande partie de son chlorure de sodium, mais par contre très riche en produits secondaires* (*bromures, iodures*, etc...). Ceux-ci, en effet moins nombreux, plus solubles, sont restés en suspension, et comme, pour obtenir une certaine quantité d'eau-mère, il faut évaporer une quantité beaucoup plus grande d'eau naturelle, il s'ensuit que, dans 1 litre d'eau-mère, se trouvent accumulés les principes disséminés dans un nombre bien plus considérable de litres d'eau salée ordinaire.

Dans la pratique, on en prépare trois espèces qui ne diffèrent entre elles que par leur degré de concentration.

La première, que nous venons d'étudier, marque 25° ; on l'emploie, à l'établissement, pour additionner certains bains d'eau salée ; si l'on reprend cette eau-mère dans une cuve, et qu'on la soumette à une évaporation lente, à l'aide d'une chaleur très douce, elle dépose. Le premier de ces dépôts est constitué par du sel qui peut être ajouté au sel comestible déjà obtenu. Les suivants constituent des *sels secs d'eaux-mères* dont nous verrons plus tard l'utilisation. Si dans cette concentration on s'arrête quand l'eau pèse 28°, on a la seconde espèce d'eau-mère utilisée pour l'application de *compresses*. Si on la pousse jusqu'à 34° environ, on a la troisième espèce, utilisée avec les sels d'eau-mère pour les bains concentrés. Celle-ci est très salée, très amère, légèrement sirupeuse. Voici son analyse par MM. Maret et Delattre :

EAUX-MÈRES DES SALINES DE BRISCOUS

Densité à 15°	1.280
Résidu sec par litre	418.403
Sulfate de chaux	traces
» de magnésie	0.030
» de soude	10.650
» de potasse	15.244
Chlorure de magnésium	257.176
» de sodium	99.071
» de potassium	14.596
» de lithium	1.150
Bromure de magnésium	10.215
Iodure de magnésium	0.013
Silice, alumine, oxyde de fer	0.338
Total	418.403

Le tableau suivant permet de comparer les eaux-mères de Briscous aux autres eaux-mères et montre qu'elles diffèrent un peu entre elles, comme les eaux d'où elles proviennent. A Salins, le *chlorure de sodium* domine; à Briscous et à Salies-de-Béarn, le *chlorure de magnésium*; à Kreuznach, le *chlorure de calcium*. Briscous et Salies renferment la même quantité de bromures.

COMPOSITION CHIMIQUE DES EAUX-MÈRES DES PRINCIPALES SOURCES CHLORURÉES SODIQUES
DE LA FRANCE ET DE L'ÉTRANGER

EAUX-MÈRES (PAR LITRE)						
ÉLÉMENTS MINÉRALISATEURS	BRISCOUS BIARRITZ	SALIES-DE-BÉARN	MISEREY (Besançon)	SALINS DU JURA	BEX (Suisse)	KREUZNACH (Prusse)
Chlorure de sodium	99,971	44,172	234,681	168,040	33,920	20,947
— de potassium	14,396	35,827	21,496	»	38,620	20,191
— de magnésium	257,176	231,814	51,463	60,008	142,800	30,005
— de calcium	»	»	»	»	40,390	230,307
— de lithium	1,150	1,140	»	»	»	»
Bromures divers	10,213	10,313	2,230	2,842	0,650	0,770
Iodures divers	0,013	0,010	traces	traces	0,080	0,001
Sulfate de chaux	traces	»	0,932	»	»	»
— de magnésie	9,030	15,055	»	»	»	»
— de soude	10,050	17,815	12,024	22,060	35,490	»
— de potasse	15,244	21,830	»	65,585	»	»
Silice, fer, alumine	0,358	»	traces	»	0,540	traces
TOTAUX des résidus secs	418,403	377,887	322,866	318,535	292,490	302,346

Conduite de l'eau salée de Briscous à Mousserolles et à Biarritz. — De Briscous, une machine à vapeur refoule l'eau salée à Biarritz par une canalisation en fonte, l'élevant d'abord jusqu'à un *réservoir* situé en face du village de *Mouguerre*, à 4^{km},500 de la saline, sur la route de Briscous à Bayonne, à la cote 84. C'est l'altitude maxima que doive atteindre la canalisation. De ce point l'eau arrive à Biarritz par la pente et la seule vitesse acquise. Dans son trajet, elle suit la route départementale n° 23 jusqu'à Bayonne, et, chemin faisant, se dédouble. Une branche de la canalisation se dirige vers l'usine de Mousseroles où a lieu l'extraction industrielle du sel; l'autre branche contourne au sud les fortifications, traverse la Nive, suit jusqu'au village d'Anglet la route nationale n° 10 de Bayonne en Espagne, et prend là l'embranchement de Biarritz. Avant d'y arriver, presque en face des Thermes salins, elle se détache de la route pour venir déboucher dans un réservoir en maçonnerie, d'une contenance de 1.200 mètres cubes, situé sur le monticule de *Haraout*, à une altitude de 47^{m},50.

Distribution des eaux douce et salée dans l'établissement. — De Haraout, l'eau salée, en vertu du principe des vases communiquants, arrive à la *tour de l'établissement*, haute de 42 mètres. Il en est de même de l'*eau douce* provenant d'un second réservoir, placé à côté du premier. Dans la tour se trouvent : *a)* au premier étage, deux bacs en tôle contenant : l'un, 10.500 litres d'eau salée chaude; l'autre, 7.000 litres d'eau salée froide ; *b)* au deuxième étage, deux bacs d'eau douce, chaude et froide, de même contenance. Ces quatre bacs sont exclusivement affectés au service des bains ; *c)* au troisième étage, deux autres bacs d'eau salée contenant : l'un, 6.000 litres d'eau chaude ; l'autre,

4.000 litres d'eau froide. Ils alimentent spécialement les trois salles de douche à l'eau salée ; *d)* au quatrième étage, deux bacs d'eau douce, chaude et froide, de même contenance que ceux du troisième étage, exclusivement destinés au service des deux salles de douche à l'eau froide. Les douches d'eau salée des premières classes sont à une pression de 18 mètres ; celles des secondes classes, au rez-de-chaussée, ont une pression plus élevée. Il en est de même des douches froides à l'eau douce, dont on peut, du reste, augmenter encore la pression et la basse température, grâce à une disposition spéciale de la tuyauterie qui permet d'alimenter *directement* les salles d'hydrothérapie avec l'eau de la ville de Biarritz. Chaque salle a, du reste, sa canalisation spéciale, de telle sorte que, dans l'hypothèse même de la marche simultanée de toutes les salles la pression ne subit aucune diminution. Le chauffage de l'eau dans les bacs s'effectue à l'aide de la vapeur fournie par deux chaudières situées dans un bâtiment spécial, isolé de l'établissement. On peut obtenir 80° ; on se contente de 60° pour l'eau des bains, et de 55° pour celle des douches. Chaque baignoire reçoit de l'eau salée chaude, de l'eau salée froide, de l'eau douce chaude, de l'eau douce froide. A l'aide du pèse-sel, il est facile de voir que *les eaux n'ont subi dans leur trajet aucun changement*. La densité de l'eau salée est exactement la même qu'à Briscous, nouvelle preuve que *les eaux saturées ne s'altèrent pas par le transport*.

Établissement thermal. — L'installation des Thermes salins a été admirablement comprise, sous la haute et si compétente direction de M. Hézard qui, le premier, conçut le projet de conduire à Biarritz les eaux de Briscous.

L'établissement a été édifié sur les terrains de l'ancien

domaine impérial, et la première pierre a été posée, le 8 décembre 1892, par S. M. la reine Nathalie de Serbie. Il est compris entre l'avenue de la Reine-Nathalie au sud, l'avenue de la Reine-Victoria au nord, la rue du Lac à l'est ; sa façade principale, précédée d'un vaste parc réservé aux baigneurs, regarde l'Océan et en est distante de 500 mètres environ.

L'architecture des Thermes, à laquelle a présidé M. Lagarde, de Pau, est du style mauresque le plus élégant. Les matériaux de construction employés ont été la pierre de taille et la brique. Un escalier de quelques marches très peu élevées, très faciles à gravir, flanqué sur les côtés de deux rampes en pente douce destinées aux malades qui marchent difficilement ou ne peuvent aller en voiture, précède l'entrée principale. A droite et à gauche du péristyle, se trouvent les bureaux de la Direction et les guichets pour la délivrance des tickets. En face, la galerie des premières classes, vaste, largement aérée, ne mesurant pas moins de 70 mètres de long sur 6m,50 de haut. Au centre, la salle de restaurant, le bar. A droite et à gauche, des *cabines* de bains de *première classe*. L'établissement en comprend 49, dont *trois cabines de luxe* et *cinq cabines de famille* à plusieurs baignoires. Chacune des cabines ordinaires, spacieuse, offre un cube d'air de 50 mètres cubes. Une cloison transversale, n'occupant que la moitié de la hauteur, la divise en deux parties inégales, la plus petite utilisée comme vestiaire et comprenant, en dehors des sièges ordinaires, une banquette pouvant servir, au besoin, de lit de massage; la plus grande constituant la cabine proprement dite. Les baignoires, à deux têtes, sont en fonte émaillée, et, par cela même, d'un nettoyage facile. Leur contenance est de 250 litres. Quatre robinets en cuivre, captés, à clef mobile (deux robinets d'eau salée, froide et chaude, et deux robinets d'eau douce, froide et chaude) permettent de faire les divers mélanges et de préparer les bains suivant l'ordonnance médicale. A chaque cabine, sont annexés un *thermomètre*, une *éprouvette* en verre pour mesurer, au pèse-sel, le degré de densité du bain, et un jeu de barres en bois, munies de liège à leur extrémité, dont les malades se servent pour ne pas *flotter* dans l'eau. A cet effet, ils les mettent en travers de la baignoire, à la profondeur voulue. L'élasticité du liège assure leur fixité. Une sonnette électrique est placée à portée de chaque baignoire. Un simple coup d'œil suffit pour voir que le confortable de la cabine ne le cède en rien au côté utile et médical.

Celui-ci atteint son *summum* dans les *cabines de luxe*; placées aux nos 2, 3, 4 de la galerie de droite. Les baignoires de ces cabines sont en cuivre nickelé: à chacune d'elles a été adapté un appareil de douches. Dans le vestiaire se trouve une élégante toilette-lavabo. A la cabine n° 2 est annexé un ravissant petit boudoir, servant de salon d'attente ou de repos.

A côté des cabines de luxe et dans le prolongement de la grande galerie, se trouve le *salon de lecture*. En le laissant à droite et en continuant, on pénètre dans la partie de l'établissement réservée aux douches. Il existe quatre *salles de douches* de première classe: deux salles de *douches à l'eau salée*, et deux salles d'*hydrothérapie*. Chacune d'elles mesure 5 mètres de haut sur 4 mètres de large et 5m,50 de long, de telle sorte qu'en tenant compte de la place occupée par l'appareil, le malade peut être douché à une distance maxima de 4 mètres. Les murs de la salle sont cimentés dans leur moitié supérieure, carrelés en porcelaine blanche dans leur moitié inférieure.

Tout autour s'ouvrent des cabines de bain ou des cabinets simples, pour les malades qui prennent bain et douche consécutivement ou qui ne prennent que la douche. L'installation très complète permet d'administrer les douches sous toutes leurs formes : douches générales fixes, en *pluie ; dorsale ;* en *cercles ; bain de siège ;* douches générales mobiles, en *jet* plus ou moins brisé ; en *arrosoir ;* douche *locale filiforme.* La *température* prescrite par le médecin (température qui peut osciller entre 10° et 50°) est très exactement réglée, grâce au thermomètre annexé à l'appareil ; et, ce réglage une fois obtenu, *elle conserve son uniformité pendant tout le temps de la douche.* Il en est de même de la *pression,* indiquée par un manomètre. Celle-ci est de 15 mètres pour les douches à eau salée, et de 16 à 18 mètres pour les douches froides ordinaires. Une série de manivelles correspondant aux divers appareils de douches permettent, du reste, de régler à volonté la force du jet. La durée de la douche se mesure à l'aide de sabliers.

En sortant de ce qu'on pourrait appeler le pavillon des douches, on trouve, à droite, la cabine affectée aux *irrigations nasales,* avec les appareils nécessaires à la douche *nasale* et *rétronasale.*

Signalons, enfin, pour être complet, les cabinets médicaux situés à gauche de l'entrée principale, à l'extrémité de la grande galerie.

Le sous-sol de l'établissement est occupé par les cabines et la salle des douches de deuxième classe et par la *piscine.* On y pénètre par deux portes, donnant de plain-pied sur le jardin, à droite et à gauche du grand perron.

Les cabines, très confortables, quoique moins luxueuses que celles des premières classes, sont pourvues des mêmes baignoires en fonte émaillée. La cabine se compose d'une pièce unique, sans déshabilloir spécial.

La salle de douches ne comprend, comme appareils, que la douche fixe en *pluie* et la *lance*.

La *piscine*, du type des piscines dites « de famille », peut recevoir cinq à six personnes. Elle a 5 mètres de long sur 2m,65 de large. Par suite de l'inclinaison donnée à son fond, représenté par un plancher à claire-voie, la profondeur varie. Au niveau de la dernière marche, elle a un minimum de 1 mètre ; son maximum, à l'autre extrémité, est de 1m,50 ; sa capacité est d'environ 20 mètres cubes. Alimentée par deux robinets, un robinet d'eau salée et un robinet d'eau douce qui peuvent, à volonté, envoyer de l'eau chaude ou de l'eau froide, elle est ainsi portée au degré de salure et de température voulues (32° à 33° en moyenne). Le chauffage est aussi obtenu directement à l'aide de jets de vapeur qui circulent sous le plancher à claire-voie. L'eau se renouvelle constamment, son niveau restant le même, par suite d'un réglage facile à effectuer entre son arrivée dans la piscine et sa sortie par le tuyau de fuite placé sous le plancher.

La ventilation, l'éclairage, sont largement assurés par trois ouvertures, munies d'impostes mobiles. La hauteur de la pièce est, du reste, de 3m,20 au-dessus de la surface de l'eau. La piscine est précédée de deux déshabilloirs. L'établissement, en hiver, est chauffé à 15° par deux calorifères.

Modes d'administration des eaux. — L'eau minérale est administrée sous forme de *bains* ; de *douches* ; de *compresses d'eau-mère* ; d'*irrigations nasales*.

1° *Bains.* — Ceux-ci sont préparés avec une certaine quantité d'eau salée et une certaine quantité d'eau douce. On les prend avec 1/5, 1/4, 1/3, 1/2, 3/4 d'eau salée ou complètement salés (bains entiers ou pur sel).

Étant donné qu'au-dessus et au-dessous de l'*indifférente*, la *température* du bain prenne son action médicamenteuse, celui-ci doit être pris à une température *agréable*. Pour en fixer le degré, on se guide sur la sensibilité, l'impressionnabilité du sujet; il importe, chez les enfants surtout, de ne pas donner de bains trop chauds. Chez l'adulte, 33°, 34° conviennent dans la grande majorité des cas. Le bain doit être réchauffé et maintenu à une température constante. Du reste, le bain salé se refroidit moins vite qu'un bain ordinaire, car sa capacité calorifique est plus grande. Parfois il est bon, au sortir du bain, d'élever rapidement la température pendant la dernière minute (rhumatisants, anémiques, malades à réaction difficile). La *durée* moyenne du bain est de quinze minutes pour les enfants; trente minutes pour les adultes; vingt minutes suffisent souvent chez les nerveux; quarante-cinq minutes, une heure, sont parfois nécessaires pour augmenter l'action résolutive du bain. Le *repos après* lui est indispensable chez certains malades (bronchitiques, utérines). A ceux-là, nous conseillons le bain du *matin;* mais, comme il est pris à jeun, il éprouve parfois beaucoup; dans ce cas, nous lui préférons le bain pris dans le milieu de l'après-midi, ou celui du *soir* qui a l'avantage de procurer le sommeil dans les cas d'insomnie. L'addition d'*amidon* au bain a pour but d'atténuer l'irritation locale produite par le sel (urticarieux); mieux vaut s'en passer, si on le peut.

2° *Douches.* — La douche générale a une pression maxima

de 18 mètres. Veut-on la donner toute, on se sert du *piston*; veut-on la diminuer, on emploie l'*arrosoir* ou le *piston* en *jet brisé* avec le doigt. Nous employons plus rarement la douche en *cercles*. Comme durée, on ne dépasse guère trois minutes. La température varie de 30° à 45°. Quand elle est *supérieure* à celle du bain salé nous la donnons *après* lui; quand elle lui est *inférieure* nous la donnons *avant*.

Il en est de même de la *douche locale* administrée, ici comme à Salies, sous deux formes un peu spéciales de douche *filiforme* qui n'est, en somme, qu'une douche à piston munie d'un embout dont l'orifice ne mesure pas plus de 1 millimètre et demi à 2 millimètres, et de douche de *robinet*, sans pression, prise dans la baignoire, sorte d'arrosage de la partie malade avec de l'eau salée d'abord tiède, puis portée peu à peu à une température très élevée. Les médecins de Biarritz emploient peu les douches ascendantes utérines et les remplacent par l'usage du *spéculum de bain* ou les irrigations à l'eau douce mitigée d'une certaine quantité d'eau-mère.

3° *Compresses*. — L'application des compresses consiste à recouvrir la région malade de flanelle ou d'un certain nombre de doubles de tarlatane, trempés dans une eau-mère spéciale, plus ou moins chaude, légèrement exprimés, recouverts d'une toile gommée imperméable, et laissés à demeure pendant un temps variable.

4° *Irrigations nasales*. — Elles n'ont de spécial que leur composition, faite d'eau douce à 25° environ, additionnée d'une certaine quantité d'eau-mère.

B. — RESSOURCES ADJUVANTES

Aux ressources hydrominérales proprement dites que nous venons d'énumérer, viennent s'ajouter celles d'une *hydrothérapie* parfaitement aménagée, pour laquelle nous disposons d'une pression supérieure à celle des douches salées. La température la plus basse de l'eau qui nous sert est 8°. Des *masseurs* et des *masseuses* très expérimentés sont à la disposition des baigneurs. Le massage se fait soit à domicile, soit à l'établissement. Il existe dans Biarritz des *gymnases* très bien installés, dirigés par des professeurs des plus compétents.

Époque et durée de la cure. — L'établissement est ouvert toute l'année : on peut y suivre un traitement efficace en toute saison. En hiver les locaux sont soigneusement chauffés, et les conditions climatériques se prêtent très bien à une cure dans cette saison. Celle-ci a une *durée* moyenne d'un mois ; mais on conçoit que ce délai varie beaucoup, suivant les malades, la nature de leur affection, la manière dont les eaux sont supportées, ce qui exige ou n'exige pas un *repos pendant la cure*. Nous interdisons formellement la continuation du traitement, *pendant toute la durée des époques*, aux femmes bien réglées et pendant les trois ou quatre premiers jours à celles qui perdent beaucoup. Nous la conseillons, au contraire, aux femmes pâles exsangues, aux dysménorrhéiques, chez lesquelles l'écoulement sanguin s'établit lentement.

C. — EFFETS PHYSIOLOGIQUES

1° EFFETS DU BAIN (30° A 35°). — *Localement*, l'eau salée active la circulation cutanée et rougit plus ou moins la peau. Après quelques bains, celle-ci devient sèche et brunit; les ongles, plus friables, prennent une teinte jaunâtre. A ces phénomènes, d'ailleurs passagers, deux causes principales : la composition chimique particulière de l'eau salée, la présence constante sous la peau de petits cristaux de chlorure de sodium qui dessèchent l'épiderme. Un degré de plus et surviennent des éruptions, en général discrètes : papulo-vésicules, urticaire, qu'on voit surtout chez les enfants et qu'on évite facilement en ajoutant au bain une certaine quantité d'amidon ou de gélatine.

De cette action locale du bain salé découlent les effets généraux. Il se produit là une stimulation spéciale de tous les éléments constitutifs de la peau, et cette stimulation, en se répercutant par voie réflexe, du système nerveux périphérique sur les centres nerveux régulateurs de la nutrition élémentaire, produit les phénomènes observés. Röhrig et Zuntz ont montré, en effet, que les excitations cutanées accroissaient et la consommation d'oxygène et les divers produits des oxydations élémentaires. Voici en quoi consistent ces *effets généraux*.

a) *Pendant le bain*, le *pouls* devient plus ample et plus lent. Il y a là une action sédative sur le système sanguin. De plus, les mouvements respiratoires sont moins fréquents, et certains malades (nerveux) accusent un sentiment particulier d'oppression, de poids à l'épigastre.

La densité de l'eau salée rend compte en grande partie de ces deux symptômes.

b) Au bout d'un certain nombre de bains, on observe les véritables effets de la médication, dont le caractère primordial est d'être *excitante*. Cette excitation porte surtout sur la circulation, en particulier sur la *circulation abdominale*. Il en résulte une oxygénation plus complète du *sang*, une augmentation de l'oxyhémoglobine et du nombre de globules rouges; une activité plus grande dans les *fonctions digestives* avec relèvement de l'appétit, urination plus abondante, parfois plus grande fréquence des évacuations intestinales. Toutefois, les malades sont le plus souvent constipés, soit par le fait de leur propre maladie, soit parce que les bains, en activant les fonctions cutanées et rénales, « dessèchent » l'intestin.

Il en résulte aussi, dans la *sphère utéro-ovarienne*, une action emménagogue très remarquable pouvant aboutir à de véritables ménorrhagies, si les eaux sont imprudemment administrées: du côté des *fonctions respiratoires*, une respiration plus large, plus profonde; du côté du système *nerveux*, une légère surexcitation, des insomnies, ou, au contraire, une envie irrésistible de dormir, même pendant le jour, une légère courbature musculaire.

Cette stimulation générale, résultat de la stimulation cutanée, est, dans la très grande majorité des cas, comme celle-ci, d'autant plus grande que la solution saline est plus concentrée. De plus, elle nous explique les effets du bain salé sur la *nutrition*. M. A. Robin les a particulièrement observés (*la Balnéation chlorurée sodique et ses nouvelles indications*, Paris, 1892), et a montré qu'ils variaient *avec le degré de salure du bain*. Car si *tout bain salé augmente les échanges azotés* (urée, azote total, coefficient d'oxydation, c'est-à-dire rapport entre l'azote de l'urée et l'azote total, chlorures), le bain *au quart* augmente *un peu* l'urée, l'azote total, les oxydations, les chlorures, la désassimilation en phosphore, et *diminue* l'acide urique ; le bain à *moitié* augmente *beaucoup* l'urée et l'azote total ; *un peu* les oxydations, les chlorures, *énormément* l'acide urique ; et *diminue* la désassimilation en phosphore.

Le bain entier augmente *énormément* l'urée, l'azote total, les oxydations ; *un peu* les chlorures ; il *diminue* la désassimilation en phosphore. Chaque bain a donc, en somme, une spécificité d'action en rapport avec son degré de salure.

Après les bains les échanges azotés continuent à augmenter ; les oxydations se font encore mieux ; la désassimilation en phosphore revient à son taux habituel, les chlorures augmentent, ce qui, soit dit en passant, prouve une fois de plus la non-absorption des principes salins par la peau.

DOUCHE GÉNÉRALE. — La douche salée possède, à égalité de température et de pression, des effets un peu différents de ceux de la douche ordinaire. Elle est *plus stimulante* et développe une plus grande activité circulatoire et nerveuse. Cela tient, selon nous, à sa grande minéralisation, partant à sa densité considérable. — *Locale*, elle est *plus résolutive*. Ici encore, la qualité de l'eau ne saurait être indifférente ; mais « le procédé » n'est pas sans importance ; la douche *filiforme* avec son calorique très élevé et sa percussion graduée, la *douche de robinet* avec son absence de pression et sa température progressivement élevée, donneront le maximum de l'effet recherché.

3° Eau-mère. — *Prise en bain et mélangée à une certaine quantité d'eau douce*, l'eau-mère agit sur la circulation, la respiration, les *échanges urinaires*, un peu différemment de l'eau salée, et ses effets, encore peu connus, ont été, de notre part, l'objet d'un travail communiqué cette année à l'Académie de Médecine. Aussi ignorée est l'action physiologique de l'eau-mère, *mélangée au bain salé* en quantité variable, comme nous le prescrivons journellement, mais cliniquement ses effets sont connus ; nous le verrons plus loin.

Localement et à *froid*, elle détermine sur la peau *intacte*, un abaissement de température suivi bientôt d'hyperthermie par suractivité des capillaires superficiels ; à *chaud*, une vive rougeur de la peau (compresses échauffantes des Allemands). A la longue, la peau devient très sèche, et on voit parfois se produire des papulo-pustules d'acné, de l'érythème, etc..... Sur la peau, *dépourvue de son épiderme*, elle provoque une irritation vive.

D. — ACTION THÉRAPEUTIQUE

De l'action physiologique des eaux chlorurées sodiques fortes, découle leur action thérapeutique. Ces eaux sont :

1° *Altérantes*, c'est-à-dire capables, par le fait même de l'activité particulière imprimée à la circulation, au système nerveux, à l'assimilation et à la désassimilation, de changer la manière d'être de l'organisme, « en s'adressant aux phénomènes intimes de la nutrition » (Durand-Fardel).

2° *Résolutives*, très résolutives même, de par leur forte minéralisation, de par la méthode thérapeutique employée (douches filiformes, douches de robinet, compresses), de par leur action puissamment stimulante de toutes les fonctions. Cette double action, altérante et résolutive, ne s'obtient jamais mieux qu'avec les eaux chlorurées sodiques fortes ; or, les eaux de Briscous comptent parmi les plus minéralisées d'entre elles. Il en est de même :

3° De l'action *toni-reconstituante*, propre à toutes les eaux minérales, mais beaucoup plus marquée ici qu'ailleurs ;

4° Les effets *substitutifs* existent aussi, tout comme aux stations sulfureuses ; ils nous expliquent ces retours à l'état subaigu que nous observons parfois, notamment dans les endométrites ;

5° L'*action emménagogue, régularisatrice* des *fonctions menstruelles* est prouvée par de nombreuses observations cliniques. Elle résulte de la stimulation locale produite par le traitement salin, et surtout des modifications survenues, sous son influence, dans l'état général des malades ;

5° Enfin, la médication salée a parfois des effets *sédatifs*. Cette sédation, lorsqu'elle est due aux seuls bains d'eau salée naturelle, est le résultat indirect de leur action tonique. Mais tout autre est l'action de l'*eau-mère*. Celle-ci, à Biarritz comme à Salies-de-Béarn, a des effets calmants tout à fait remarquables, d'où son emploi comme correctif de la médication salée, dans ce qu'elle a de trop excitant parfois (nervosisme, insomnie). On peut aussi, chez certaines malades, l'utiliser comme *décongestionnante du système utéro-ovarien*, et peut-être est-elle redevable de cette propriété à son action sur le système nerveux.

CHAPITRE III

CLINIQUE THERMALE

A. — INDICATIONS

Les eaux chlorurées sodiques fortes des Thermes salins de Biarritz reconnaissent les indications suivantes :

I. TEMPÉRAMENT LYMPHATIQUE, DIATHÈSE SCROFULEUSE. — Le tempérament lymphatique n'est que le premier degré d'une série de troubles morbides dont la scrofule constitue le second degré. La médication appliquée à propos peut empêcher un individu lymphatique de devenir scrofuleux, et son importance, au point de vue prophylactique, ne saurait être méconnue. Mais elle agit aussi merveilleusement contre la diathèse elle-même, à titre de médication à la fois altérante, tonique, résolutive. Elle accélère la nutrition des strumeux (augmentation de l'urée) ; elle les tonifie, physiquement et intellectuellement ; elle diminue leurs sueurs et les aguerrit contre les refroidissements ; elle atténue leur disposition aux inflammations catarrhales des muqueuses (coryzas, rhinites, blépharites, etc.) ; elle favorise leur circulation lymphatique et diminue ou fait disparaître les engorgements ganglionnaires. Bien entendu, pour obtenir ces résultats, plusieurs saisons sont nécessaires; les bains entiers qui activent énormément les échanges et les oxydations, les grandes douches éminemment stimulantes, les douches filiformes, puissamment résolutives, sont ici particulièrement indiqués.

Les lymphatiques ont souvent de l'*adénopathie trachéo-bronchique*, de l'hypertrophie ganglionnaire simple survenue après la rougeole, la coqueluche, pendant une bronchite chronique. Elle constitue fréquemment la période initiale de la tuberculose ganglionnaire. Contre celle-ci, beaucoup plus que contre l'adénopathie franchement tuberculeuse, nous pouvons beaucoup. Il faut seulement compter avec une certaine irritabilité nerveuse, justiciable de l'addition d'eau-mère au bain salé. A la suite du traitement, les enfants toussent moins, s'enrhument moins et passent de meilleurs hivers.

II. Rachitisme. — Les effets favorables des bains salés sont ici bien connus. On doit arriver vite au bain entier, celui qui diminue le plus la déperdition en phosphates subie par le tissu osseux déjà si pauvre en sels calcaires, déperdition si nuisible aux rachitiques, et qui remédie ainsi aux intoxications d'origine gastro-intestinale fréquentes chez ces enfants. Il n'est pas rare de voir, après une quinzaine de bains, des enfants qui ne pouvaient pas, à leur arrivée, se tenir sur leurs jambes, commencer à marcher, retrouver la gaîté et l'entrain, et mieux s'alimenter. Les os finissent par se redresser, les courbures des os autres que ceux des membres sont les plus rebelles. La dentition s'accélère.

Déviations primitives de la colonne vertébrale. — Les *cyphotiques*, les *scoliotiques* — dont on voit parfois plusieurs exemples dans une même famille — sont souvent des rachitiques. Ici aussi, les bains forts, les douches chaudes le long de la colonne vertébrale, sont particulièrement indiqués. Pendant la douche, nous avons continué de suspendre les malades avec l'appareil Sayre. Toutefois, dans les scolioses extrêmement accusées, nous nous contentons de « soutenir » le patient, sans lui faire perdre le contact du sol, sans chercher à le redresser. Cette manière de procéder, outre qu'elle assouplit la colonne vertébrale et évite au malade la fatigue de se tenir debout sans corset et sans appui, a l'avantage de favoriser l'action de la douche, en lui permettant de mieux atteindre les parties malades; en particulier, les masses musculaires atrophiées par défaut de fonctionnement. Par ces moyens, nous n'avons pas la prétention de corriger une déviation prononcée, mais nous avons celle de l'atténuer, de l'enrayer dans son développement, à la condition, bien entendu, de ne pas négliger les autres précautions, telles que le repos prolongé pendant la nuit et une partie de la journée, et le port d'un corset généralement en cuir moulé, à pression latérale. — Plusieurs cures sont indispensables. Plus la déviation siègera haut, meilleurs seront les résultats.

III. Tuberculose. — 1° *Tuberculose osseuse*. — Nous pouvons beaucoup contre le terrain; nous pouvons moins contre la lésion. Dans les *tuberculoses locales*, avec intégrité de la santé générale, la médication chlorurée sodique forte doit céder le pas aux autres méthodes de traitement : injections iodoformées, méthode sclérogène de Lannelongue. Mais un *état général mauvais*, des *lésions osseuses multiples*, voilà des indications formelles de son emploi. Si elle n'évite pas toujours les opérations, au moins placera-t-elle le malade dans les meilleures conditions pour qu'il en bénéficie plus tard ; et voilà pourquoi elle s'impose aussi toutes les fois que l'*intervention chirurgicale*, la plus rationnelle, n'a donné que des *résultats incomplets*. La cure salée est là pour les parfaire, et pour empêcher les *récidives*. On emploiera des bains progressivement gradués, et des douches de robinet, en les surveillant, car elles donnent parfois des poussées. Le traitement sera d'autant plus énergique que la tuberculose osseuse siègera plus loin des articulations, et que le malade ne sera pas rhumatisant. C'est chez les jeunes sujets, dans la tuberculose des os longs, en particulier ceux de la main et du pied qu'on obtiendra le plus. On voit parfois les abcès se résorber. Les trajets fistuleux se cicatrisent, quand ils ne sont pas dus à un *gros* séquestre.

2° *Tuberculose vertébrale*. — L'action des bains salés seuls — car il ne saurait être question de douches — peut se résumer en quelques lignes. A toutes les périodes de l'affection, ils améliorent l'état général. Au début, ils favorisent la guérison sans déformation ; plus tard ils ne peuvent rien contre la gibbosité, mais ils provoquent habituellement la diminution et le durcissement des abcès par congestion.

3° *Osthéo-arthrites tuberculeuses*. — Tout mouvement fébrile, si léger soit-il, contre-indique le traitement salin. Ce que nous avons dit des tuberculoses osseuses s'applique aux arthrites qui, au début, sont presque toujours des ostéites tuberculeuses. Dans les *arthrites fongueuses* (genou, pied, coude, etc...) avec épaississement de la synoviale, empâtement des parties molles, la cure saline peut, en favorisant la transformation fibreuse, en remontant l'état général, aboutir à une guérison absolue. Dans les *arthrites suppurées*, la résolution peut se faire encore, si l'abcès est petit. Mais il faut ouvrir les gros abcès et alors, après de longs mois de traitement, on pourra voir se former l'ankylose, avec ou sans fistules. Très souvent la question de l'intervention chirurgicale devra être discutée ; pour la résoudre, il faudra tenir grand compte de l'état général du sujet et de son âge, étant donnée la gravité des résections chez l'enfant, et l'arrêt de développement qui les suit.

4° La *coxo-tuberculose* est peut-être celle des tumeurs blanches qui bénéficie le plus des bains salés : c'est aussi celle qui comporte le moins l'intervention chirurgicale, vu sa gravité (réserve faite pour les injections au chlorure de zinc). L'amélioration de l'état général est constante ; localement, elle se manifeste par une contracture moins accusée des muscles voisins de l'article, en particulier des adducteurs, par un moindre engorgement ganglionnaire, par une diminution de volume des tuberculômes, par une cicatrisation plus ou moins rapide des trajets fistuleux. Certes, nous n'avons pas observé que des cas heureux ; mais ceux-là sont fréquents. Une précaution importante consiste à suspendre les bains quand surviennent des douleurs vraies, paroxystiques, justiciables de la seule extension continue. Du reste, ici, comme pour toutes les ostéo-arthrites, l'immobilisation doit être combinée avec le traitement.

5° Les *synovites tuberculeuses*, fongueuses, non ulcérées, indépendantes de toute lésion osseuse ou articulaire, peuvent être enrayées dans leur marche et guéries. Bains et douches locales amènent la résolution du gonflement de l'empâtement et des fongosités. Quand les synovites sont ulcérées, le contact de l'eau salée est souvent moins bien supporté : et on sera parfois obligé de renoncer à la médication, même en n'immergeant pas la partie malade.

6° Biarritz donne d'excellents résultats dans la *tuberculose ganglionnaire* primitive, à condition de faire plusieurs cures. Le premier effet du traitement général et local (douches filiformes) est de dissocier les ganglions accolés et de produire la fonte du tissu interganglionnaire, de la périadénite. Puis, le ganglion lui-même diminue.

Les adénopathies monoganglionnaires ou polyganglionnaires, dures (polyadénite des strumeux), à moins d'avoir déjà subi la transformation fibreuse, se rétractent et disparaissent ou persistent à l'état de noyaux indolents, sclérosés. Les ganglions ramollis en partie se résorbent, en partie suppurent et, une fois ouverts, se détergent au contact de l'eau salée. Ils finissent par se cicatriser ou aboutissent à la formation de *trajets fistuleux* qu'il faut parfois gratter et décortiquer pour obtenir une cicatrisation définitive.

7° *Tuberculose testiculaire.* — Une santé générale profondément atteinte, la multiplicité des lésions qui s'opposent souvent à toute intervention chirurgicale indiquent surtout la cure saline; mais, même chez les sujets qui « résistent », on devra la prescrire, ne fût-ce qu'à titre prophylactique. Dans les cas favorables, on verra les bosselures se rétracter, durcir, tout en paraissant parfois plus grosses, par suite de la fonte du tissu périglandulaire enflammé — et marcher plus rapidement vers la transformation fibreuse. Quand les bosselures sont ramollies, elles se comportent comme les adénites bacillaires. S'il se forme des *fistules*, elles guérissent souvent seules, sous l'action stimulante de l'eau salée. Les lésions prostatiques sont particulièrement rebelles. Comme traitement, les bains seuls suffisent.

8° *Tuberculose péritonéale.* — Le traitement ne produit pas que le remontement de l'organisme. Nous l'avons vu, plusieurs fois, diminuer les plaques d'induration, rendre le ventre plus souple. On devra aller très doucement, n'user que des bains très mitigés et n'élever le degré de salure qu'au fur et à mesure de l'augmentation des urines (Foix, Salies-de-Béarn).

9° Dans les *tuberculoses cutanées*, s'il s'agit de *lupus*, la cure saline ne peut que confirmer une guérison obtenue, ou préparer les malades à une intervention active. Dans les gommes *scrofulo-tuberculeuses*, on aide à la résolution des tumeurs, mais celle-ci sera rarement obtenue d'une façon complète. Si les gommes sont ramollies, mieux vaut les ouvrir par une petite incision, l'eau salée détergera la cavité de l'abcès, et favorisera la cicatrisation.

IV. Maladies des femmes. — 1° *Troubles menstruels.* — L'action tonique, emménagogue de nos eaux, est utile dans beaucoup de cas d'*aménorrhée*, de *dysménorrhée*, de *ménorrhagies* des jeunes filles, ou de jeunes femmes, relevant plutôt d'un état général défectueux (anémie, atonie, polysarcie) que d'une lésion locale utérine ou ovarienne. La cure remonte les malades, corrige les troubles nerveux, régularise les fonctions menstruelles. Nous avons vu des jeunes filles, aménorrhéiques depuis plus d'un an, être de nouveau réglées pendant leur saison. Les bains, les douches en jet brisé sur les reins, l'eau-mère sont surtout indiqués.

2° *Métrites.* — Les métrites sont d'origine infectieuse, microbienne ; mais, vis-à-vis d'elles, toutes les femmes ne sont pas dans un état égal de réceptivité : il en est chez lesquelles la maladie présente une ténacité désespérante et le curettage — le meilleur à coup sûr des traitements de l'endométrite — ne met pas toujours à l'abri des récidives. Il y a donc là une question de « terrain » que la question de « graine » ne saurait faire oublier. La médication salée réussit très bien dans l'endométrite hémorrhagique de la *puberté* et de la *ménopause*. Elle modère les hémorrhagies, soit indirectement, en modifiant l'état général des malades, soit directement, en régularisant la circulation utérine et ovarienne. Elle réussit surtout contre la *métrite cervicale* des lymphatiques, avec abondante leucorrhée, et hypertrophie utérine considérable. L'usage du spéculum de bain aide à la résolution, mais il doit être réservé aux femmes qui ne présentent que peu ou pas d'abaissement utérin.

3° *Fibromes.* — Le *relèvement de la nutrition* générale est un fait constant. L'amélioration locale l'est moins. Toutefois, la *diminution de volume* est incontestable, dans certains cas. L'atténuation des symptômes de compression (dysurie, constipation, douleurs, etc.), la palpation bimanuelle, au besoin l'hystéromètre permettent de la constater. Dans les fibromes sous-péritonéaux — ceux qui diminuent le plus — on peut voir les exsudats périmétritiques rétrocéder et découvrir les noyaux fibreux, dont la diminution s'opère ensuite. *L'atténuation des hémorrhagies* s'observe surtout chez les malades au voisinage de la ménopause. Il en est de même de la diminution de volume.

4° *Déviations utérines.* — *A priori*, il semble difficile que les bains salés puissent quelque chose contre l'*antéversion*, la *rétroversion*, l'*antéflexion*, la *rétroflexion*, et cependant leur action est réelle, parce qu'elle s'adresse aux deux principales causes de la déviation : l'inflammation métritique, le relâchement des ligaments. — Résolutives, les eaux diminuent l'hypertrophie utérine, facilitent la résorption des adhérences et des exsudats péri-utérins, aident au retour de la tonicité perdue par les ligaments. Évidemment, il ne saurait être question de lésions trop anciennes, *a fortiori* de lésions congénitales.

5° *Salpingo-ovarite ; paramétrite ; pelvi-péritonite.* — Les eaux chlorurées sodiques fortes peuvent beaucoup contre la salpingite *catarrhale*, un peu contre la salpingite parenchymateuse, rien contre la forme kystique. De plus, elles aident beaucoup à la résolution des noyaux de *paramétrite*, des empâtements diffus péri-salpingiens. L'absence de tout état aigu ou subaigu est ici particulièrement indispensable. On se contentera de bains mitigés ; le plus souvent de bains au 1/6e, au 1/5e, au 1/4. Le plus souvent, on ajoutera de l'eau-mère ; on ne dépassera jamais les bains à la moitié. Les mêmes remarques s'appliquent aux *pelvi-péritonites*.

V. Chlorose, anémie. — L'anémie n'est pas une maladie ; c'est le symptôme d'une foule de maladies. Voilà pourquoi il ne saurait exister d'eau minérale spécifique de cet état morbide ; et, de fait, il n'est pas une station qui ne revendique sa part dans les succès obtenus. Les cas les plus justiciables des eaux salines, nous les trouvons dans les anémies *diathésiques* liées à la scrofule, au lymphatisme ; les anémies des jeunes femmes en rapport avec une *atonie* générale des tissus et des organes ; celles qui s'accompagnent d'aménorrhée ou de pauciménorrhée. — A. Robin (*loc. cit.*) croit les bains salins favorables aux anémiques à échanges azotés et à oxydations diminuées, et nuisibles à ceux dont les échanges et les oxydations sont augmentés. Il se demande si l'addition d'eau-mère ne compenserait pas l'action suroxydante de ces bains. Nous avons étudié ce côté de la question dans le travail dont nous parlions plus haut.

Dans l'anémie essentielle, dans la *chlorose*, rien ne remplace le fer, mais le traitement thermal salin pourra parfois être utile, adjuvant, au même titre que l'hydrothérapie.

VI. Maladies nerveuses. — Certaines formes d'irritation spinales, en particulier la *myélasthénie*, se trouvent très bien des bains salés. Mais ici encore, il est important de se préoccuper de l'état diathésique, du terrain sur lequel évolue la maladie. Ce sont surtout les *neurasthénies*, greffées sur un fond *lymphatico-scrofuleux*, qu'il faut envoyer à Biarritz.

Dans la *paralysie infantile*, les bains forts, les douches, constituent un adjuvant précieux des autres méthodes thérapeutiques; mais on attendra, pour les employer, que la phase myélitique soit terminée. C'est quand l'atrophie se montre et se localise qu'ils seront utiles, en favorisant la nutrition des parties malades et le retour de la contractilité.

VII. Autres indications. — En dehors des affections que nous venons d'énumérer, les eaux de Biarritz-Salin conviennent également aux convalescents de maladies graves ou d'opérations chirurgicales, notamment des opérations pratiquées sur l'abdomen : *aux surmenés, aux sujets affai-*

blis, à ceux atteints d'*atonie digestive;* à certains *diabétiques* et à certains *obèses*. Mais on ne saurait établir ici de règles générales, et c'est au médecin à bien étudier chaque cas particulier et à se souvenir que, s'il existe des maladies, il existe surtout des malades.

B. — CONTRE-INDICATIONS

En dehors des maladies du cœur, de l'albuminurie avec anasarque, de la phtisie tuberculeuse, contre-indications générales à l'emploi de tous les traitements thermaux, les eaux chlorurées sodiques fortes de Biarritz sont *spécialement* contre-indiquées dans :

L'*asthme*, d'une façon formelle;

L'*herpétisme* ou disposition à avoir des éruptions cutanées, étendues et fréquentes. Ceci, toutefois, n'a rien d'absolu ; et on ne doit pas d'emblée faire renoncer au bénéfice d'une cure saline, quand il existe, d'autre part, une indication précise de son emploi. Il importe seulement d'aller avec précaution ; et c'est ainsi que, chez certains *urticariens*, justiciables, de par leur état général, d'un traitement salin, on arrivera le plus souvent à leur faire supporter les eaux, en les soumettant à un régime très sévère, et en atténuant l'action irritante du bain salé par une addition d'amidon ou de gélatine.

Nous en dirons autant du nervosisme, de l'*excitabilité* de certains sujets à laquelle nous pouvons, il est vrai, opposer l'eau-mère sédative. Mais, si elle est poussée à un degré extrême, mieux vaut s'abstenir. *A fortiori*, l'*hystérie*, l'*épilepsie* sont-elles des contre-indications formelles.

CONCLUSIONS

Il résulte de tout ce que nous venons de dire que Biarritz offre aux malades le triple avantage d'un établissement thermal salin, d'un climat tempéré et du voisinage de l'Océan.

Les eaux chlorurées sodiques fortes, qui alimentent les *Thermes salins*, ont la même composition et les mêmes effets que leurs similaires de Salies-de-Béarn, de la Mouillère, de Kreuznach, etc., etc., et comportent les mêmes indications.

Les qualités du *climat*, nous les avons fait valoir plus haut; nous n'y reviendrons pas, mais nous tenons à insister sur le *voisinage de l'Océan*, au double point de vue de la possibilité pour les médecins de combiner, chez certains malades, la médication thermale et la médication marine, et des avantages ou des inconvénients que peut présenter pour eux le séjour au bord de la mer.

On se baigne à Biarritz du 15 juin au 1er novembre, et sans être très partisan des bains de mer avant le 1er juillet et après le 15 octobre, nous trouvons l'explication de cette manière de faire dans la douceur du climat et la topographie de certaines plages très abritées. La température de l'eau est de 16° en moyenne; au plus fort de l'été elle arrive à 20°. Il existe plusieurs plages : celle « des *Fous* », largement ouverte vers la mer, située près de l'hôtel du Palais (ancienne villa Eugénie), est la plus fréquentée, c'est aussi la plus excitante, à cause de la puissance des vagues et de la violence de la lame. Bien souvent, nous y envoyons certains de nos malades appelés à bénéficier à la fois du traitement thermal salin et de l'hydrothérapie. Le bain de mer très court (deux à trois minutes au plus) est une véritable douche marine et remplace avantageusement la douche froide à l'eau douce. La *plage du Port-Vieux*, sorte d'anse étroite, protégée contre le vent par les falaises qui la limitent, est celle qui convient par excellence aux enfants, à ceux notamment qui veulent apprendre à nager, et aux sujets chez lesquels on redoute une trop forte stimulation. — La *plage des Basques*, située à l'ouest, est très belle ; mais elle a la réputation d'être dangereuse (courants, sables mouvants).

Si le voisinage de l'Océan, envisagé au point de vue de la combinaison *possible* du bain de mer froid et du bain chaud chloruré sodique est précieux, il l'est bien plus encore en ce qu'il permet de soumettre les malades en traitement à l'action du climat marin, de l'inhalation marine. — Berck et Salies réunis : voilà, au point de vue médical, le côté original de la création des nouveaux Thermes, nous ne craignons pas de le proclamer bien haut. A ceux qui nous objecteraient que le séjour au bord de la mer peut, dans certains cas, être nuisible, nous répondrons qu'il reconnaît, en général, les mêmes indications et les mêmes contre-indications que la médication chlorurée sodique. Qui niera les avantages du séjour à la mer chez les enfants débiles, mous, à évolution ralentie ou enrayée ; chez les jeunes filles anémiées, parvenues au moment de la puberté, souvent tourmentées par des céphalées opiniâtres et par les premières apparitions menstruelles ; chez les jeunes femmes atones, fatiguées par les grossesses ou le nourrissage, surmenées par la vie mondaine ; chez les lymphatiques ; chez les scrofuleux osseux ou ganglionnaires ; chez les rachitiques ? Or, ne sont-ce point là précisément les indications majeures de la médication thermale saline?

Par contre, les affections du cœur, l'asthme, le tempérament pléthorique, la tendance aux congestions actives, l'épilepsie, l'hystérie, l'irritation cérébrale, qui contre-indiquent le séjour à la mer, ne contre-indiquent-elles pas aussi l'usage des bains salés chauds? Reste le *tempérament nerveux* chez lequel on redoute, et avec raison, l'excitation produite par l'air marin. En médecine thermale, nous avons, il est vrai, un moyen de le modérer, c'est le bain d'eau-mère; mais, en réalité, si l'excitabilité est très marquée, on s'abstient de toute espèce de médication saline, et, ce faisant, on agit sagement. D'ailleurs, il est peu de mots dans le langage médical dont on abuse autant que du mot « nerveux », et nous pourrions citer l'exemple de bien des malades réputés « névropathes » qui bénéficient largement du climat marin. Il y a là une question « d'acclimatement » et d' « habitat » qu'il importe de ne pas négliger.

Un mot, en terminant, sur les avantages au point de vue psychique, d'une cure à Biarritz. Certes, nous sommes de ceux qui pensent que les considérations d'ordre purement médical doivent passer en première ligne, et à ce sujet la description de nos ressources hydrominérales est de nature à donner satisfaction aux exigences les plus légitimes; mais celles auxquelles nous faisons allusion rentrent dans cette catégorie et sont de la plus haute importance. Les *distractions* en effet — et nous entendons ne parler que de celles qui sont compatibles avec l'état de maladie, constituent le complément indispensable de toute cure thermale. Biarritz offre, à ce point de vue, de nombreuses ressources; c'est au médecin à les utiliser pour le plus grand bien de ses malades, par une réglementation bien ordonnée de la journée médicale.

III. — PRINCIPALES EAUX SALINES DE FRANCE

BALARUC-LES-BAINS. — HÉRAULT

EAUX SALINES CHAUDES

1° **Généralités.** — Village de 620 habitants à 23 mètres d'altitude, situé au milieu d'une presqu'île de l'étang de Thau, desservi par le chemin de fer du Midi et par un bateau à vapeur qui fait le trajet de Cette à Balaruc en quinze minutes. Le climat est doux et agréable en mai, juin, septembre et octobre. Il existe un établissement thermal ouvert toute l'année et, à proximité, un hôpital civil et militaire, succursale de celui de Montpellier, qui reçoit les malades du 15 mai au 15 juin et du 16 août au 15 septembre. La saison effective dure du 1er mai au 1er novembre, et il vient de 1.000 à 1.200 baigneurs.

2° **Ressources hydrominérales.** — Les *sources chlorurées sodiques* sont au nombre de trois; la principale débite, par vingt-quatre heures, 300 mètres cubes d'eau à une température de 48°. Sa minéralisation totale est de 10 grammes, dont 7 grammes de chlorure de sodium. L'eau est amenée aux buvettes et dans l'établissement, où elle est utilisée en bains généraux et partiels, douches générales ou locales, bains d'étuves naturelles à 42°, et gargarismes. Les eaux-mères et les boues minérales servent aussi au traitement.

3° **Ressources adjuvantes**. — Cette station n'utilise aucune ressource adjuvante.

4° **Clinique thermale**. — Les affections tributaires de Balaruc sont les paralysies, les apoplexies et les asthénies scrofuleuses ou cachectiques.

BOURBON-LANCY. — SAONE-ET-LOIRE

EAUX SALINES TRÈS CHAUDES

1° **Généralités**. — Chef-lieu de canton de 3.900 habitants, à 248 mètres d'altitude, dans le vallon de Saint-Léger, desservi par le chemin de fer de Paris-Lyon-Méditerranée (gare à 3 kilomètres de la ville). Le climat est doux, tempéré, et la saison s'étend du 15 mai au 15 septembre. Bourbon possède deux hôpitaux, un casino et un établissement thermal ouvert toute l'année.

2° **Ressources hydrominérales**. — Les *sources chlorurées sodiques*, au nombre de cinq, ont un débit considérable. Leur température est de 43°,5 à 56°,5 ; leur minéralisation totale, de 1gr,82, dont 1gr,28 de chlorure de sodium. Elles sont amenées aux buvettes et à l'établissement, où elles sont utilisées en bains de baignoire et de piscine, douches variées générales et locales, douches sous-marines, douches-massages, bain d'étuve naturelle à 48°, bains de vapeur en caisse, généraux ou locaux, inhalations, pulvérisations. La piscine, située dans le parc, est à eau courante et à une température fixe de 34°. De nombreuses conferves se développent dans les puits d'eau minérale et sont entraînées par les eaux.

3° **Ressources adjuvantes.** — Les malades peuvent également prendre des douches générales ou locales d'eau simple à toute température, et se faire masser à sec.

4° **Clinique thermale.** — Les affections tributaires de Bourbon-Lancy sont le rhumatisme chronique, les névralgies et les cardiopathies bien compensées.

BOURBON-L'ARCHAMBAULT. — ALLIER

EAUX SALINES CHAUDES

1° **Généralités.** — Chef-lieu de canton de 4.000 habitants à 270 mètres d'altitude, station d'un chemin de fer départemental relié à Moulins. Bourbon, situé au fond d'une vallée, a un climat tempéré, possède un hôpital thermal civil et un hôpital thermal militaire ayant des installations balnéaires spéciales, un casino et un établissement thermal.

La saison s'étend du 15 mai au 1er octobre, et il vient annuellement 2.000 malades.

2° **Ressources hydrominérales.** — Une *source chlorurée sodique* débite, par vingt-quatre heures, 12.000 mètres cubes d'eau à une température de 52°,25. Sa minéralisation totale est de 4gr,34 par litre, dont 2gr,24 de chlorure de sodium. Elle est amenée dans des bassins de réfrigération, où se développent d'abondantes *conferves* qui donnent à l'eau une consistance onctueuse. Une seconde source froide et *ferrugineuse* sert surtout aux boissons. L'établissement thermal, de construction récente, appartient à l'État. Il est aménagé pour bains de baignoires et de piscine, douches variées générales et locales et pulvérisations.

3° **Ressources adjuvantes.** — Les malades peuvent également se faire masser, et ils sont, après le bain, enveloppés de couvertures et ramenés chez eux en chaise à porteurs. S'ils réagissent mal, on leur applique des ventouses à succion, au moyen de cornes de bœuf appelées « cornets ».

4° **Clinique thermale.** — Les affections tributaires de Bourbon sont : les rhumatismes, les paralysies, les névralgies diverses, les scrofules osseuses et les maladies utérines.

La durée moyenne de la cure est de vingt-cinq à trente jours.

BOURBONNE-LES-BAINS. — HAUTE-MARNE

EAUX SALINES TRÈS CHAUDES

1° **Généralités.** — Chef-lieu de canton de 4.500 habitants à 255 mètres d'altitude, sur les bords du ruisseau de Borne, desservi par la ligne de l'Est. Cette station a un climat tempéré ; la saison effective s'étend du 15 juin au 15 septembre ; mais l'établissement thermal, propriété de l'État, est ouvert pendant toute l'année. Bourbonne possède un hôpital thermal militaire avec installation balnéaire et un casino.

2° **Ressources hydrominérales.** — Les *sources chlorurées sodiques*, au nombre de treize, débitent, par vingt-quatre heures, 500 mètres cubes d'eau à une température variant de 42° à 65°. Leur minéralisation totale est de 7gr,22, dont 5gr,20 de chlorure de sodium et 1gr,39 de sulfate de chaux. Elles sont amenées aux buvettes et à l'établissement, où elles sont utilisées en bains généraux et locaux de baignoire et de piscine, douches variées à forte pression et étuves naturelles. Il se fait aussi des applications de *boues* et des fomentations.

3° **Ressources adjuvantes.** — Les malades peuvent également se faire masser et traiter par l'électricité et la gymnastique médicale.

4° **Clinique thermale.** — Les affections tributaires de Bourbonne sont la scrofule, le rhumatisme, les paralysies et les suites de traumatisme. La cure, qui consiste surtout en boissons et en douches, dure de trente à soixante jours.

BRIDES. — SAVOIE

EAUX SALINES CHAUDES

1° **Généralités.** — Village de 177 habitants, à 570 mètres d'altitude, sur la rive gauche du Doron, desservi par la gare de Moutiers, à 5 kilomètres, sur la ligne de Paris-Lyon-Méditerranée. Brides, abrité des vents du nord et du midi, a un climat sédatif, possède un casino et un établissement thermal ouvert du 15 mai au 1er octobre, et reçoit annuellement avec Salins de 4 à 5.000 visiteurs. Les indigents peuvent être hospitalisés à Moutiers.

2° **Ressources hydrominérales.** — Les sources salines, *sulfatées, calciques et sodiques,* débitent, par vingt-quatre heures, 400 mètres cubes d'eau à une température de 36°. Leur minéralisation totale est de 6 grammes, dont 1gr,83 de chlorure de sodium, 1gr,16 de sulfate de sodium, 1gr,71 de sulfate de calcium, et 0gr,52 de sulfate de magnésium. Ces eaux, légèrement gazeuses, sont amenées aux buvettes et à l'établissement, où elles sont utilisées en bains de baignoires et de piscines à eau courante, irrigations, pulvérisations et douches variées. Les *boues minérales* et les sels servent aussi au traitement.

3° **Ressources adjuvantes.** — Les malades peuvent également se faire masser, prendre des bains d'air chaud, de vapeurs simples ou médicamenteuses, et des douches dont l'eau provient d'un torrent à 8°.

4° **Clinique thermale.** — Les affections tributaires de Brides sont : les catarrhes du tube digestif, la congestion et la pléthore abdominale, la constipation chronique, les hémorrhoïdes et, plus particulièrement, l'obésité. Les eaux se prennent surtout en boissons et en bains.

CHATELGUYON. — PUY-DE-DOME

EAUX SALINES TIÈDES

1° **Généralités.** — Ville de 1.620 habitants, située à 360 mètres d'altitude, Châtelguyon est à 5 kilomètres de Riom, gare de la ligne Paris-Lyon-Méditerranée. Son climat est tempéré et salubre ; la saison s'étend du 15 mai au 15 octobre, et il vient annuellement 5.000 étrangers. Il existe deux établissements : l'ancien établissement Brosson et le Nouvel-Établissement.

2° **Ressources hydrominérales.** — Les *eaux chlorurées sodiques, magnésiennes* et *bicarbonatées*, sont fournies par vingt-six sources de composition peu différente et d'un débit total de plus de 400 mètres cubes par jour. Leur température varie de 27° à 35° ; leur minéralisation est, en moyenne, de 8 grammes par litre, dont 1gr,80 de chlorure de sodium, 1gr,27 de chlorure de magnésium, 0gr,52 de sulfate de sodium, 1gr,70 de carbonate de calcium et 1gr,25 d'acide carbonique libre. Elles alimentent cinq buvettes et les deux établissements où elles servent en bains de baignoires et de piscines à eau courante, en douches générales et locales et en lavages d'estomac.

3° **Ressources adjuvantes.** — Les malades peuvent également se faire masser et prendre des douches d'eau simple et des sudations.

4° **Clinique thermale.** — Les maladies tributaires de Châtelguyon sont : la dyspepsie avec constipation, la pléthore abdominale, l'obésité et la congestion cérébrale.

Ces eaux, purgatives, sont employées surtout en boissons et en bains à eau courante. La durée moyenne de la saison est de vingt-cinq jours.

DAX. — LANDES

EAUX SALINES FROIDES

V. p. 431.

MONTMIRAIL. — VAUCLUSE

EAU SALINE FROIDE

V. p. 278.

SAINT-GERVAIS. — HAUTE-SAVOIE

EAUX SALINES CHAUDES

1° **Généralités.** — Chef-lieu de canton de 1.900 habitants à 600 mètres d'altitude, desservi par la gare de Cluses, à 25 kilomètres sur la ligne de Paris-Lyon-Méditerranée. Climat sédatif. L'établissement est ouvert du 1er juin au 1er octobre ; il vient environ 300 étrangers.

2° **Ressources hydrominérales.** — Les *sources sulfatées chlorurées sodiques*, au nombre de trois, ont une température de 39° environ et débitent 180 mètres cubes par jour. Leur minéralisation totale est de 5 grammes, dont 1gr,73 de sulfate de sodium et 1gr,74 de chlorure de sodium.

La source du Torrent est *sulfureuse* et contient, en outre, 0gr,005 d'hydrogène sulfuré libre. Les eaux sont employées en boissons et aménagées pour bains, douches variées, étuves et inhalations.

3° **Clinique thermale.** — Les affections traitées à Saint-Gervais sont : les catarrhes chroniques du pharynx, du larynx et des bronches, les affections de la peau et la goutte.

SALIES-DE-BÉARN. — BASSES-PYRÉNÉES

EAUX SALINES FROIDES

1° **Généralités.** — Ville de 4.000 habitants à 45 mètres d'altitude, à l'extrémité d'une vallée arrosée par le Saleys, desservie par la ligne du Midi. Salies possède un établissement thermal ouvert toute l'année, mais la saison effective s'étend du 1er avril au 1er novembre.

2° **Ressources hydrominérales.** — Les *eaux chlorurées sodiques* émergent de trois sources, débitant, par jour, plus de 300 mètres cubes, à une température moyenne de 12°. Leur minéralisation totale est de 256 à 301 grammes par litre, dont 245 à 293 grammes de chlorure de sodium. Les *eaux-mères* ont 377 grammes de sels, dont 231 grammes de chlorure de magnésium, 44 grammes de chlorure de sodium, 35 grammes de chlorure de potassium, 10 grammes de bromure de magnésium, et 54 grammes de sulfates. Une quatrième source a une minéralisation totale de 2 grammes seulement. Ces eaux sont aménagées en bains et douches générales et locales de tous genres.

3° **Clinique thermale**. — Les maladies traitées à Salies sont : la scrofule, les tuberculoses locales et les maladies des femmes. La cure dure de quatre à cinq semaines, et se compose principalement de bains et de douches.

SALINS. — JURA

EAUX SALINES FROIDES

1° **Généralités**. — Chef-lieu de canton de 6.000 habitants, à 345 mètres d'altitude, sur la ligne Paris-Lyon-Méditerranée, Salins possède un hôpital, un casino et un établissement ouvert du 1er juin au 15 octobre. Il vient environ 2.500 étrangers.

2° **Ressources hydrominérales**. — Les *eaux chlorurées sodiques*, d'une température de 11°, émergent de plusieurs sources, dont deux alimentent l'établissement. Leur débit est de 1.800 mètres cubes par jour ; leur minéralisation totale est de 26 grammes, dont 22gr,75 de chlorure de sodium. Les *eaux-mères* ont 319 grammes de sels, dont 168 grammes de chlorure de sodium, 60 grammes de chlorure de magnésium, 65gr,50 de sulfate de potassium et 22 grammes de sulfate de sodium. L'établissement est aménagé pour des bains de piscines et de baignoires, des douches variées.

3° **Clinique thermale**. — Les affections traitées à Salins sont : les maladies osseuses et articulaires, les maladies utérines et la scrofule. Le traitement consiste surtout en bains.

SALINS-MOUTIERS. — SAVOIE

EAUX SALINES CHAUDES

1° **Généralités.** — Village de 273 habitants à 470 mètres d'altitude, situé dans la vallée d'un affluent de l'Isère, à 1,000 mètres de Moutiers, gare de la ligne de Paris-Lyon-Méditerranée, et à 4 kilomètres de Brides. Cette station a un climat de montagne, la saison dure du 15 mai au 15 octobre, et il vient à Brides ou Salins, de 4 à 5,000 visiteurs. Les indigents sont hospitalisés à Moutiers.

2° **Ressources hydrominérales.** — Les deux *sources chlorurées sodiques* émergent dans l'établissement et débitent, par vingt-quatre heures, 3,500 mètres cubes, à une température de 34°. Leur minéralisation totale est de 17 grammes, dont 12 grammes de chlorure de sodium et 2 grammes de sulfate de chaux. Elles sont amenées à la buvette et à l'établissement, où elles sont utilisées en bains de baignoires et de piscines, douches variées à toutes températures, *boues ferrugineuses arsenicales* et *eaux-mères*. Il existe aussi des inhalations et des pulvérisations.

3° **Ressources adjuvantes.** — Les malades peuvent également prendre des douches d'eau simple, des bains et douches d'air chaud et de vapeurs simples ou médicamenteuses, des bains turcs et des bains russes, ainsi que des massages.

4° **Clinique thermale.** — Les affections tributaires de Salins sont : les affections douloureuses, rhumatismales ou scrofuleuses, et les maladies utérines. La cure consiste surtout en bains.

LIVRE II

I. — EAU SULFUREUSE TYPE

BAGNÈRES-DE-LUCHON

EAUX SULFURÉES SODIQUES

CHAPITRE I

GÉNÉRALITÉS

Bagnères-de-Luchon, 4,000 habitants, chef-lieu de canton de la Haute-Garonne, à l'extrême limite sud de ce département, sur la frontière franco-espagnole, au pied des plus hauts sommets de la chaîne des Pyrénées, à 629 mètres d'altitude (à l'exception de Cambo, Bagnères-de-Bigorre, du Vernet, Amélie-les-Bains, la moins élevée de toutes les stations thermales de cette région); chemin de fer de Toulouse-Bayonne, embranchement à Montréjeau. Une des plus importantes stations sanitaires de France. Classe des sulfurées sodiques.

I. Topographie. — C'est dans une fertile vallée d'une lieue de longueur sur une demi-lieue de largeur que se trouve Bagnères-de-Luchon, assise au confluent de deux gaves. La ville n'est pas au milieu de la vallée, mais bâtie dans l'angle rentrant formé au nord par la montagne de Cazaril, à l'ouest par celle de Superbagnères, elle regarde le levant et le midi où les hautes cimes franco-espagnoles, distantes de 12 kilomètres, bornent son horizon. Grâce à cette situation, elle est abritée des vents froids et humides, et reçoit largement la lumière et le soleil.

Un vaste boulevard, l'allée d'Étigny, de 630 mètres de long sur 30 mètres de large, planté de quatre rangées d'arbres, relie la vieille ville à l'établissement thermal et aux promenades publiques. C'est sur cette avenue que se trouvent les magasins et les principaux hôtels; c'est là aussi que, durant la saison, résident le mouvement et la vie. Des rues spacieuses aboutissent à cette artère principale et constituent avec elle la ville des baigneurs. Toutes les ressources du confort sont réunies à Luchon pour recevoir les étrangers dont le nombre a été de plus de 46.000 durant la saison dernière, c'est-à-dire en 1895.

De Paris deux grandes lignes de chemin de fer conduisent à Luchon, l'une par Toulouse, l'autre par Bordeaux. Des trains de grande vitesse font le service entre ces deux points extrêmes. En outre, la Compagnie des grands Express-Européens organise deux fois par semaine, sous le nom de Paris-Luchon, des convois qui effectuent le trajet en quinze heures.

II. Climatologie. — La moyenne générale de la température, pendant la saison, est de 16° [1]; les mois de juin donnent, comme moyenne, 16°,6; ceux de juillet, 17°; ceux

[1] Les renseignements météorologiques que nous donnons ici ont été recueillis par le Dr Lambron, ancien médecin inspecteur des Thermes.

d'août, 18°,3; enfin, septembre, 14°,8. L'amplitude générale de la température, ou l'écart extrême, est de + 4° à + 36°. Bien que ces chiffres soient exceptionnels, ils fournissent aux malades l'indication de se munir, avec des vêtements d'été, de vêtements chauds pour éviter l'influence de ces variations atmosphériques. Les minima thermiques se montrent dans la première quinzaine de juin et les dix derniers jours de septembre; les maxima, du 20 juillet au 20 août.

Les hautes températures de la journée ne sont pas de longue durée, et les soirées, les nuits et les matinées de juillet et d'août sont toujours tempérées.

La hauteur barométrique moyenne est de 709mm,9. Les écarts moyens oscillent entre 704 millimètres et 714 millimètres. Le variable au terme moyen correspond à 709mm,9; la pluie, à 704 millimètres; et le beau temps, à 714 millimètres.

La moyenne de l'humidité relative de l'air est de 86°,6.

Les vents les plus fréquents sont les vents d'ouest, du sud-ouest et du nord-ouest. Il existe une moyenne de vingt-quatre journées pluvieuses par saison. Juillet et août sont les mois qui présentent le plus de journées sereines. Les brumes et brouillards, quand ils existent, n'apparaissent ordinairement que vers midi sur les points culminants et, s'ils descendent sur le flanc des montagnes, ils n'aboutissent jamais à la vallée dont ils se tiennent toujours éloignés de 80 à 100 mètres.

III. Hygiène de la station. — Luchon possède, grâce à sa situation modérément élevée de 629 mètres, un climat à la fois doux et tonique qui convient aux personnes faibles, délicates ou impressionnables. La lumière et l'air pur pénètrent largement dans les rues et les maisons. La salubrité, comme dans presque tous les pays d'altitude, y est parfaite. Il n'existe jamais d'épidémies de maladies contagieuses ; le choléra, par exemple, n'y a en aucun temps fait son apparition. Cette immunité pour Luchon est due non seulement à sa situation de ville frontière et conséquemment à son impossibilité d'être contaminée par une autre agglomération humaine, mais encore à l'imprégnation de l'atmosphère par les vapeurs soufrées. N'a-t-on pas remarqué, durant les dernières épidémies cholériques dans de grands centres, que les usines à produits sulfureux créaient à leurs alentours un périmètre de protection? La présence de deux cours d'eau et la communication de la vallée de Luchon avec des vallées secondaires établissent le renouvellement facile de l'air. Une source, dont le débit abondant assure à chaque habitant une large distribution, et dont la limpidité, la saveur et la fraîcheur en font le type de l'eau potable, circule, grâce à de nombreuses fontaines publiques, sur les bas-côtés des rues et contribue à leur entretien. La légère déclivité du terrain facilite l'écoulement des eaux pluviales et ne laisse subsister aucune humidité. Il existe un grand nombre de promenades ombragées, les unes en plaine, les autres sur un plan plus ou moins incliné, présentant de distance en distance des bancs de repos pour les malades et les valétudinaires, des excursions en voiture et à cheval variées à l'infini, des ascensions jusqu'à 3.400 mètres d'altitude.

IV. Conditions de séjour d'un étranger. — On vit à Luchon comme on veut, dans le monde et ses plaisirs, ou dans l'isolement. On y trouve des logements appropriés à tous les goûts, à toutes les conditions sociales et, enfin, à toutes les infirmités. Les hôtels, les maisons meublées de premier ordre sont sur l'allée d'Étigny, les quinconces des Thermes et l'allée des Bains; ce sont les logements les plus recherchés. Il existe des tables d'hôte et des restaurants; chez soi on peut être servi par son cuisinier, ou bien par la cuisinière de la maison où l'on habite.

CHAPITRE II

RESSOURCES THÉRAPEUTIQUES

L'établissement thermal de Luchon, vaste et grand monument de 100 mètres de façade sur 60 mètres de profondeur, concentre toutes les ressources hydrominérales de la station. Ces ressources sont variées et résument l'application clinique de toutes les eaux sulfurées sodiques. Quarante-deux griffons, en effet, réunis par leur similitude de thermalité et de minéralisation en neuf sources mères ou alimentaires — nous faisons abstraction momentanément des sources qui sont employées aux buvettes — forment un ensemble qui permet d'obtenir des effets thérapeutiques suivant les tempéraments et les cas morbides les plus divers.

Voici le nom des sources mères avec leur degré de température et de minéralisation :

Sources.	Température.	Sulfuration.
1° Bordeu	42°	0.0393
2° Bosquet	38°	0.0319
3° Ferras	38°,5	0.0181
4° Étigny	41°	0.0331
5° Grotte	50°,5	0.0693
6° Reine	56°,5	0.0319
7° Blanche	37°,5	0.0169
8° Richard ancienne	46°	0.0360
9° Richard nouvelle	49°	0.0475

Le tableau ci-joint montre l'action physiologique générale de chacune de ces sources, action physiologique qui n'est pas toujours en rapport, comme on peut s'en rendre compte, avec la minéralisation.

A. Bosquet : source douce et à sulfuration légère ;
B. Ferras : source un peu excitante à sulfuration légère ;
C. Étigny : source douce et à sulfuration moyenne ;
D. Bordeu : source douce, sédative et à sulfuration forte ;
E. Blanche : source un peu excitante avec du soufre en suspension ;
F. Richard ancienne : } Sources excitantes et à sulfuration forte ;
G. Richard nouvelle : }
H. Grotte : source légèrement excitante et à sulfuration forte ;
I. Reine : source très excitante, quoique à sulfuration moyenne.

Grâce à la réunion de ces sources tour à tour douces, faibles, moyennes, fortes et très fortes, on dispose d'une véritable gamme d'excitation qui, nous l'avons dit, rend facile l'application de l'hydrothérapie sulfureuse. En outre, la différente minéralisation de chacune d'elles, leur plus ou moins grande alcalinité, leur instabilité ou leur stabilité au contact de l'air offrent des conditions particulières de curabilité. C'est ainsi que Bordeu, Bosquet, Grotte et Reine, grâce à leur grande sulfuration et à leur action énergique, conviennent aux scrofuleux; que les eaux plus alcalines des deux Richard et d'Étigny s'adressent plus spécialement à la diathèse rhumatismale; que Richard, Grotte et Reine, dans lesquelles le départ de l'acide sulfhydrique se fait avec facilité, servent à la cure des affections des voies respiratoires ; enfin, que Ferras et Blanche, plus stables dans leur composition, et dont le sulfure est brûlé en entier au sein de l'eau, sont plutôt curatives des maladies cutanées. A ces indications générales, il faut ajouter une foule de nuances qu'enseigne la pratique et dont le médecin sait tirer profit.

I. Bains. — Le bain est un des moyens thérapeutiques les plus usités à Luchon. Les cent vingt baignoires que possède l'établissement sont alimentées par l'une ou l'autre des sources que nous venons d'énumérer, ou bien par le mélange de deux ou trois d'entre elles. Les cabinets de bain ne sont pas uniformément construits : les uns sont vastes, à aération facile ; quelques-uns possèdent une voûte modérément élevée, d'autres surbaissée ; enfin, il en est avec auvents en coutil, toutes dispositions qui ont pour but d'augmenter ou de restreindre l'absorption des vapeurs soufrées. La source minérale arrive à la partie inférieure de la baignoire, afin d'éviter en chutant de briser l'eau et de favoriser ainsi le dégagement des principes chimiques.

Les demi-bains et les pédiluves sont aussi fréquemment employés. Une salle avec une dizaine de cabines est affectée aux bains de pieds.

II. Piscines. — Les piscines à eau sulfureuse courante sont au nombre de trois, deux petites et une grande. Les petites, une pour chaque sexe, sont à voûte surbaissée, et leur température est de 35°. La grande piscine, dite aussi piscine de natation, a de vastes proportions, est largement aérée et possède une température de 32° à 33°, trois conditions qui permettent d'y séjourner plus longtemps que dans une baignoire.

III. Étuves. — Les deux étuves à forme demi-circulaire présentent en leur milieu un puits au fond duquel circulent des sources très minéralisées et très chaudes. Sur la margelle existe un registre qui permet de tenir le puits ouvert ou fermé. A côté de chaque étuve existent des lits de repos et une douche froide.

IV. Douches. — Toutes les espèces de douches se trouvent dans nos thermes. Les douches sulfureuses sont de deux ordres : les petites administrées dans la baignoire, et les grandes dans des cabinets spéciaux. Les premières offrent ceci de particulier qu'on peut utiliser l'une ou l'autre des sources principales, et qu'on a ainsi la possibilité de choisir celle qui convient le mieux au malade. Les grandes douches ont une composition uniforme, température exceptée, c'est-à-dire qu'elles sont alimentées par les seules sources Reine, Grotte et Richard, les plus minéralisées et les plus chaudes. Chaque cabinet de douche possède une prise d'eau froide, dont la température varie de 9° à 11°. Toutes les espèces de douches y sont données, sauf la douche ascendante qui, nécessitant une installation spéciale, se trouve à part.

V. Boisson. — La boisson sulfureuse est fournie par quatre buvettes :

Sources.	Température.	Sulfuration.
1° Les Romains	47°	0.0545
2° Grotte	53°	0.0443
Reine	49°	0.0540
Blanche	39°	0.0022
3° Ferras ancienne	28°,5	0.0049
Enceinte	42°	0.0389
Ferras nouvelle	31°,5	0.0440
4° Pré n° 1	51°,4	0.0735
Pré n° 2	44°,5	0.0589
Pré n° 3	40°,5	0.0349
Pré refroidi	25°	0.0740

La boisson se prend généralement par verres de 200 gr., un le matin, un le soir ; il est rare qu'on dépasse cette dose.

avec la variété de sources qui sont à notre disposition. L'eau sulfureuse se prend à jeun, au moins une heure avant de manger, de façon qu'elle soit digérée avant l'ingestion des aliments.

VI. Gargarisme ou bain de gorge. — C'est le contact plus ou moins prolongé de l'eau minérale avec la muqueuse pharyngée. Un verre de 20 grammes suffit généralement pour obtenir un bon bain de gorge. Les gargarisoirs sont installés à la buvette du Pré où sont deux salles avec des compartiments pour chaque malade. Le gargarisme laryngien est bien rarement employé, à cause de la difficulté et même parfois de l'impossibilité de sa mise en pratique.

VII. Pulvérisation. — Elle se pratique dans deux salles; l'une possède douze appareils, l'autre dix. Voici en quoi consiste chacun d'eux: un mince cylindre creux plongeant par une de ses extrémités dans un réservoir d'eau minérale émerge par l'autre dans la salle au-dessus d'une table en marbre, qui a pour but de collecter l'eau de vidange et de la transmettre à un tuyau de sortie. Sous l'influence d'une pompe foulante un filet d'eau minérale à jets continus s'échappe sous la pression de 3 à 4 atmosphères (pression qu'on peut graduer à volonté) et vient frapper une palette ou un tamis sur lesquels il se brise. C'est la source Reine qui alimente la pulvérisation. Sa température initiale de 55° est encore de 33° à 36° dans les premiers appareils, c'est-à-dire ceux qui sont le plus rapprochés du réservoir, et de 32° à 33° aux derniers. Cette différence de température est mise à profit suivant les cas pathologiques, l'âge et le tempérament. Le changement d'état de l'eau sulfureuse, le dégagement de ses principes actifs, a surtout lieu au moment de son brisement, alors qu'elle est mise en contact avec les parties malades.

La palette est une plaque en métal convexe d'un côté, concave de l'autre; l'eau vient se briser sur cette dernière et produire un brouillard qui s'élève plus ou moins haut suivant la pression. Le tamis est un disque métallique finement percé à jour, le liquide en passant au travers se divise en une multitude de petits jets qui constitue la douche filiforme. Quand on veut obtenir une action plus énergique on se sert du jet sans interposition de la palette ou du tamis.

VIII. Douche nasale ou irrigation nasale. — La douche nasale se pratique soit à la buvette du Pré avec un des trois numéros chauds de cette source, soit à la salle de pulvérisation. Dans le premier cas on a à sa disposition un récipient élevé à une certaine hauteur et muni à sa partie inférieure d'une ouverture à laquelle s'adapte un tube en caoutchouc. Tout l'appareil, quand il est amorcé, forme syphon. L'extrémité libre du caoutchouc est introduite dans une des deux narines et, suivant un fait physiologique bien connu, l'eau minérale sort par l'autre orifice, si surtout on a le soin d'incliner la tête du côté opposé à la pénétration du liquide. Dans la salle de pulvérisation on adapte, à un des appareils déjà décrits, un tube flexible muni, à son extrémité libre, d'un renflement olivaire, et on fait passer à travers un jet d'eau préalablement gradué comme intensité et comme volume. On peut encore influencer la muqueuse nasale en reniflant l'eau minérale dans un verre rempli à pleins bords ou bien en aspirant fortement l'eau poudroyée de la pulvérisation.

IX. Inhalation. — L'inhalation se fait dès l'entrée dans l'établissement thermal. Partout dans la salle des Pas-Perdus, dans les cabinets de bains et de douches, dans les corridors, l'hydrogène sulfuré est répandu en assez notable quantité pour que les malades le puissent respirer. Mais c'est principalement dans les deux salons de correspondance et de lecture et dans la bibliothèque Lambron que séjournent les personnes assez délicates pour ne pouvoir supporter le traitement plus actif du humage.

X. Humage. — C'est l'aspiration directe par un conduit collecteur des vapeurs soufrées. Nulle part ailleurs, on ne trouve une installation qui fournisse une si grande variété de moyens thérapeutiques ; ainsi quatre sources Reine, Grotte, Richard, Bordeu, différentes par la thermalité et la minéralisation, alimentent vingt-six bouches de humage et, comme vingt-quatre de ces bouches peuvent donner quatre doses de vapeur différentes, on peut ainsi obtenir quatre-vingt-dix-huit sortes de humages variées par la quantité, la qualité et la température des vapeurs. C'est-à-dire que la dose du médicament est graduée pour ainsi dire à l'infini.

RESSOURCES ADJUVANTES OU COMPLÉMENTAIRES.

1. Massage. — Il est pratiqué par une quinzaine de masseurs ou masseuses expérimentés et attachés, pendant l'hiver, à des établissements hydrothérapiques de Paris. Il s'exécute après la douche, soit dans le lit du malade, soit, aux thermes, dans des cabinets spéciaux dits cabinets de massage :

B. Gymnastique. — Exercices. — De tout temps, les excursions à pied ou à cheval ont été très en honneur à Luchon et, depuis quelques années, l'usage de la bicyclette y est très répandu. A ces exercices qui peuvent avoir lieu soit à couvert puisqu'il existe des vélodromes, des manèges et des gymnases, soit et mieux en plein air, il faut ajouter la gymnastique pratiquée dans la piscine de natation où on trouve un trapèze, une corde à nœuds, des anneaux, etc.;

C. Bains émollients. — Des bains mucilagineux, de son, de tilleul, alcalins, de Pennès, etc., sont délivrés dans un élégant pavillon installé avec tout le confort moderne à proximité de l'établissement thermal;

D. Hydrothérapie froide;

E. Cure de petit-lait;

F. Sources ferrugineuses. — Les principales sources ferrugineuses qui apparaissent en si grand nombre aux alentours de Luchon sont: les sources de Salles, Cazaril, Castel-Vieil, Sourrouilh.

CHAPITRE III

CLINIQUE THERMALE

I. — AFFECTIONS RHUMATISMALES CHRONIQUES

Une température élevée, des propriétés diurétiques et diaphorétiques, une composition alcaline sont les avantages que présentent les eaux sulfureuses pour la cure du rhumatisme chronique. L'état aigu, la présence de cardiopathies avec dilatation des cavités du cœur, l'altération des gros vaisseaux, les lésions valvulaires profondes, l'association très nette de la goutte au rhumatisme sont des contre-indications de la médication minérale. Si les douleurs sont à l'état subaigu, l'application des sulfureux est délicate et nécessite une surveillance de chaque instant. Une excitation minérale trop énergique peut réveiller une crise et porter sur des organes importants la fluxion rhumatismale; abstraction faite de ces cas et de ces réserves, toutes les modalités du rhumatisme chronique sont soignées avec profit à Luchon. Ce sont :

a) Le *rhumatisme articulaire chronique*; *b*) le *rhumatisme noueux*; *c*) le *rhumatisme musculaire*, *névralgique* et *viscéral*; *d*) le *rhumatisme infectieux : blennorrhagique*, *scarlatineux*, etc.; *e*) la *cachexie rhumatismale*.

Le traitement consiste, suivant les cas, en boisson, bains de baignoire, bains d'étuve et de piscine, en douches et en massages. Le moyen incontestablement le meilleur, le plus sûr et le plus employé est la douche. Nous prescrivons toujours avec bénéfice les préparations iodurées lorsque nous avons à soigner un rhumatisme noueux ou un rhumatisme des petites articulations, et des alcalins quand le rhumatisme est entaché de goutte.

Le rhumatisme de date récente disparaît presque toujours en une seule saison, le rhumatisme ancien est plus résistant. Le rhumatisme noueux est amélioré et arrêté dans sa marche envahissante, et dans tous les cas le traitement sulfureux procure aux malades une vie supportable.

Rappelons que les mois de juillet et d'août sont les plus favorables pour la cure de ces affections.

II. — SYPHILIS

Les eaux sulfureuses tiennent depuis longtemps une place importante dans la thérapeutique de la syphilis. Toutes les formes de cette maladie sont justiciables de ce traitement thermal, mais ce sont principalement les syphilis graves, ce sont les organismes affaiblis, ce sont les constitutions sur lesquelles le mercure n'a plus de prises et, au contraire, cause des désordres tels qu'il constitue l'intoxication et la cachexie mercurielle, que revendique le traitement sulfureux. Ce dernier trouve encore son indication lorsque ses manifestations sont associées à celles d'une autre maladie dont il est difficile d'établir la parenté ; dans ce cas il caractérise les unes et les autres, les départage, et montre ce qui appartient à chacun des états en cause ; enfin, il est susceptible, sous certaines conditions, de révéler la guérison ou la non-guérison.

Il est indispensable de passer en revue les divers modes d'agir des eaux sulfureuses dans la syphilis pour bien montrer les utiles applications qui en découlent. Elles ont tour à tour une action *aggravante*, une action *curative ou antisyphilitique apparente*, une action *distinctive des accidents syphilitiques mélangés à des manifestations d'une autre nature*, une action *décelante des syphilis latentes*, une action *préventive ou curative des accidents mercuriels*, enfin une *action auxiliaire des médicaments spécifiques*.

1° Action aggravante. — Les eaux administrées seules aggravent les manifestations de la syphilis. Bien qu'on n'ait guère l'occasion d'observer des accidents primitifs, puisque ce ne sont que les affections vénériennes graves et rebelles qu'on nous adresse, on a pu se rendre compte accidentellement de la façon dont se comporte un chancre induré sous l'influence du traitement : l'ulcération s'agrandit, la cicatrisation se fait attendre, la base d'induration est plus large et plus résistante, et les accidents secondaires se montrent plus précoces. Dans la deuxième période les manifestations sont aggravées et sont plus généralisées. il en est de même pour les accidents tertiaires ; mais, comme ceux-ci ont une marche plus lente et plus chronique, les effets sont moins évidents, tout en étant aussi réels. Voilà une première action des sulfureux dont nous retrouverons plus loin l'application.

2° Action curative ou antisyphilitique apparente. — Les eaux administrées seules peuvent produire des résultats opposés à l'action précédente et en apparente contradiction avec elle. Elles peuvent, en effet, faire disparaître, si surtout le traitement minéral est doux, des accidents vénériens en puissance, si bien que certains observateurs ont pu croire que les eaux sulfureuses étaient curatives et spécifiques de la syphilis. La disparition des manifestations morbides tient à ce que l'affection est dans une période de calme et de sommeil et surtout à ce que le malade est encore sous l'influence d'un traitement mercuriel antérieur. On sait que le mercure séjourne très longtemps dans l'économie après son absorption; on sait qu'on retrouve dans diverses parties du corps des particules de ce métal trois mois encore après son introduction; on suppose que, grâce aux eaux sulfureuses et surtout aux sulfites et hyposulfites qu'elles introduisent dans le sang, ce produit médicamenteux, qui était à l'état de composé albumino-hydrargirique, est rendu soluble, rejeté dans le torrent circulatoire et mis ainsi de nouveau en contact avec les agents virulents; en tout état de causes, on assiste à une véritable cure, comme si le malade assimilait de nouvelles doses de mercure. L'action antisyphilitique n'est donc qu'apparente.

3° Action distinctive des accidents syphilitiques mélangés a des manifestations d'une autre nature. — Il arrive parfois que la physionomie des phénomènes morbides soumis à notre observation soit obscurcie, que, par exemple, la diathèse dartreuse se combine dans ses manifestations avec celles de la syphilis (et ce que nous disons ici s'applique également à la scrofule ou à l'arthritisme). Auquel de ces deux états généraux faut-il attribuer telle et telle lésion? Les eaux répondent à cette question et établissent le diagnostic. L'affection dartreuse, après avoir été légèrement excitée, après avoir provoqué un certain degré de démangeaison, s'obscurcit petit à petit et disparait, tandis que la dermatose syphilitique demeure au même point ou ne fait que s'exaspérer. S'il y a administration de mercure, le contraire se présente. L'affection cutanée spécifique guérit très vite, et ce n'est que plus tard qu'a lieu la disparition lente des herpétides. Les eaux établissent de la même manière le diagnostic dans les cas de syphilis larvées où les manifestations sont mal caractérisées et donnent lieu à des souffrances incertaines.

4° Action décelante des syphilis latentes, et, comme conséquence, action d'épreuve ou de pierre de touche. — La syphilis, c'est là sa manière d'être habituelle, présente des périodes de sommeil, des intervalles de temps plus ou moins longs pendant lesquels aucun accident ne se montre, où la santé semble tellement parfaite qu'on peut se demander si la guérison n'est pas obtenue ; l'action excitante et aggravante des eaux, sous certaines conditions bien déterminées, nous offre la possibilité de tirer la maladie de sa torpeur, de la mettre en puissance et de faire apparaître des manifestations spéciales. Aussi a-t-on pu dire que l'administration des sulfureux est une véritable pierre de touche pour établir si la guérison est acquise. Certains médecins s'élèvent contre cette propriété des eaux sulfureuses et refusent de l'admettre. Nous reconnaissons que ce procédé n'est pas infaillible, que tous les syphilitiques ne réagissent pas de la même façon, que certains d'entre eux, sans être pourtant guéris, ne présentent pas d'accidents comme cela devrait être. Il est donc dangereux d'inspirer à un malade trop de confiance et lui donner une assurance que le temps viendrait détruire. Le traitement de pierre de touche ne donne, cela est certain, que des probabilités et non une certitude; mais il est non moins vrai que la plupart des résultats négatifs obtenus ne tiennent pas à l'impuissance des eaux, mais au moment inopportun de leur administration et aux conditions mauvaises de leur emploi. Les conditions nécessaires sont les suivantes: cessation de tout traitement mercuriel ou ioduré depuis six mois au moins (cette façon de faire est absolument indispensable, car, si l'organisme, comme nous l'avons vu, est encore imprégné de médicaments spécifiques, il subira leur influence sans mettre en lumière l'état syphilitique), traitement sulfureux énergique et de longue durée. On doit faire usage méthodiquement et graduellement des sources les plus fortes, les plus sulfurées et les plus incisives en boisson, en bains, douches, étuve, etc., et la durée devra être de vingt-huit à trente jours.

5° Action préventive et curative des accidents mercuriels. — C'est une action des mieux établies et des plus certaines. Il est de règle qu'avec les eaux sulfureuses les mercuriaux ne provoquent ni salivation, ni stomatite, ni maux d'estomac, ni diarrhée. Bien mieux, s'il existe déjà de l'intoxication mercurielle, les sulfureux, après avoir débarrassé l'économie de ces produits toxiques, contribuent puissamment à la réparation des désordres engendrés.

6° Action auxiliaire des médicaments spécifiques. — En administrant simultanément les eaux sulfureuses et les médicaments spéciaux, non seulement l'énergie de la médication est considérablement accrue, comme le prouve la prompte disparition des accidents syphilitiques, mais on a encore la possibilité de faire absorber sans inconvénients des doses massives de médicament.

Cette action si puissante est mise à profit dans la cure de la cachexie syphilitique et des syphilis graves ou rebelles au traitement spécifique, soit que les malades supportent mal les médicaments, soit que ces derniers n'agissent plus en raison de l'accoutumance de l'organisme.

Indépendamment de l'administration des mercuriaux et de l'iodure de potassium que l'on fait absorber, comme ailleurs, mais à plus fortes doses, par l'estomac ou par la peau, on prescrit de la boisson, des douches et des bains. Le traitement sera doux si on est en présence d'une syphilis en puissance, moyennement fort dans les cachexies mercurielles et vénériennes, et très énergique dans les cures d'épreuve. Une vérole, quelque rebelle qu'elle soit, ne résiste pas à trois ou quatre saisons durant lesquelles on administre le traitement triple de Luchon, c'est-à-dire sulfuro-iodo-mercuriel, et en soumettant, bien entendu, le malade pendant l'hiver à la médication spécifique ordinaire.

III. — AFFECTIONS CUTANÉES

Les eaux sulfureuses se montrent ici souveraines dans maintes circonstances. Les formes, l'étendue, le siège, l'ancienneté des maladies établissent des degrés dans la plus ou moins facile guérison. Les formes humides sont bien plus vite et mieux influencées que les formes sèches, parmi les premières celles qui secrètent du pus que celles qui secrètent de la sérosité; pourtant les larges pertes de substance ulcérée, qui sont l'expression d'un très mauvais état général, réclament un traitement long et persévérant. Les manifestations humides, qu'elles occupent de grandes surfaces, ou qu'elles soient plus circonscrites, disparaissent aussi vite et aussi facilement. Il n'en est pas de même pour les formes sèches, l'étendue du mal est en raison inverse de sa curabilité, et les eaux se montrent même parfois impuissantes devant la généralisation du processus morbide. La ténacité et la résistance à la cure de certaines lésions tiennent aussi à leur siège ; celles qui sont situées à l'entrée des orifices naturels, celles qui existent à la paume des mains, à la plante des pieds, entre les doigts, celles qu'on trouve dans les régions pileuses, là en un mot où les sécrétions sont causes d'irritation, se montrent très rebelles. L'acuité des lésions, comme toujours, contre-indique l'emploi des sulfureux, de même les tempéraments sanguins, goutteux ou névropathiques.

Eczémas chroniques. — C'est l'affection cutanée la plus commune à Luchon. L'eczéma humide et l'eczéma facilement irritable nécessitent l'emploi de sources douces et de températures modérées ; l'eczéma sec, à furfur et à squames, a besoin de sources plus richement minéralisées et plus énergiques. L'eczéma séborrhéique et celui qui se développe dans la barbe et les cheveux sont soignés par les lotions ou les douches pulvérisées à faible pression ; celui des muqueuses, par des bains locaux et des irrigations. Dans la plupart des cas, et petit à petit, les vésicules deviennent de moins en moins nombreuses, finissent bientôt par disparaître, comme l'exfoliation furfuracée, qui en est la conséquence, laissant à leur place une coloration tégumentaire plus ou moins prononcée. Dans l'eczéma séborrhéique, les larges croûtes grasses qui le constituent se détachent, et la surface rouge sous-jacente pâlit et devient peu à peu normale. L'eczéma impétigineux, grâce à sa nature nettement parasitaire, et les eczémas irritants sont ceux qui guérissent le plus vite et le mieux.

ACNÉS. — L'acné ponctuée, les deux premiers degrés de l'acné rosée, l'acné inflammatoire, sont les seules variétés qui peuvent retirer de bons effets d'une cure sulfureuse. Le traitement général doit être appliqué à tous les acnéiques, mais on a égard dans son administration à la nature de la peau que l'on soigne. A la peau fine, délicate, facilement irritable, on donne des sources douces, quoique contenant beaucoup de soufre. Pour les personnes à téguments huileux et épais, on se sert d'eaux plus énergiques, et on pratique durant le bain des lotions au savon noir, pour les débarrasser de leur enduit sébacé. La boisson est largement conseillée. On proscrit, en même temps, la douche générale dont l'utilité se manifestera surtout par le réveil vers les membres inférieurs de l'activité circulatoire et de la calorification si souvent absente chez les acnéiques. Le traitement local ne s'applique pas indifféremment à toutes les variétés. La pulvérisation donne d'excellents résultats dans l'acné ponctuée et dans l'acné rosée, elle devra être administrée longtemps, et avec les appareils les plus chauds; elle est proscrite dans l'acné inflammatoire et dans le deuxième degré de la couperose; dans ces cas on se sert des lotions sulfureuses chaudes, d'immersions durant le bain des parties malades, ou bien de barégine appliquée sous forme d'enduit, le soir, en se couchant. (La barégine est une substance confervoïde retenant dans ses mailles des particules soufrées.)

Le traitement minéral amène presque toujours la cessation momentanée des manifestations acnéiques; il se produit bien, après un temps variable, des récidives, mais elles sont toujours moins accentuées qu'avant la cure, et la durée normale et ordinaire de la maladie est toujours abrégée.

HERPÈS. — C'est principalement à l'état constitutionnel que s'adresse le traitement sulfureux de l'herpès récidivant des organes génitaux. On ne doit pourtant pas négliger de mettre les parties atteintes en contact fréquent avec l'eau minérale; dans ce but, les bains locaux prolongés et les lotions répétées sont employés. Il est, en outre, utile, principalement après la cure, de pratiquer des lavages avec des liquides astringents. Ce moyen qui s'était montré antérieurement impuissant peut alors redevenir efficace.

PITYRIASIS. — C'est, après l'eczéma, l'affection cutanée que nous voyons le plus communément. Quand le pityriasis est situé sur les parties glabres, les pulvérisations sont très efficaces. Pendant et après la douche pulvérisée, il se développe de la rougeur et des démangeaisons qui cessent peu après, diminuant d'une séance à l'autre, et finissent par disparaître, comme les pellicules dont elles sont les compagnes. Le pityriasis du cuir chevelu et celui de la barbe se montrent très tenaces. Cette ténacité tient principalement à la difficulté de les bien traiter; on pratique néanmoins des lotions, on use du traitement général, qui agit simultanément sur la peau et la constitution, dont il accroît la vitalité et la force de résistance à l'envahissement parasitaire.

Le *pityriasis versicolor* disparaît facilement, mais les récidives seront fréquentes et même inévitables, si on n'obtient pas, en même temps, la désinfection complète des vêtements du malade.

PSORIASIS. — C'est une affection aussi rebelle à la médication minérale qu'à la thérapeutique ordinaire. Les eaux sulfureuses ayant donné, dans certains cas, des résultats satisfaisants, devront être utilisées, c'est un moyen tout au moins dont on doit tenter la chance. Le *psoriasis guttata* guérit plus facilement que l'*inveterata ;* celui qui se développe sur le cuir chevelu, autour de l'anus et de la bouche, présente autant de résistance à la cure que ce dernier. Pour combattre cette affection, on fait usage de boissons et de bains très minéralisés et de longue durée. Au début, on pratique un lavage au savon noir pour enlever les squames, de façon que les parties malades soient mises en contact avec l'eau du bain. On associera à ce traitement les préparations soit arsenicales, soit iodurées. On conseillera l'exercice en plein air et un bon régime alimentaire. Sous ces diverses influences et dans les cas heureux, les plaques deviennent moins squameuses, leur surface à pourtour rougeâtre s'estompe, diminue petit à petit de dimension, et la coloration finit par devenir normale.

Nous avons parlé avec quelques détails, dans ce chapitre des affections cutanées traitées par les sulfureux, des dermatoses les plus communes et les plus curables. Mais il en existe beaucoup d'autres, comme l'urticaire, le prurigo, la tricophytie tonsurante, la pelade, que l'on soigne à Luchon avec des fortunes diverses, et qu'il nous suffira de mentionner.

IV. — AFFECTIONS CHRONIQUES DES VOIES RESPIRATOIRES

Les eaux sulfureuses sont, pour les affections chroniques des voies respiratoires, un moyen curatif d'un usage journalier. A Luchon, ces maladies y deviennent de plus en plus fréquentes. Durant la saison de l'année 1895, l'établissement thermal a délivré, abstraction faite des tickets de pulvérisation et d'inhalation, vingt mille deux cent vingt et un humages.

Ozène. — L'ozène vrai est soigné avantageusement à Luchon. Les diverses actions substitutives, bacillicides et reconstituantes des sulfureux trouvent ici leur emploi. Elles s'adressent au bacille de Lœvemberg, à la constitution mauvaise du sujet et au processus regressif qui atteint tous les éléments constitutifs des cavités nasales.

Avant d'instituer le traitement local par les bains de nez, les irrigations, la douche et le humage, il est nécessaire de nettoyer les fosses nasales. Un humage de vapeurs sulfurées par le nez durant quelques minutes en ramollissant les croûtes, ensuite une irrigation en les rejetant au dehors procurent ce résultat, et, durant toute la cure, elles ne doivent plus se réformer grâce au tampon de ouate, que le médecin ou le malade, s'il en a l'habitude, place à demeure jusqu'au prochain pansement. Les jours suivants, on donne une douche nasale et un humage par le nez, de façon que les parties que l'eau ne peut atteindre soient influencées par les vapeurs. Les ozéneux supportent mieux ce traitement que les malades atteints de coryza chronique ou d'ulcérations des fosses nasales; cela tient sans doute à ce que les poussées inflammatoires se font moins facilement sentir dans leurs cavités élargies.

On insiste, en même temps, sur le traitement général, sur la vie au grand air et sur les distractions, se rappelant que les ozéneux sont facilement portés à l'hypochondrie.

Si l'on pratique, quelque temps après le début de la cure, l'examen rhinoscopique, on voit que la muqueuse, qui était rouge villeuse, est devenue plus rosée, qu'elle ne présente plus les plaques saignantes qu'on trouvait après le rejet des croûtes et à leur place, la fétidité a disparu, et le malade peut rester quelques jours sans son tampon de ouate; il existe une incontestable amélioration.

Coryza chronique et ulcérations des fosses nasales. — Le coryza scrofuleux, encore nommé coryza antérieur, par opposition au coryza postérieur, que nous retrouverons en parlant de l'angine chronique, est caractérisé par un boursouflement de la muqueuse pituitaire dont le dernier terme est l'ulcération. Les cas que nous avons à soigner à Luchon sont de date ancienne et ont résisté aux médications les plus suivies et les plus variées. C'est en modifiant la constitution qu'on parvient à amener la guérison. La première indication est donc d'insister sur le traitement général et, dans ce but, les sources fortement sulfurées en boisson, les bains d'eau très minéralisés, les grandes douches, sont surtout mis à contribution. Localement, on administre la douche nasale et l'aspiration des vapeurs sulfurées en tâchant d'éviter les phénomènes inflammatoires de la poussée thermale, à laquelle la muqueuse pituitaire est particulièrement disposée.

Ordinairement, l'écoulement nasal, après huit à dix jours de traitement, augmente de quantité; puis, s'il était puriforme, il change d'état et devient muqueux ; si la terminaison doit être favorable, il diminue petit à petit et finalement se tarit. L'enchifrènement et la perception aux odeurs ont une marche inverse l'un de l'autre : alors que le premier tend à disparaître, l'autre reprend son acuité. L'examen rhinoscopique fournit des renseignements en rapport avec l'amélioration de ces symptômes, les ulcérations perdent le cercle blafard qui les limitait, des bourgeons charnus se développent, les tissus infiltrés se dégorgent ; en un mot, une vitalité nouvelle s'est emparée de la muqueuse et a amené la guérison.

Hypertrophie des amygdales et tumeurs adénoïdes du pharynx. — Le traitement sulfureux a une influence incontestable sur l'hypertrophie amygdalienne et sur la plupart de ses complications : gêne de la respiration, altération de l'audition, déformation thoracique, difficulté à avaler, troubles de la phonation, coryzas, bronchites et angines chroniques, tuméfaction des ganglions cervicaux et, en dernière analyse, affaiblissement général ; mais il n'en est pas tout à fait de même pour les masses adénoïdes. Cette différence d'action tient au siège de ces tumeurs qui ne s'étalent pas seulement dans le pharynx buccal, mais remontent encore dans le pharynx nasal, où nous n'avons à notre disposition pour les combattre que l'irrigation, dont le degré de percussion est insuffisant. Néanmoins, les résultats obtenus sont assez importants pour qu'on n'hésite pas à faire appel à ce moyen thérapeutique. La résolution des amygdales et l'amélioration de l'état général permettent, en effet, et facilitent l'opération des tumeurs adénoïdes si cette opération devient nécessaire.

Les amygdales hypertrophiées sont dures ou molles. Dans

notre pratique thermale, nous ne manquons jamais d'exercer le toucher de ces glandes, nous trouvons à ce procédé un double avantage : il nous donne d'abord une indication importante au point de vue du pronostic, les tonsilles molles sont plus facilement réductibles que celles qui ont une consistance dure; en outre, les mensurations prises par le toucher se gravent plus exactement dans l'esprit que par la vue et, à chaque visite du malade, on peut plus facilement apprécier les progrès que le traitement a apportés. Ajoutons que les amygdales, qui ont été l'objet d'un traitement antérieur par les pointes de feu ou par les caustiques, sont moins aisément réductibles.

C'est par la pulvérisation à forte pression que se traitent localement les grosses amygdales et les tumeurs adénoïdes. Le traitement général consiste en douches, en bains et en boisson. A la fin de la douche, nous faisons appliquer, pendant une minute ou deux, une colonne d'eau alternativement sur chacun des deux angles de la mâchoire, produisant ainsi une révulsion périodique sur ces deux régions qui correspondent aux amygdales. Sous l'influence de cette médication et des conditions hygiéniques nouvelles au milieu desquelles le malade est placé, on constate bientôt l'amélioration de la santé et des phénomènes morbides coexistants.

La thérapeutique des coryzas, des angines et des bronchites symptomatiques de l'engorgement des amygdales est la même que celle que nous étudions dans des chapitres spéciaux. La surdité, quand elle ne date pas d'un trop long temps, se trouve généralement améliorée par la résolution même des tonsilles. On combat la déformation thoracique par l'exercice, par la gymnastique générale et pulmonaire, par des ascensions dans la montagne proportionnées à l'âge du sujet (le séjour de Luchon se prête admirablement à cette dernière pratique) ; enfin, la tuméfaction ganglionnaire, grâce au traitement général, disparaît le plus souvent assez vite.

Angines chroniques. — C'est une des maladies que nous avons le plus occasion d'observer. Les personnes atteintes de granulations pharyngées sont très nombreuses; toutes pourtant n'éprouvent pas la gène et les sensations douloureuses qui appellent beaucoup d'entre elles aux stations thermales. L'angine glanduleuse se présente sous deux formes, la forme exsudative et la forme sèche. Dans la première, il existe une sécrétion opaline, adhérente, colloïde qui occasionne des efforts de toux fort pénibles ; dans la seconde forme, la muqueuse pharyngée est sèche, luisante, parcheminée ; les granulations se détachent nettement sur la muqueuse ; parfois, des vaisseaux plus ou moins dilatés les entourent. A cette forme appartiennent principalement le picotement, la chaleur, la sensation de sécheresse. La variété exsudative est moins rebelle au traitement que cette dernière.

On emploie les mêmes moyens curatifs dans l'un et l'autre cas, mais ces moyens sont appliqués plus ou moins énergiquement. Dans la forme exsudative, la muqueuse réagit bien plus facilement sous l'influence de la douche pharyngée, les crachats se détachent plus aisément, la coloration d'un rouge sombre fait assez promptement place à la teinte rosée normale.

Le traitement de la forme sèche souffre moins de précautions. Une percussion plus énergique, des séances plus longues, l'emploi du tamis, une température plus élevée sont souvent nécessaires ; et encore la muqueuse, malgré ces moyens, reste-t-elle longtemps indifférente; aussi il nous arrive fréquemment d'exercer simultanément des badigeonnages sur les granulations avec l'azotate d'argent au 1/10, ou avec la teinture d'iode. C'est à la longue, et par ces moyens combinés, qu'on obtient un résultat, et encore, dans les cas invétérés, plusieurs saisons sont-elles nécessaires. Mais l'avantage qu'une cure sulfureuse procure toujours c'est que le malade est moins sensible aux variations atmosphériques. Les rhumes, les maux de gorge sont incomparablement moins fréquents l'hiver qui suit le traitement; souvent même ils ne se reproduisent pas. Cette immunité au froid et à l'humidité ne se fait pas sentir pendant la cure et immédiatement après; il existe, au contraire, à ce moment, une plus grande susceptibilité dont le malade devra tenir compte. Ce que nous disons ici s'applique à toutes les affections des voies respiratoires traitées par les vapeurs sulfureuses.

Le bain de gorge est un utile adjuvant de la pulvérisation. Bien que son action soit silencieuse, elle n'en est pas moins appréciable. On voit, en effet, quelque temps après le début de la médication, une ligne de démarcation très nette entre la partie de la gorge qui a été baignée et celle avec laquelle l'eau minérale n'a pas été mise en contact; là, la coloration de la muqueuse n'a pas changé; ici, au contraire, elle est plus rosée, plus humide.

Le traitement général se compose de bains et de douches; celles-ci devront être appliquées autour du cou, en cravate, et sur les extrémités, pieds et mains.

Laryngites chroniques. — Nous ne parlerons pas ici des laryngopathies tuberculeuses et syphilitiques, et nous laisserons complètement de côté le cancer et les polypes du larynx, qui sont incurables par les eaux minérales. La laryngite chronique que nous envisageons est celle qui se présente au laryngoscope avec une vascularisation et une rougeur plus ou moins considérable, ou bien, mais plus rarement, avec un semis de granulations analogues à celles qu'on rencontre dans le pharynx, ou bien, enfin, avec les nodules des chanteurs accompagnés ou non d'une hypertrophie plus ou moins généralisée de tous les éléments constitutifs de l'organe de la voix. Ces trois aspects forment trois stades de la même maladie en rapport avec son degré d'ancienneté.

Les bains, la boisson, les douches générales et locales, les pédiluves très chauds et les humages constituent le traitement. Le repos de l'organe malade est de tout temps indiqué; il devient rigoureusement nécessaire durant la cure thermale. En outre, l'excitation produite par les sulfureux sur la muqueuse laryngée irritée et simultanément sur la peau confère à ces parties une susceptibilité aux variations atmosphériques qu'il faut surveiller à l'égal de l'usage de la parole.

Souvent, douze ou quinze jours après le début de la cure, on constate au laryngoscope que la rougeur est moins intense, et cela dans les régions les plus accessibles aux agents médicamenteux : l'épiglotte, les éminences arythénoïdes, les cordes vocales, etc.; plus tard, la coloration s'éclaircit encore, alors que la mobilité des cartilages devient plus grande, alors que le dégonflement des parties engorgées s'accentue. Dans les cas à profonde altération, des saisons successives sont nécessaires et, si on n'obtient pas la guérison complète, du moins on a arrêté la marche de la maladie et empêché la répétition des laryngites aiguës, si fréquentes auparavant.

Catarrhe bronchique et bronchectasie. — C'est non seulement dans l'existence des diathèses, causes ordinaires de ces affections chroniques, qu'il faut rechercher l'utilité des eaux sulfureuses dans les catarrhes bronchiques, mais encore dans l'action excitante physiologique que ces eaux exercent sur les muqueuses et sur la peau.

Les eaux sulfureuses, appliquées *intus* et *extra*, activent les fonctions de la peau et de la muqueuse bronchique, non pas temporairement, mais, au contraire, d'une façon durable, c'est-à-dire que leur action se fait encore sentir, alors que le malade est soustrait depuis longtemps à la médication thermale. C'est par les bains et les douches qu'on agit sur toute la surface cutanée, c'est par eux qu'on accroît et favorise ses propriétés d'excrétion et de perspiration, au grand avantage de la muqueuse bronchique, qui se trouve allégée ainsi d'une partie de son travail. Les douches ont encore l'avantage de décongestionner les parties malades, en exerçant une révulsion sur les parois thoraciques et une dérivation vers les extrémités; enfin, de développer une atmosphère de vapeurs au milieu desquelles l'organisme est plongé pendant toute leur durée. Les principes minéraux absorbés par la boisson, en s'éliminant par la muqueuse, agissent sur elle à la manière des médicaments résineux et balsamiques; déposés en nature par le humage sur les surfaces malades, ils se comportent à l'égal des topiques. Dans l'un et l'autre cas, ils redonnent aux tissus amoindris dans leur vitalité, leur tonicité et leur élasticité, et facilitent ainsi l'élimination des sécrétions après avoir modifié leur nature.

Le traitement sulfureux agit très vite dans les cas de bronchite chronique, c'est qu'il s'exerce sur de grandes surfaces et qu'aussi les parties irritées et de faible résistance attirent son action. Après quelques jours, il se présente déjà quelques modifications appréciables. Les crachats se détachent d'abord plus facilement, ils sont plus fluides; puis ils changent de nature; de purulents ils deviennent plus blancs et plus aérés; la toux, l'oppression, diminuent parallèlement. Dans les cas légers et de date récente, l'amélioration se continue, et les sécrétions, devenant de moins en moins abondantes, finissent par disparaître; la guérison est acquise. Dans les formes anciennes et invétérées et chez les personnes atteintes de dilatation des bronches, la marche est plus lente, et parfois les résultats restent incomplets; de nouvelles saisons deviennent nécessaires. Quoi qu'il en soit, dans la majorité des cas, que la guérison ait été assurée ou non, l'hiver qui suit la cure est bien plus clément, et il ne provoque pas ou provoque moins ces bronchites aiguës qui étaient si fréquentes et qui, à chaque apparition, ajoutaient des désordres nouveaux à ceux qui existaient.

L'emphysème et l'asthme ne sont pas des contre-indications du traitement sulfureux; au contraire, leurs manifestations morbides sont dans un rapport direct avec la diminution ou la disparition de l'élément catarrhal. Certains asthmatiques se trouvent très bien du séjour dans les lieux élevés, et l'altitude à elle seule peut procurer un soulagement notable. D'autres, par contre, ne peuvent pas supporter l'élévation de Luchon; pour eux les jours et les nuits se passent dans des crises continuelles; force est, pour ramener le calme, de revenir en plaine.

TUBERCULOSE PULMONAIRE. — De tout temps on a soigné les tuberculeux par les eaux sulfurées. Après la double découverte de la nature parasitaire de la tuberculose et des propriétés bacillicides de l'hydrogène sulfuré, les médecins crurent que c'était à ses propriétés germicides qu'étaient dus les trop rares résultats heureux que procurait le traitement minéral. L'expérience a démontré que les sulfureux n'ont aucune action directe sur l'agent tuberculeux et que, s'ils agissent sur lui, c'est d'une façon médiate. Le bacille, en effet, n'est pas tout ; il y a l'organisme. Que ses micro et macrophages puissent entrer en lutte avec le parasite, ils finiront, à la longue et s'ils sont soutenus, par l'éliminer ou l'annihiler. Les eaux sulfureuses sont d'un utile secours pour les aider dans leurs efforts. Il y a une autre manifestation de la tuberculose pour laquelle le traitement minéral rend encore des services, ce sont ces produits inflammatoires qui se développent autour des bacilles, qui sont entretenus par leur présence, et qui créent un milieu favorable à leur existence et à leur pullulation. Les eaux agissent là comme dans le catarrhe bronchique dont nous avons parlé dans le chapitre précédent, avec cette différence qu'une excitation exagérée de ces éléments inflammatoires favorise la multiplication des agents pathogènes et peut occasionner des accidents graves.

Relever les forces et combattre l'état fluxionnaire du poumon sont donc les avantages que recueille un phtisique du traitement de Luchon. Mais ces résultats ne peuvent être obtenus que sous certaines conditions.

Les indications de la cure peuvent se résumer ainsi : marche lente, chronique, absence de réactions vives. Par contre, la fièvre, la tendance aux hémoptysies, les flux diarrhéiques incoercibles, les sueurs profuses, la généralisation des produits tuberculeux principalement dans les organes essentiels, tels que le foie, les reins, etc., constituent des contre-indications fort nettes.

Les climats d'altitude sont aujourd'hui très en honneur et fréquemment usités pour la cure de la phtisie. Il nous est possible de combiner à Luchon l'aérothérapie et le traitement minéral. Un hôtel très confortable, bâti à mi-côte de Superbagnères, entre 900 et 1.000 mètres d'élévation au-dessus du niveau de la mer, exposé au levant et entouré de toutes les conditions hygiéniques, est relié à l'établissement thermal par un funiculaire. Le repos physique, si conseillé et si indispensable pour entraver l'usure organique, est obtenu ainsi qu'une aération convenable.

Le traitement sulfureux se compose de bains, ou, mieux, de demi-bains, de quelques douches en arrosoir sur la paroi thoracique, de boisson parcimonieusement prescrite, enfin de humages appropriés. Avec nos humages si variés et dont on peut graduer la dose de vapeurs, comme on le ferait d'un médicament officinal, il est bien rare que nous voyions apparaître des hémoptysies. Sous l'influence de ce traitement, l'appétit renaît, les forces augmentent, les fluxions péribronchiques s'atténuent, l'expectoration diminue, et, s'il ne se produit pas de nouvelles pullulations bacillaires, comme cela arrive si fréquemment, la guérison peut s'obtenir.

V. — AFFECTIONS CHIRURGICALES

C'est aux affections chirurgicales que sont allées les premières applications des eaux minérales et, en particulier, des eaux sulfureuses. On a soigné d'abord les vieilles plaies, puis, et petit à petit, les nombreuses complications des entorses, des luxations et des fractures, les arthrites, les tumeurs blanches, les hydarthroses, les raideurs articulaires et les altérations musculaires consécutives, les ulcères, les trajets fistuleux avec ou sans séquestres, la carie osseuse, etc. Nous allons passer en revue quelques maladies, comme les tumeurs blanches, les ulcères et les métrites chroniques.

Tumeurs blanches. — Carie, fistules. — L'arthrite tuberculeuse est, comme résultat, une des meilleures applications du traitement sulfureux; c'est qu'en effet la reconstitution organique a bien souvent plus de retentissement favorable sur le mal que toutes les médications qui ont pour mission d'agir directement sur lui. C'est dans un moment de sommeil de la maladie qu'on doit tenter la cure; toute poussée inflammatoire, même légère, la contre-indique d'une façon absolue. Indépendamment des bains et de la boisson, qui forment le fond du traitement, on doit surveiller attentivement l'hygiène et l'alimentation, et on conseillera le séjour et les promenades au grand air. Plus tard, si tout se passe normalement, s'il ne se produit pas de douleurs, si la chaleur n'augmente pas, on douche légèrement, avec une pomme d'arrosoir finement percée de trous, l'articulation malade. Après un certain temps, on peut constater les modifications suivantes: l'amaigrissement s'est arrêté, le malade mange mieux, il se sent plus de forces, le visage se colore, localement les tissus péri-articulaires se sont dégorgés, l'ensemble de l'article est moins volumineux, les douleurs spontanées ont disparu, l'amélioration est manifeste, la guérison peut être obtenue.

Lorsque la tumeur blanche s'accompagne de fistules et d'écoulement purulent, c'est-à-dire de carie, la même prudence s'impose; on doit se tenir toujours prêt, selon les événements, à suspendre ou à atténuer la médication. Le pus devient d'abord plus abondant, entraînant avec lui des grumeaux et dépôts de parties nécrosées ; puis, il change d'aspect, il est plus séreux, moins lié ; il diminue petit à petit de quantité, et finalement se tarit. Ces modifications se font lentement et vont de pair avec la diminution de volume de l'articulation et avec l'amélioration de l'état général. Les fistules sont presque toujours le siège d'un processus de réparation plus rapide ; leur coloration blafarde change, elle devient rosée ; des bourgeons charnus à grande vitalité se montrent, et parfois, si on n'y mettait bon ordre en plaçant un drain à demeure, on verrait la cicatrisation survenir avant la guérison définitive.

Nous avons vu, lorsque nous avons parlé de la tuberculose pulmonaire, que les bacilles de Koch enkystés au sein des tissus n'étaient peu ou point influencés par les vapeurs soufrées. L'eau sulfureuse en nature, mise en contact intime avec les agents infectieux, comme dans le cas présent, se montre-t-elle moins impuissante? Nous l'ignorons. Mais nous nous efforçons quand même de mettre les sulfureux en contact avec les altérations de la synoviale, de l'os et des cartilages, en pratiquant des injections d'eau à travers les trajets fistuleux.

Nous n'avons eu en vue que les tumeurs blanches qui se terminaient par la guérison, mais, malheureusement, tous les cas ne se comportent pas de même. Il arrive, quoi qu'on fasse, que la maladie poursuive sa marche progressive, que la tuberculose se généralise, et que la mort survienne.

Ulcères. — Les ulcères variqueux, ceux seulement dont nous nous occupons, sont généralement guéris par les ressources de la thérapeutique ordinaire. Mais il peut arriver, pour des causes le plus souvent inconnues ou que l'on attribue à l'atonie, au manque de vitalité des tissus engorgés, que la réparation ne s'effectue pas ou bien que la cicatrisation se produise un moment, mais que, le lendemain, elle rétrocède, laissant à chaque retour de plus larges surfaces dénudées. Dans cette variété d'ulcères la médication sulfureuse doit être essayée. Les moyens que nous employons peuvent donner un résultat vainement attendu; ce sont des bains, et à la fin de ceux-ci des demi-bains très chauds, aussi chauds que le malade pourra les supporter, des douches en pomme d'arrosoir appliquées méthodiquement de bas en haut, et de la boisson toujours utilement conseillée.

Métrites chroniques. — Le champ d'application des eaux sulfureuses à la métrite chronique s'est singulièrement restreint depuis l'emploi des procédés opératoires utilisés aujourd'hui en gynécologie. Nous n'observons plus guère que quelques femmes timorées venant se soumettre, chaque année, avec constance, à un traitement qui améliore certainement leur état quelques mois durant, mais se montre insuffisant pour obtenir la guérison définitive. Ces métrites confirmées, avec gros désordres de tout l'organe, et surtout de la muqueuse utérine, sont donc uniquement justiciables de l'intervention chirurgicale. Mais la cure de Luchon se montrera réellement efficace dans les conditions suivantes : 1° affection légère avec état congestif plutôt qu'inflammatoire; 2° troubles utérins et généraux sans lésions appréciables évoluant chez des femmes neurasthéniques; 3° métrites confirmées subissant l'influence des sulfureux avant et après l'opération.

1° Une jeune femme, le plus généralement de tempérament lymphatique, fatiguée par le séjour à la ville, par des veilles ou des chagrins, présente, depuis quelque temps, de la leucorrhée plus ou moins abondante et intermittente, des maux d'estomac, de l'inappétence, des douleurs vagues et généralisées, un peu de pesanteur dans le bassin de et diminution des forces. On l'examine et on trouve un col plus coloré, congestionné, douloureux, c'est-à-dire les signes de la métrite du col au début. Le repos chez cette jeune femme, le séjour au milieu d'un air pur et tonique, une alimentation appropriée, des bains, de la boisson et des douches sulfureuses, des irrigations vaginales d'eau très chaude, durant le bain, modifieront son état, de manière à amener la guérison, si surtout l'examen bactériologique de la leucorrhée ne décèle que l'existence d'agents de nature et de spécificité banales. Ces conditions de vie nouvelle et cette médication serviront de point d'appui et de résistance pour combattre une affection qui ne fait que s'annoncer, et qui, livrée à elle-même, aboutirait aux désordres généraux et locaux de la métrite chronique ordinaire.

2° Les femmes neurasthéniques présentent souvent des troubles simulant une inflammation utérine caractérisée. C'est tantôt une atonie générale de tout le système avec relâchement des ligaments, des parois musculaires et de la muqueuse ; atonie se traduisant par une leucorrhée plus ou moins abondante, des pesanteurs abdominales et s'accompagnant de dépression morale et physique. Tantôt c'est l'éréthisme qui prédomine : congestions locales, douleurs utérines et pelviennes, ménorrhagies, toutes manifestations d'un état général et nerveux mal pondéré et excité. Ces deux catégories de malades, bien que présentant des indications de traitement toutes contraires, trouveront des avantages marqués au séjour de Luchon. Aux premières on instituera un régime tonique, réparateur et suroxygéné ; on prescrira des bains, des douches et de la boisson sulfureuse. Aux autres le repos, le calme, des bains tempérés, de l'hydrothérapie froide, auxquels se joindra l'action sédative de l'atmosphère des montagnes. Cet ensemble de conditions et de moyens suffit généralement pour amener la guérison d'accidents transitoires d'une perturbation momentanée;

3° Les eaux sulfureuses sont encore indiquées avant et après l'opération de la métrite chronique. Avant, elles ont pour but de relever les forces spoliées par une longue affection dépressive et par des pertes prolongées; de mettre la malade dans les meilleures conditions de santé pour subir le choc opératoire et ses suites. Après, de procurer à tout l'organisme utérin une vitalité perdue par une longue habitude morbide, de modifier les adhérences et les indurations torpides péri-utérines, de redonner à la matrice sa mobilité normale, en un mot d'affermir la guérison que l'opération avait faite incomplète.

Quand on a affaire à de l'inflammation chronique plus ou moins étendue, on ajoute, au traitement général, des irrigations et des injections d'eau minérale ou, mieux, des bains locaux. La malade étant dans la baignoire, elle introduit un spéculum fenêtré ou percé de trous qu'elle laisse à demeure dix minutes à un quart d'heure, et elle a le soin de temps en temps de changer, par des mouvements de va-et-vient de la main, l'eau qui est en contact avec la matrice. Nous préférons de beaucoup ce bain à la douche utérine, dont le maniement est délicat et souvent d'un emploi brutal. Grâce à ces moyens hydriatiques, l'écoulement séro-purulent augmente de quantité; l'utérus se dégorge pour ainsi dire; puis, les pertes deviennent plus séreuses et moins abondantes; pendant ce temps, les symptômes généraux s'amendent. L'amélioration est constante, et la guérison peut être obtenue dans les cas légers.

VI. — MALADIES GÉNÉRALES

Scrofule. — Une nutrition viciée, un ralentissement dans les échanges, des oxygénations amoindries, sont les causes principales de cet état constitutionnel. Les eaux sulfureuses, comme nous le verrons bientôt, agissent, en les stimulant, sur toutes les fonctions, sur l'appareil digestif. la peau, les émonctoires, la circulation capillaire, l'hématose. C'est grâce aux puissantes influences de ces modificateurs du sang et des tissus que l'on voit la reconstitution organique se faire. Ce sont principalement les jeunes sujets prédisposés héréditairement, ou déjà en puissance, et ceux chez qui la thérapeutique ordinaire est indifférente ou insuffisante, qui seront soignés avantageusement dans nos stations. Le traitement de la scrofule exige des saisons longues et répétées. La boisson, les bains fournis par des sources fortement minéralisées et à action énergique, les bains de piscine, les douches générales en jet, en arrosoir, les douches écossaises, seront tour à tour employés. L'exercice au grand air, les promenades dans la montagne, un bon régime alimentaire. les iodures, le fer, seront d'utiles adjuvants du traitement minéral.

Cachexie saturnine. — Depuis longtemps les sulfureux ont été employés pour combattre les accidents de l'intoxication plombique. Ils constituent avec les bains de vapeur, les préparations iodurées, la médication classique de cet empoisonnement minéral. Sous leur influence, les albuminates de plomb, retenus dans les diverses parties du corps et notamment dans les viscères, où ils peuvent séjourner un temps fort long, sont désassimilés, rendus solubles par leur combinaison avec eux, rejetés dans le torrent circulatoire, et enfin éliminés de l'économie. Cette élimination est d'autant plus prompte que l'action des émonctoires est plus activée. La peau participe à ce travail et montre ses propriétés d'organe excréteur par la présence, à sa surface, de sulfure de plomb. Ce ne sont pas les seuls résultats obtenus par les sulfureux. Pendant que leurs vertus toniques et fortifiantes combattent avantageusement l'anémie et les divers autres symptômes, leur action excitante, accrue par le massage et la percussion de la douche, s'attaque avec succès aux parésies et contractures concomitantes.

Anémies. — Chloro-anémie. — Nous rangeons dans un même chapitre les anémies et la chloro-anémie, différentes, il est vrai, par l'étiologie et les altérations du sang, mais que des troubles généraux similaires rendent justiciables d'une thérapeutique à peu près identique. La médication martiale, l'hydrothérapie et une hygiène bien comprise sont les moyens curateurs ordinairement employés. Ils se montrent le plus souvent efficaces. Pourtant, il arrive que les soins les meilleurs et les plus éclairés restent sans effet, que les préparations ferrugineuses soient mal tolérées ou impuissantes ; on doit alors avoir recours à une cure minérale, soit chlorurée sodique, soit sulfureuse. En ce qui nous concerne, la médication sera administrée *intus* et *extra* ; on agira spécialement sur la peau, cette grande surface nerveuse dont les incitations retentissent avec tant d'énergie sur la nutrition générale (Bouchard). Les bains tempérés, les douches générales jumelles, écossaises, la boisson sulfureuse, l'exercice proportionné aux forces du malade, les distractions, un régime alimentaire analeptique, la cure d'air et de soleil, fournissent une variété de moyens thérapeutiques sous l'influence desquels la maladie doit céder. On aura, en outre, recours aux sources ferrugineuses qui, au début, mal tolérées ou inactives, ne manqueront pas d'efficacité quand l'affection sera en voie d'amélioration. Au fur et à mesure que la digestion et l'hématose s'améliorent, on constate l'absence des palpitations, de l'essoufflement, la disparition des névralgies, des flux utérins; on voit renaître la gaieté, l'entrain, l'énergie; les couleurs et les forces reviennent; dans ces conditions, la guérison est proche.

MÉDICATION SULFUREUSE. — SES EFFETS THÉRAPEUTIQUES

La médication sulfureuse emprunte ses effets curatifs à la nature de ses principes minéraux, aux procédés hydrothérapiques qui lui sont associés et à l'hygiène. On nous a vu plus d'une fois, dans le cours de ce travail, invoquer l'action adjuvante des conditions hygiéniques, c'est-à-dire le séjour dans une atmosphère pure et salubre, les changements d'habitude, la présence dans une région élevée, l'absence d'un travail absorbant, les distractions, les promenades sans fatigue, en un mot le repos physique et le calme moral. On nous a vu aussi avoir recours presque constamment à des procédés hydriatiques qui ont pour but de renforcer l'action des principes minéraux et de leur faire appel plus énergiquement dans des régions déterminées. Il nous faut maintenant envisager la médication sulfureuse en elle-même et dans ses manifestations thérapeutiques. Elle procède par action stimulante et par action parasiticide.

La stimulation générale de tout l'organisme se manifeste

d'abord, après quelques jours de traitement, sur la peau et sur les muqueuses, par de la diaphorèse, de la chaleur, des éruptions, de l'exagération des sécrétions naturelles ou pathologiques, etc. Cette action élective s'explique en partie par l'élimination du soufre à travers ces membranes, et fait comprendre comment les sulfureux sont si efficaces dans les maladies chroniques qui les atteignent. Puis, on observe la stimulation de l'appareil digestif, comme le montrent une appétence plus grande et une assimilation plus facile ; la stimulation des organes génito-urinaires, caractérisée par une diurèse plus copieuse et des désirs maritaux plus accentués ; stimulation du système circulatoire avec contractions plus énergiques et plus fréquentes du cœur, avec augmentation de la résistance et de l'activité du pouls ; enfin, stimulation du système nerveux, d'où surcroît d'énergie et de forces. Il n'est, d'ailleurs, pas invraisemblable d'admettre que toutes les manifestations de ce stimulus général soient sous la dépendance de ce dernier et sous celle du grand sympathique, et que c'est grâce à eux et secondairement que se produisent tous ces phénomènes.

Dans bon nombre de cachexies, dans les débilités, dans les convalescences de maladies graves, dans la chloro-anémie, qui se montre indifférente au fer, dans les états dyscrasiques torpides comme la scrofule, dans les affections à nutrition retardante, en un mot dans toutes les maladies où un stimulant diffusible s'impose, les sulfureux remédient à l'atonie générale, réveillent les fonctions et redressent la perversion cellulaire. Dans tous ces cas la stimulation générale qu'ils provoquent prend le mode fortifiant ou remontant. Pour l'obtenir on se sert de la boisson, des bains et des douches générales, dont l'action percutante sur les filets terminaux des nerfs périphériques s'ajoute à celle produite par l'absorption des principes minéraux.

Quand la stimulation s'exerce sur une région malade, elle prend le mode résolutif ou le mode substitutif. Dans le premier cas, il se produit localement une circulation sanguine plus active; les dépôts plastiques qui encombrent une région ou entravent le jeu d'une fonction sont résorbés, entraînés dans le torrent circulatoire et de là rejetés au dehors. C'est ainsi que procède la médication iodurée, à laquelle on ne saurait trop comparer, dans l'espèce, la médication sulfureuse. Toutes deux, en effet, s'adressent de préférence au point faible, au lieu de moindre résistance, y développent une vitalité nouvelle avec tendance à la résorption de produits qui n'ont pas droit de domicile dans l'économie. L'articulation engorgée, la muqueuse atteinte d'un processus irritatif continu, peuvent fournir des exemples de l'action résolutive des eaux sulfureuses. La boisson et les bains, d'une part, et, d'autre part, et suivant les circonstances, le humage, le gargarisme, la pulvérisation, la douche locale, le massage et les autres procédés hydrothérapiques concourent à obtenir ce résultat désiré.

L'activité circulatoire développée dans une région malade peut dépasser les bornes de l'action résolutive ; la stimulation prend alors le mode substitutif. Dans ce cas, à l'inflammation chronique préexistante s'est substituée une inflammation aiguë ou subaiguë avec le cortège habituel de ses symptômes : chaleur, douleur, rougeur, parfois fièvre et sécrétions anormales. L'angine thermale et la bronchite thermale sont des exemples les plus fréquents de cette action. La guérison des accidents que favorisent le repos, quelques soins diététiques, ne s'arrête pas en chemin et entraîne à sa suite la *restitutio ad integrum*. On croyait jadis à la nécessité constante de l'action substitutive. Tout en recherchant quelquefois, comme pour la blennorrhée, ce mode d'agir des eaux sulfureuses, nous pensons que celles-ci peuvent conduire, la plupart du temps, à la guérison sans développement obligé, nécessaire, de phénomènes réactionnels énergiques, que la cure peut être dirigée avec succès sans fracas, d'une façon insensible et, par conséquent, que l'énergie du traitement doit être subordonnée à la puissance digestive et assimilatrice de chaque malade.

En résumé, de l'action stimulante des eaux sulfureuses dérive leur action fortifiante résolutive et substitutive qui sont des degrés de l'action primitive, et qui donnent d'autant plus leur mesure que les procédés hydrothérapiques viennent mieux favoriser l'action de l'eau minérale.

Les propriétés antiseptiques du soufre sont connues de la plus haute antiquité; mais il faut arriver jusqu'à nous pour que des médecins comme Poggiale, Frashauer, Niepce, Pilate montrent expérimentalement l'action bacillicide ou germicide de l'hydrogène sulfuré.

Les eaux sulfureuses sont des antiseptiques locaux, comme le montre la guérison de vieilles plaies, des fistules, des impétigos, du pityriasis et du pityriasis versicolor; elles sont encore des antiseptiques généraux grâce à leurs particules soufrées, qui imprègnent l'économie tout entière, et qui s'éliminent longtemps après leur introduction. Nous avons fréquemment observé que les personnes qui s'étaient soumises à une cure sulfureuse étaient pendant quelque temps à peu près réfractaires à la grippe ou influenza. Enfin, elles ont une action parasiticide médiate. Par leurs propriétés reconstituantes, elles influencent la vie et l'activité des microphages et des macrophages, qui jouissent de propriétés phagocitaires. Nous ne parlons que pour mémoire de leur influence sur le rein, organe excréteur de poisons, ou encore de leur pouvoir oxygénant du sang, et partant de leur action sur les toxines qui, plus elles sont oxydées, moins elles sont nuisibles.

JOURNÉE D'UN MALADE A LUCHON

Le bain et la douche doivent être pris de préférence le matin, au saut du lit, car la peau se trouve alors dans les conditions les plus favorables pour être influencée par les principes minéraux. Si donc le malade est matinal, il pourra se baigner et se faire doucher à cinq heures et quart, dès l'ouverture de l'établissement thermal ; sinon, ce sera entre sept et huit heures. A sa sortie, il devra se vêtir chaudement, et ira en hâte, soit à pied, soit en chaise à porteurs, regagner son lit, afin d'entretenir ou de favoriser la réaction cutanée. A ce moment, petit déjeuner, ou déjeuner du matin.

Entre dix et onze heures, première prise de boisson sulfureuse qui devra toujours être absorbée à jeun, et au moins une heure avant de manger, de façon qu'elle soit digérée quand la cloche de la table d'hôte appellera le baigneur. Cette boisson, selon les indications médicales, est prise en une ou plusieurs fois, à intervalles plus ou moins éloignés.

Au déjeuner, comme d'ailleurs à tous les autres repas, on devra s'abstenir de poissons de mer, de charcuterie, de mets épicés, de vin pur, d'alcool, de café et de thé. Aux eaux excitantes, il ne faut pas joindre l'excitation des substances et des liquides précités. Pourtant, si les personnes habituées à ces boissons ne peuvent, sans inconvénient, les supprimer entièrement, elles doivent en diminuer beaucoup la quantité. Une autre recommandation importante est de s'abstenir de vinaigre et de fruits crus, leur acidité nuit à l'absorption des principes sulfurés. En effet, plus le suc gastro-intestinal est alcalin, comme l'a démontré Mialhe, plus le soufre acquière son maximum d'effets thérapeutiques.

Dans l'après-midi, promenades à pied, à cheval, en voiture, à bicyclette, selon le goût, l'âge et les habitudes. Les excursions sont variées à l'infini. Elles conviennent aussi bien aux touristes qu'aux curieux et amateurs de vieilles peintures murales, de souvenirs historiques, d'antiquités religieuses et artistiques. Pourtant, si le temps est pluvieux ou même incertain, une visite au casino, au musée Lézat où se trouve le plan en relief des Pyrénées, une séance aux salons de lecture, à la bibliothèque Lambron, feront passer les heures jusqu'au moment, c'est-à-dire vers cinq heures, où le malade pourra, s'il en a reçu la prescription, pratiquer un humage ou une pulvérisation; à la suite, deuxième prise de boisson minérale avec les mêmes recommandations que pour la matinée.

Après le dîner, promenade sur l'allée d'Étigny, séjour au casino où les bals, les soirées, les concerts, les spectacles et les autres distractions conduisent rapidement à l'heure du coucher, c'est-à-dire à dix ou onze heures au plus tard.

RÉSUMÉ. — INDICATIONS ET CONTRE-INDICATIONS

L'emploi des sulfureux est *contre-indiqué* dans :

Les maladies aiguës ;

Le cancer ;

L'hypertrophie du cœur avec dilatation de ses cavités ;

L'artério-sclérose généralisée, les anévrysmes, les altérations valvulaires profondes;

La tuberculose, sauf et sous certaines conditions, la tuberculose pulmonaire et laryngée, la tuberculose osseuse;

Les phlegmasies chroniques du cerveau : la paralysie générale, le ramollissement;

Les phlegmasies chroniques de la moelle;

La goutte, la lithiase biliaire et rénale;

Les grandes névroses : l'épilepsie, l'hystérie;

Les altérations profondes des reins et du foie;

La pléthore sanguine, le nervosisme, l'alcoolisme;

La prédisposition aux congestions, aux hémorrhagies : hématémèse, hémoptysies.

L'emploi des sulfureux est *indiqué* dans les maladies suivantes :

Le coryza scrofuleux et les ulcérations des fosses nasales;

L'ozène vrai;

L'hypertrophie tonsillaire;

L'angine chronique;

La laryngite, la trachéo-laryngite chronique;

La bronchite chronique, la bronchectasie;

La tuberculose pulmonaire et laryngée sous certaines conditions;

La pleurésie chronique avec adhérences;

La blépharite chronique;

L'arthrite chronique, l'hydarthrose;

Les lésions consécutives des fractures, luxations, entorses, raideurs articulaires, fausse ankylose, atrophie musculaire;

Les tumeurs blanches, carie, fistules;

La blennorrhée;

La syphilis;

La métrite chronique;

Le rhumatisme chronique;

L'anémie, la chloro-anémie;

La scrofulose;

Les intoxications : saturnine, mercurielle;

Les suites ou complications de la grippe ou influenza;

Les paralysies consécutives aux maladies infectieuses;

Les affections cutanées : eczéma, herpès, psoriasis, pityriasis, pityriasis versicolor, acné, lèpre, impétigo, pelade, tricophytie.

II. — PRINCIPALES EAUX SULFUREUSES DE FRANCE

AIX-LES-BAINS. — SAVOIE

EAUX SULFUREUSES TRÈS CHAUDES

1° **Généralités**. — Ville de 6.000 habitants, située à 260 mètres d'altitude, au milieu des montagnes de la Savoie et à proximité du lac du Bourget, sur la ligne de Paris-Lyon-Méditerranée. Climat tempéré. L'établissement thermal, propriété de l'État, est ouvert toute l'année, et la saison s'étend du 1er avril au 15 novembre. La station qui possède deux hospices thermaux et deux casinos a été visitée, en 1894, par 31.105 étrangers.

2° **Ressources hydrominérales.** — Aix a deux sources *sulfurées calciques :* la source Soufre et la source Alun, qui débitent ensemble 3.030 mètres cubes d'eau par vingt-quatre heures à une température de 43° à 45° C. Leur minéralisation moyenne est de 0gr,47, dont 0gr,04 d'acide sulfhydrique libre, 0gr,20 de sulfates alcalins et 0gr,18 de carbonates alcalins. Elles sont utilisées à l'intérieur et à l'extérieur. L'établissement est aménagé pour administrer des bains de baignoire et de piscine, des douches locales et générales, des bains et douches de vapeurs minérales, des douches locales de vapeurs minérales dites douches Berthollet et des douches-massages qui constituent la partie caractéristique du traitement d'Aix. Il existe aussi des humages, des inhalations, des pulvérisations, des bains de pieds à eau courante et des gargarismes.

3° **Ressources adjuvantes.** — Les malades peuvent, en outre, prendre des bains ou des douches réfrigérés par une source d'eau simple (11°), se faire masser à sec et ramener chez eux en chaise à porteurs. Ils peuvent aussi, par un chemin de fer de montagne, aller faire une cure climatérique sur le mont Revard, à 1.568 mètres d'altitude.

4° **Clinique thermale.** — Les eaux sont principalement employées dans le rhumatisme, la goutte, les affections douloureuses des articulations et la syphilis.

Le traitement d'Aix est surtout externe, et sa durée moyenne est de vingt à vingt-cinq jours.

Les malades atteints d'affections des voies respiratoires qui se rendent à Aix vont ordinairement à Marlioz, situé à 1.500 mètres, où se trouvent des eaux *froides sulfurées sodiques fortes*, dont la minéralisation totale, de 0gr,63, renferme 0gr,041 de sulfure de sodium, 0gr,19 de carbonates alcalins et 0gr,32 de sulfates alcalins. Ces eaux servent presque exclusivement aux inhalations et pulvérisations ; cependant l'établissement a une buvette et une installation de douches, bains de siège à eau percutante, douches ascendantes et bains. Il est ouvert du 20 avril au 1er novembre.

ALLEVARD. — ISÈRE

EAUX SULFUREUSES FROIDES

1° **Généralités.** — Ville de 3.000 habitants, située à 475 mètres d'altitude, en climat doux et sec, dans la vallée du Grésivaudan, à 10 kilomètres de Goncelin-les-Allevard, station de la ligne de Paris-Lyon-Méditerranée. Allevard possède un casino et un établissement ouverts du 1er juin au 1er octobre, et reçoit annuellement 5.000 visiteurs.

2° **Ressources hydrominérales.** — Il existe une seule *source sulfurée* d'une température de 16°,9, d'un débit journalier de 130 mètres cubes et d'une minéralisation totale de 1gr,79. Elle renferme 0gr,0376 d'hydrogène sulfuré, 0gr,90 de sulfates, 0gr,54 de chlorure de sodium et 0gr,45 de bicarbonates. Elle est utilisée aux buvettes et dans l'établissement. Celui-ci permet d'administrer des inhalations, des gargarismes, des douches et bains de gorge, des douches chaudes, froides et de vapeurs sulfureuses, des bains de pieds et des bains minéraux.

3° **Ressources adjuvantes.** — Il est également possible de suivre un traitement par les bains simples ou médicamenteux, les bains de vapeurs, les massages simples et, après le traitement, de se faire ramener en chaise à porteurs.

4° **Clinique thermale.** — On vient d'habitude à Allevard pour les affections catarrhales des muqueuses respiratoires, telles que laryngites, bronchites et angines granuleuses, et pour quelques maladies de la peau.

AMÉLIE-LES-BAINS. — PYRÉNÉES-ORIENTALES

EAUX SULFUREUSES FROIDES ET TRÈS CHAUDES

1° **Généralités.** — Ville de 1.740 habitants à 276 mètres d'altitude, située dans la vallée du Vallespire, au pied du Canigou, et garantie des vents du nord et du midi. Climat doux et tempéré l'hiver. Amélie, desservie par la gare de Céret distante de 10 kilomètres, possède un hôpital thermal militaire, deux établissements thermaux et un casino ouverts toute l'année.

2° **Ressources hydrominérales.** — Les *sources sulfurées sodiques*, au nombre de vingt-deux, ont une température variant de 20° à 70°, et un débit tel qu'il permet de chauffer les habitations. Leur minéralisation totale est de 0gr,33 dont 0gr,016 de sulfure de sodium. Elles déposent de la barégine et sont aménagées dans les établissements (thermes Pujade, thermes Romains et hôpital militaire) en buvettes, gargarismes, bains de piscine et de baignoire, douches très variées, étuves à température graduée, aspiration et inhalation. Les inhalations se font dans des salles très vastes, recevant directement les vapeurs des sources minérales. L'hôpital militaire est un des mieux installés de France.

3° **Ressources adjuvantes.** — Les massages peuvent se pratiquer dans les divers établissements.

4° **Clinique thermale.** — Cette station est particulièrement indiquée dans les laryngites, les bronchites chroniques, l'emphysème, la tuberculose pulmonaire, le rhumatisme chronique, les suites de blessures, la syphilis et quelques dermatoses.

La cure dure de trente jours, en été, à six semaines, en hiver, et les inhalations en sont la partie importante.

AX. — ARIÈGE

EAUX SULFUREUSES FROIDES ET TRÈS CHAUDES

1° **Généralités.** — Petite ville de 1.600 habitants, à 720 mètres d'altitude, dans la vallée d'Orlu, desservie par la ligne du Midi. Climat doux et air vif. Ax possède un hôpital thermal, quatre établissements ouverts du 1er juin au 1er octobre, et reçoit environ 3.000 visiteurs par an.

2° **Ressources hydrominérales.** — Dans cette station les *sources sulfurées sodiques*, au nombre de près de soixante, débitent ensemble 1.330 mètres cubes d'eau par jour, à une température variant de 18° à 77°. Leur minéralisation totale varie de 0gr,21 à 0gr,26, dont 0gr,0025 à 0gr,0261 de sulfure de sodium. Les établissements Couloubret, Modèle, Breilh et Teich contiennent seize buvettes et des installations pour bains et douches générales et locales à températures variées, douches de vapeurs minérales, étuves générales et locales, humages, gargarismes, pulvérisations.

3° **Ressources adjuvantes.** — Les malades peuvent se faire masser et ramener chez eux en chaise à porteurs.

4° Clinique thermale. — Les indications de la cure sont : le rhumatisme chronique, la scrofule avec ulcérations, les dermatoses, les laryngites, les bronchites et les maladies utérines.

BAGNÈRES-DE-BIGORRE. — HAUTES-PYRÉNÉES.

EAUX SULFUREUSES FROIDES

V. p. 419.

BARBOTAN. — GERS

EAUX SULFUREUSES CHAUDES

1° Généralités. — Village de 150 habitants, à 115 mètres d'altitude, dépendant de la commune de Casaubon, situé sur une ligne du chemin de fer en construction, et desservi actuellement par la gare de Mezin (Midi), à 30 kilomètres. Le climat est tempéré, et l'établissement ouvert toute l'année. La saison effective s'étend du 15 mai au 1er octobre, et il vient annuellement 1.000 malades environ.

2° Ressources hydrominérales. — Les *sources sulfureuses* nombreuses, et éparses, émergent à une température de 20° à 38°, ont une minéralisation totale de 0gr,135, débitent 250 mètres cubes par jour. L'eau est amenée aux buvettes et dans l'établissement où elle est utilisée en bains de baignoire et de piscine à eau courante, douches variées, gargarismes, pulvérisations et bains de boues. Ces bains de *boues naturelles*, spécialité de la station, se prennent dans des baignoires sans fond qui, sous la poussée de l'eau minérale chaude, se maintiennent à une température de 38° dans le fond et 26° à la surface.

3° **Ressources adjuvantes.** — Les malades peuvent prendre également des bains d'étuve et des douches variées.

4° **Clinique thermale.** — Les affections tributaires de Barbotan sont : les rhumatismes chroniques avec pléthore et tendance congestive, et les douleurs ou raideurs articulaires de toutes natures.

BARÈGES. — HAUTES-PYRÉNÉES

EAUX SULFUREUSES FROIDES ET CHAUDES

1° **Généralités.** — Village à 1.232 mètres d'altitude, dépendant de la commune de Betpouey (600 habitants), au pied du Pic du Midi de Bigorre, desservi par la gare de Pierrefitte (à 19 kilomètres), sur la ligne du Midi. Climat rude en hiver, agréable en juillet et août. Barèges possède un hôpital militaire, un hôpital thermal ouvert du 1er mai au 15 juin et du 15 septembre au 1er novembre, et un casino. L'établissement thermal est accessible du 1er mai au 1er novembre, et le temps le plus propice à la cure s'étend du 15 juin au 15 septembre. Il vient annuellement dans cette station 4,800 visiteurs.

2° **Ressources hydrominérales.** — Les *sources sulfurées sodiques*, au nombre de douze, ont une température variant de 21° à 44°. La minéralisation moyenne est de 0gr,25 dont 0gr,02 à 0gr,04 de sulfure de sodium et une petite quantité de chlorure de sodium. Elles dégagent de l'azote et de l'hydrogène sulfuré, et laissent déposer une substance végétale onctueuse, la *barégine,* très riche en carbonate de chaux.

L'établissement thermal utilise quatorze sources aux buvettes et aux bains de baignoire ou de piscine à eau courante (36°), aux douches, aux pulvérisations et aux gargarismes.

3° **Clinique thermale.** — Les affections tributaires de Barèges sont : les plaies atones, le rhumatisme, la scrofule, les dermatoses et la syphilis. La douche de Barèges, donnée dans une atmosphère si chargée de vapeurs sulfureuses qu'il est parfois difficile d'y résister, est une partie caractéristique de la cure, qui dure trente jours en moyenne.

L'établissement particulier de Barzun, distant de 500 m., contient une installation analogue, alimentée par la source *Barzun* (29°), *sulfurée sodique,* comme les sources de Barèges.

CAUTERETS. — HAUTES-PYRÉNÉES

EAUX SULFUREUSES TRÈS CHAUDES

1° **Généralités.** — Petite ville de 1.685 habitants, à 980 mètres d'altitude, dans la vallée du Lavedan, desservie par la station de Pierrefitte à 11 kilomètres sur la ligne du Midi. Climat de montagne, air vif. La saison de Cauterets s'étend du 15 mai au 15 octobre, et il vient 20.000 étrangers. Il existe un casino et neuf établissements.

2° **Ressources hydrominérales.** — Les *sources sul-*

furées sodiques, au nombre de vingt-deux, débitent, par vingt-quatre heures, plus de 1.500 mètres cubes d'eau à une température variant de 33° à 57°. Elles sont divisées en trois groupes :

1° Celui de l'est avec les établissements de Pauze-Vieux et César-Nouveau ;

2° Celui du sud à 1 kilomètre avec les établissements de La Raillère, les thermes du Petit-Saint-Sauveur, du Pré, du Bois et la buvette de Maouhourat ;

3° Dans la ville, les thermes des Œufs, César et Espagnols, Rocher et Rieumisel ou Néo-Thermes.

La minéralisation moyenne des eaux est de 0gr,24 dont 0gr,023 de sulfure de sodium. Elles sont utilisées en boissons, gargarismes, inhalations, humages et pulvérisations, douches variées à toutes températures, bains de baignoires et de piscines à eau courante, bains de pieds et de jambes à eau courante, bains de vapeurs.

3° **Ressources adjuvantes.** — Les malades peuvent également se faire masser et prendre des sudations.

4° **Clinique thermale.** — Les affections tributaires de Cauterets sont : la scrofule, la syphilis et les catarrhes des voies respiratoires. Les pratiques habituelles de Cauterets sont : la boisson, les gargarismes, les demi-bains et bains de jambes ; la saison dure ordinairement vingt-cinq jours.

CHALLES. — SAVOIE

EAUX SULFUREUSES FROIDES

1° **Généralités.** — Village de 612 habitants à 290 mètres d'altitude. Challes, distant de Chambéry de 5 kilomètres, possède un casino et un établissement thermal ouverts du 15 mai au 15 octobre.

2° **Ressources hydrominérales.** — *Ces eaux sulfurées sodiques* ont une température de 10°,5, une minéralisation totale de 1gr,54 dont 0gr,359 de sulfhydrates de sodium, 0gr,595 de carbonate de sodium, 0gr,15 de chlorure de sodium et un débit de 3 mètres cubes et demi par jour. Ce sont de beaucoup les plus sulfureuses de la Savoie. Elles s'administrent surtout en boissons, mais également en bains de baignoires et de piscines, en douches, pulvérisations, inhalations et gargarismes.

3° **Clinique thermale.** — Les maladies tributaires de Challes sont les affections chroniques des voies respiratoires, les maladies de la peau et la syphilis.

La durée de la cure est ordinairement de trois semaines. Les eaux sont exportées.

EAUX-BONNES. — BASSES-PYRÉNÉES

EAUX SULFUREUSES FROIDES ET TIÈDES

1° **Généralités.** — Village de 300 habitants à 750 mètres d'altitude dans la vallée d'Ossau, desservi par la gare de Laruns sur la ligne du Midi, les Eaux-Bonnes ont un climat à température constante et un air vif et pur. La saison s'étend du 15 mai au 15 septembre, et il vient, en moyenne, 3,000 malades chaque année. La commune est entourée de belles promenades où les malades vont prendre l'air et peuvent se reposer sous des abris légers (sun-box). Elle a également un casino et trois édifices thermaux ; le Grand-

Établissement, l'établissement d'Orteig et les Bains de santé.

2° **Ressources hydrominérales.** — Les *eaux sulfurées sodiques*, *calciques* et *chlorurées* émergent à une température de 22° à 33° par huit sources; l'une d'entre elles, plus froide, n'a que 12°. Leur débit total est de 70 mètres cubes par jour et leur minéralisation moyenne de 0gr,57, dont 0gr,0158 de sulfhydrates ou 0gr,021 de sulfure de sodium, 0gr,015 de sulfate de calcium et 0gr,200 de chlorure de sodium. Elles servent en boissons et en gargarismes, douches pharyngiennes, nasales et auriculaires, bains et douches à toute température.

3° **Ressources adjuvantes.** — Les malades peuvent également se traiter par l'hydrothérapie simple, le massage, et faire des cures d'air et de terrain.

4° **Clinique thermale.** — Les maladies tributaires de ces eaux sont les angines et les affections catarrhales des voies respiratoires. La cure, d'une durée de vingt-cinq ou trente jours, est caractérisée par la boisson, les pulvérisations et les bains de pieds.

ENGHIEN-LES-BAINS. — SEINE-ET-OISE

EAUX SULFUREUSES FROIDES

1° **Généralités.** — Petite ville de 2,870 habitants, à 44 mètres d'altitude, sur les bords d'un lac, à quinze minutes de Paris par les lignes de l'Ouest et du Nord. Enghien possède un casino et un établissement ouvert du 1er mai au 15 octobre.

2e Ressources hydrominérales. — Les *eaux sulfurées calciques* émergent par neuf sources, à une température variant de 13° à 15°. La minéralisation moyenne est de 0gr,87, dont 0gr,045 d'hydrogène sulfuré libre, 0gr,28 de carbonate de calcium et 0gr,23 de sulfate de calcium. Elles sont utilisées en boissons, bains généraux et locaux à eau immobile et à eau courante, douches de toutes sortes, pulvérisations, inhalations et humages.

3e Ressources adjuvantes. — Les malades peuvent prendre également des bains russes et de vapeurs, des fumigations, des massages et des bains électriques.

4e Clinique thermale. — Les affections tributaires d'Enghien sont : les catarrhes du larynx et des bronches et les maladies de la peau.

MONTMIRAIL. VAUCLUSE

EAUX SULFUREUSES FROIDES

1e Généralités. — Village de la commune de Gigondas (700 habitants), situé à 180 mètres d'altitude, Montmirail est desservi par la gare d'Orange (à 18 kilomètres) sur la ligne de Paris-Lyon-Méditerranée. Son climat est tempéré, sa saison s'étend du 1er juin au 1er octobre, et il possède un casino et un établissement.

2e Ressources hydrominérales. — Les *eaux sulfurées*

calciques émergent d'une seule source à une température de 15°. La minéralisation totale est de 2 grammes dont 0gr,04 de sulfure de calcium et 1gr,70 de sulfates. Elles sont amenées aux buvettes et à l'établissement, où elles sont utilisées en bains, douches et pulvérisations. Il existe aussi une *source ferrugineuse* peu importante et une *source purgative*, Eau Verte, qui a une minéralisation totale de 22gr,16 dont 14 grammes de sulfate de magnésium et 9 grammes de sulfate de sodium ; elle est très exportée.

3° **Clinique thermale.** — Les affections tributaires de Montmirail sont : les affections de la peau, les catarrhes des voies respiratoires et la syphilis.

SAINT-AMAND. — NORD

BOUES SULFUREUSES

V. p. 426.

SAINT-GERVAIS. — HAUTE-SAVOIE

EAU SULFUREUSE

V. p. 213.

SAINT-HONORÉ-LES-BAINS. — NIÈVRE

EAUX SULFUREUSES TIÈDES

1° **Généralités.** — Village de 1.700 habitants, à 270 mètres d'altitude, au pied des monts du Morvan, desservi par la gare de Vandenesse, à 8 kilomètres, sur la ligne de Paris-Lyon-Méditerranée, Saint-Honoré a un climat doux, tempéré et constant. Il possède un casino et un établissement ouvert du 15 mai au 1er octobre.

2° **Ressources hydrominérales.** — Les *eaux sulfurées calciques* émergent de cinq sources débitant 900 mètres cubes par vingt-quatre heures à une température de 24° à 31°. Leur minéralisation moyenne est de 0gr,50 dont 4 dixièmes de milligramme d'acide sulfhydrique, 0gr,25 de chlorure de sodium et 0gr,11 de bicarbonate de calcium. Elles sont administrées en boissons, en bains de baignoire et de piscine à eau courante, douches générales et locales à toutes températures, inhalations, pulvérisations et gargarismes.

3° **Clinique thermale.** — Les maladies traitées à Saint-Honoré sont : la scrofule, les affections des voies respiratoires, de l'utérus et de la peau. La durée moyenne de la cure est de trois semaines.

SAINT-SAUVEUR. — HAUTES-PYRÉNÉES

EAUX SULFUREUSES CHAUDES

1° **Généralités.** — Hameau, à 770 mètres d'altitude, dépendant de Luz (1.500 habitants), dont il est éloigné de 1 kilomètre et demi, Saint-Sauveur, situé à l'entrée de la gorge qui aboutit au cirque de Gavarnie, est desservi par la gare de Pierrefitte, à 12 kilomètres, sur la ligne du Midi. Le climat est doux, tempéré, sédatif; la saison s'étend du

1er juin au 1er octobre, et la station possède deux établissements et un casino.

2° **Ressources hydrominérales.** — Les *eaux sulfurées sodiques* émergent de deux sources : la source des Dames (34°,3) et la source Hountalado (22°), qui alimentent chacune un établissement et débitent ensemble 163 mètres cubes par vingt-quatre heures. Leur minéralisation totale est de 0gr,25, dont 0gr,02 de sulfure de sodium. Elles sont aménagées en buvettes, bains et douches variées, pulvérisations.

Il existe à mi-chemin de Luz et de Saint-Sauveur un troisième établissement, où l'on exploite la source *Barzun* descendue de Barèges (V. p. 274).

Les eaux de Saint-Sauveur, comme celles de Barèges, renferment de la barégine.

3° **Clinique thermale.** — Les maladies traitées à Saint-Sauveur sont : les affections utérines et les affections nerveuses. La durée de la cure est de trois à quatre semaines.

URIAGE. — ISÈRE

EAUX SULFUREUSES TIÈDES

1° **Généralités.** — Village de 2.000 habitants, dépendant de la commune de Saint-Martin-d'Uriage, dans la vallée du Vaulnaveys, à 414 mètres d'altitude, desservi par un chemin de fer départemental partant de Grenoble, Uriage a un climat sain, un air vif, possède un casino, un établissement, et sa saison s'étend du 15 mai au 15 octobre.

2° **Ressources hydrominérales.** — Les *eaux sulfurées chlorurées sodiques* émergent à une température de 27°, par une source débitant 420 mètres cubes par jour. La minéralisation totale est de 10gr,58 dont 6gr,05 de chlorure de sodium, 1gr,50 de sulfate de calcium, 1gr,10 de sulfate de sodium et 0gr,11 d'acide sulfhydrique libre; elle est utilisée en bains, en douches générales et locales chaudes et froides, lavages et irrigations, douches-massages, pulvérisations, gargarismes et inhalations. Il existe aussi une *source ferrugineuse*, qui se prend aux repas seulement.

3° **Ressources adjuvantes.** — Les malades peuvent également prendre des bains de vapeurs, des douches ordinaires, des bains de petit-lait et se faire masser.

4° **Clinique thermale.** — Les affections tributaires d'Uriage sont : la scrofule, les maladies de la peau et la syphilis. La cure dure ordinairement trois semaines, et consiste surtout en bains ou en douches.

VERNET (Le). — PYRÉNÉES-ORIENTALES

EAUX SULFUREUSES CHAUDES

1° **Généralités.** — Petite ville de 1.100 habitants, à 620 mètres d'altitude, au pied du Canigou, desservie par la gare de Prades, à 11 kilomètres, sur la ligne du Midi. Le Vernet a un climat doux et sédatif pendant toute l'année : aussi ses établissements reçoivent des malades en tout temps, mais la saison effective dure du 1er juin au 1er octobre. Un sanatorium, installé sur le modèle de ceux qui existent en

Suisse, est consacré au traitement de la tuberculose et des affections pulmonaires.

2° **Ressources hydrominérales.** — Les *eaux sulfurées sodiques* émergent de douze sources à une température de 32° à 66°. Leur minéralisation totale est de 0gr,22 dont 0gr,10 de sulfure de sodium. Les thermes des Commandants avec huit sources, et les thermes Mercader, sont aménagés en bains de piscines et de baignoires, douches générales et locales, étuves, inhalations et humages, gargarismes et buvettes.

3° **Clinique thermale.** — Les affections traitées au Vernet sont : les maladies catarrhales des voies respiratoires, la scrofule, la tuberculose et le rhumatisme.

La durée moyenne de la cure est de un mois, en été ; de six semaines, en hiver.

LIVRE III

I. — EAU ARSENICALE TYPE

LA BOURBOULE

EAUX ARSENICALES, CHLORURÉES, BICARBONATÉES SODIQUES

CHAPITRE I

GÉNÉRALITÉS

TOPOGRAPHIE. — CLIMATOLOGIE. — HYGIÈNE. — ÉCONOMIE

La Bourboule est située à 850 mètres au-dessus du niveau de la mer, dans la chaîne des Monts-Dore (Puy-de-Dôme), au milieu d'une riante vallée, largement ouverte à l'est et abritée au nord, à l'ouest et au sud, par des montagnes d'aspects variés. La Dordogne, véritable torrent, semblable aux gaves des Pyrénées, la traverse de l'est à l'ouest et contribue à égayer ce paysage qui est un des plus pittoresques du Centre de la France.

Grâce à cette situation, La Bourboule jouit d'une température beaucoup plus douce que celle qu'on trouve généralement dans les pays de montagnes, et les changements brusques de température y sont beaucoup moins fréquents que dans bien des contrées similaires. Les moyennes mensuelles de température, observées à onze heures du matin, sont de 17°,9 en juin, 21°,9 en juillet, 22°,1 en août, 18°,4 en septembre. La moyenne des jours de pluie est de 8 en juin, 4 en juillet, 3,5 en août. Certaines années, ces chiffres sont évidemment inférieurs à la réalité. Comme partout, les mois de juillet et août sont les plus chauds ; mais la chaleur, quoique assez forte, est beaucoup moins énervante que dans la plaine. Contrairement à ce qu'on serait tenté de supposer, le mois de septembre est presque toujours beau. La température est égale, pas trop élevée, ce qui permet au malade de marcher ou de rester au grand air toute la journée. Les nuits seulement sont un peu fraîches.

Néanmoins, il sera toujours plus prudent de conseiller au malade qui va faire une cure à La Bourboule d'apporter avec lui des vêtements de laine assez chauds pour n'avoir pas à redouter un abaissement de la température, qui peut se produire quelquefois après une journée de pluie ou d'orage. Ces vêtements de laine lui seront, en outre, utiles pour suivre certains traitements qui obligent le malade à se couvrir plus que de coutume.

Disons, pour terminer, que La Bourboule qui n'était autrefois qu'un petit hameau, connu seulement des gens du pays, est devenue maintenant une des plus grandes villes d'eaux d'Europe. On y trouve trois établissements de classe et de tarifs différents, quantité d'hôtels, villas, maisons meublées, restaurants, à la portée de toutes les bourses ; depuis les hôtels les plus confortables jusqu'aux hôtels les plus modestes ; quant aux distractions, sans compter l'attrait offert par les excursions dans un pays aussi pittoresque, La Bourboule possède deux grands casinos qui rivalisent de zèle pour distraire les baigneurs.

La saison thermale dure du 25 mai au 1er octobre.

CHAPITRE II

RESSOURCES THÉRAPEUTIQUES, HYDROMINÉRALES ET ADJUVANTES

SOURCES. — GÉOLOGIE. — ÉTABLISSEMENTS
DESCRIPTION DES PRATIQUES HYDRIATIQUES PROPRES A LA STATION
HYDROTHÉRAPIE. — CURE DE TERRAIN

Le sol sur lequel repose La Bourboule est un sol granitique que recouvre du tuf trachytique dans une assez grande étendue. Le basalte et la lave, si communs en Auvergne, se sont arrêtés à une certaine distance de la vallée. C'est à travers ces tufs que jaillissent les eaux minérales.

Il existait autrefois à La Bourboule plusieurs sources de noms différents, mais de composition à peu près identique. Les travaux entrepris, en 1866, pour le captage des eaux, prouvèrent (en les tarissant toutes) qu'elles provenaient de la même nappe d'eau. Les deux puits Choussy et Perrière, distants seulement l'un de l'autre de 3 mètres, et communiquant librement à leur base, puisent l'eau dans toute sa pureté. En 1872, de nouvelles sources furent découvertes sur la rive gauche de la Dordogne (Fenestre n° 1 et n° 2). En 1892, on trouva dans une propriété particulière voisine de La Bourboule trois sources (Clémence, Henry, Marie-Rose) dont la composition, ainsi que celle de Fenestre, diffère sensiblement de la source Choussy-Perrière. Mais, dans ce travail, nous ne nous occuperons que de cette dernière, la seule utilisée dans les établissements et à laquelle La Bourboule doit sa réputation première.

Le tableau suivant donne la composition, le débit et la température des différentes sources dont nous venons de parler.

L'eau de La Bourboule Choussy-Perrière est limpide, onctueuse et inodore ; d'une température élevée (56°,5 à la source), elle a un goût légèrement salé et alcalin. Ce qui la caractérise et en fait un type spécial parmi les chlorurées bicarbonatées sodiques (chlorure de sodium, 2^gr^,85 ; bicarbonate de soude, 2^gr^,89), c'est la grande quantité d'arsenic qu'elle contient (28 milligrammes d'arséniate de soude par litre). Aussi mérite-t-elle de figurer dans une classe spéciale, la classe des eaux arsenicales, où peu d'eaux, il est vrai, pourraient être rangées.

L'étude de la matière organique et organisée des eaux de La Bourboule nous montre qu'il existe des conferves de genres variés, qui ne se développent que dans cette eau, et que lorsqu'elle est exposée à l'air libre. Ces conferves se saturent des principes minéralisateurs de l'eau minérale.

Il existe à La Bourboule trois établissements : les Thermes (première classe), Choussy (deuxième classe), Mabru (troisième classe). Ces trois établissements possèdent, à quelques différences près (confortable, installation), tous les appareils utilisés pour le traitement thermal.

L'eau minérale est employée en boisson (*traitement interne*) et en bains, douches, inhalations, pulvérisations, etc. (*traitement externe*).

TRAITEMENT INTERNE. — L'eau en boisson est prise à des doses variant suivant les indications de 100 à 800 centi-

COMPOSITION HYPOTHÉTIQUE

	SOURCES de la Compagnie Perrière-Choussy	ANALYSE MM. Bouis et Lefort (1878)		Sources nouvellement découvertes (propriété particulière). An. de l'Éc. des mines (1891 et 1892) pour les sources Clémence et Henry. Anal. de M. Parmentier, professeur à la Faculté des sciences de Clermont pour la source Marie-Rose.		
		Fenestre I	Fenestre II	Clémence	Henry	Marie-Rose
Débit	388^lit,5 par min.	98^lit,2	39^lit,2	12^lit	1^lit,56 13^lit,9 à la pompe	90^lit
Température Lamarle	55°,5 à la surface 60°,4 au fond	19°,1	19°,2	13°	10°	18°,5
Arséniate de soude	0,02847	0,00387	0,00418	0,0088	0,0076	0,003
Acide carbonique libre	0,6518	0,0336	0,1654	0,9890	2,4630	0,936
Chlorure de sodium	2,8406	0,1626	0,1860	2,3650	2,5690	0,946
— de potassium	0,1623	0,0129	0,0210	0,2450	0,2310	»
— de lithium[1]	indices	indices	indices	traces	traces	»
— de magnésium	0,0320	»	»	»	»	»
Bicarbonate de soude	2,8920	0,3862	0,9357	1,3610	0,9930	0,790
— de chaux	0,1905	0,0205	0,0234	0,2820	0,3700	0,193
— de magnésie	»	0,0143	0,0048	0,4928	0,2436	0,095
— de fer	»	0,0123	0,0197	0,0520	»	0,047
— de potasse	»	»	»	»	»	0,093
— de lithine	»	»	»	»	»	0,004
Sulfate de soude	0,2084	0,0218	0,0372	0,2250	0,2590	0,447
Peroxyde de fer	0,0021	»	»	»	»	»
Oxyde de manganèse	indices	indices	indices	»	»	»
Acide silicique	0,1200	0,0796	0,0794	»	»	0,103
Silicate de soude	»	»	»	0,2350	0,2300	»
Borate de soude	»	»	»	»	»	traces
Alumine	indices	indices	indices	»	»	0,003
Bicarbonate de magnésie	»	»	»	»	»	traces
Matières organiques	indices	indices	indices	traces	»	traces
Chlorures de césium et de rubidium	»	»	»	»	»	Quantité très sensible
TOTAUX	6,4997	0,9413	1,4826	6,4556	7,2722	3,276

[1] M. Riche a dosé récemment 0,017 de chlorure de lithium.

mètres cubes par jour. On commence généralement par de petites doses pour arriver progressivement à des doses plus élevées.

Traitement externe. — On emploie l'eau minérale pour les bains dont la durée varie de quelques minutes à plusieurs heures (bains prolongés) et la température de 33° à 40°, selon les cas. Chaque cabinet de bains est muni d'un appareil de douches pour douches locales et générales. Il y a, en outre, des cabinets spéciaux pour bains de siège, bains et douches de vapeur et bains de pieds.

L'établissement Choussy possède une piscine alimentée par de l'eau minérale pure.

Enfin, on trouve, dans les trois établissements, des salles de gargarisme, d'irrigations nasales, de pulvérisation, de humage, d'inhalation, pour le traitement des maladies des voies respiratoires. Tous ces appareils sont minutieusement lavés et stérilisés après le départ de chaque malade.

Le humage consiste à aspirer par le nez et la bouche de l'eau si finement poudroyée qu'elle semble être à l'état de vapeur. La température est de 30° à 34°.

La façon dont se pratique l'inhalation à La Bourboule nécessite une mention spéciale. Le malade n'y respire pas de la vapeur d'eau minérale, comme cela se pratique ailleurs, mais bien de l'eau minérale à l'état de poussière impalpable. Ce résultat s'obtient en faisant tomber de l'eau en pluie d'une certaine hauteur sur un plan résistant. La température des salles d'inhalation varie de 28° à 33°.

L'hydrothérapie chaude (eau minérale) et froide est particulièrement bien organisée aux Thermes, où on peut suivre un traitement aussi complet que varié. Il existe, en outre, des salles de massage où on peut faire du massage sec ou humide.

A toutes ces ressources thérapeutiques hydrominérales créées pour le malade viennent s'ajouter les heureux effets de la situation même de La Bourboule. Le traitement thermal trouve, en effet, un adjuvant précieux dans l'altitude qui favorise l'élimination de l'acide carbonique, augmente la capacité respiratoire, provoque des fluxions périphériques, active la circulation générale et les échanges moléculaires. On constate, sous son influence, une augmentation de l'activité de réduction de l'oxyhémoglobine. La proportion de vapeur d'eau contenue dans l'air est diminuée, l'air est plus sec, ce qui a son importance dans le traitement des affections des voies respiratoires. Il est aussi plus pur, plus chargé d'ozone.

Dans la montagne, les radiations lumineuses sont plus intenses (rappelons-nous l'action exercée par la lumière sur la nutrition, les bactéries, etc.). Enfin, pendant les fortes chaleurs, le malade trouve dans le climat de montagne une température moins énervante.

Nous mentionnerons, comme agissant heureusement sur l'état général du malade, l'exercice, les distractions et le calme dont il jouit, éloigné de ses affaires et préoccupations habituelles.

Avant de passer à l'étude de l'action thérapeutique des eaux, il nous semble indispensable, pour bien la comprendre, de résumer brièvement leur action physiologique.

ACTION PHYSIOLOGIQUE DE L'EAU DE LA BOURBOULE

Action sur la nutrition. — Pendant l'année 1893, nous avons institué avec M. Cathelineau, des expériences dans le but de déterminer, d'une façon rigoureuse et précise, l'action de l'eau de La Bourboule sur la nutrition. Pour donner toute la rigueur possible à nos résultats, nous avons strictement fait suivre à des sujets sains, pendant plusieurs jours, un régime identique, particulier, calculé d'après les tables de Kœnig, leurs occupations et leurs travaux restant toujours les mêmes pendant la durée de l'expérience. L'eau en boisson et les bains ne furent administrés qu'au moment où l'équilibre était obtenu. Les deux tableaux suivants donnent le résultat de nos analyses :

USAGE INTERNE DE L'EAU DE LA BOURBOULE (SOURCE CHOUSSY-PERRIÈRE)

R... P..., trente-cinq ans, 78 kilogrammes, taille 172 centimètres.

	Avant.	Après.		Différence.
Volume..................	15.18 cc.	13.93 cc.	—	1.25
Réaction..................	acide	alcaline		alcaline
Densité..................	10,21	10.18		
Azote total..................	19,03	16.54	—	2.49
Azote de l'urée..........	14.582	13,238		
Urée..................	31.36	28.47	—	2.89
Coefficient d'oxydation ...	85.6 0/0	80.02 0/0	—	5.58 0/0
Acide urique..............	0.825	1.12	+	0.295
Chlorures..................	17.62	20.01	+	2.39
Acide phosphorique	3.118	2.500	—	0.618
Acide sulfurique	4.10	3.94	—	0.16
Rapport de l'acide phosphorique à l'azote total.....	18.3 0/0	15.5 0/0	—	2.8 0/0

ACTION DES EAUX DE LA BOURBOULE PRISES SOUS FORME DE BAINS

R... P..., trente-cinq ans, 78 kilogrammes, taille 172 centimètres.

	Avant.	Après.		Différence.
Volume..................	1440 cc.	1680 cc.	+	240 cc.
Réaction..................	acide	acide		=
Densité..................	1020	1018		
Azote total..................	16,39	20,24	+	3.85
Azote de l'urée..........	13.837	17.421	+	3.364
Urée..................	29,80	37,25	+	7.45
Coefficient d'oxydation ...	84.5	86.7	+	2.2
Acide urique..............	0.74	0.93	+	0.19
Chlorures..................	16.10	18.78		2.68
Acide phosphorique	3.522	3.663	+	0.141
Rapport de Ph^2O^5 à l'azote total..................	21 0/0	18.09 0/0	—	3 0/0
Acide sulfurique..........	3.624	3.898	+	0.274

Il ressort de la lecture des tableaux précédents que l'usage interne de l'eau de La Bourboule produit les effets suivants :

1° Diminution du volume de l'urine ;

2° Diminution des échanges azotés de l'organisme et diminution des oxydations ;

3° Augmentation de l'acide urique ;

4° Diminution de l'acide phosphorique et de l'acide sulfurique ;

5° Augmentation des chlorures ;

6° Diminution du rapport de l'acide phosphorique à l'azote total.

L'eau, prise sous forme de bains, produit, au contraire, les résultats suivants :

1° Augmentation du volume de l'urine ;

2° Augmentation des échanges azotés de l'organisme et du coefficient d'oxydation ;

3° Augmentation de la formation et de l'élimination de l'acide urique ;

4° Augmentation notable de tous les matériaux inorganiques de l'urine, sauf l'acide phosphorique qui ne suit pas la progression des autres sels et dont le rapport avec l'azote est diminué.

La première déduction qui se dégage des faits physiologiques que nous venons d'énumérer, c'est que tous les malades qui viennent à La Bourboule ne devront pas être soumis indifféremment ou simultanément au traitement interne (eau en boisson) et au traitement externe (bains). Il y aura lieu de faire une sélection basée sur la connaissance exacte de la nutrition du malade. Nous conclurons d'une façon générale en disant :

1° Les eaux de La Bourboule, sous forme de bains, seront

administrées dans tous les cas où il y aura ralentissement de la nutrition. Elles conviendront aux malades chez lesquels il y a lieu d'activer les échanges nutritifs et d'augmenter les oxydations, par exemple aux lymphatiques, aux scrofuleux, aux arthritiques et, enfin, à une certaine catégorie d'anémiques que nous étudierons plus loin. Elles devront être employées dans le cas où il y aura lieu d'activer les échanges des tissus collagène, fibreux, conjonctif (affections ganglionnaires, arthrite chronique, etc.), puisqu'elles augmentent la quantité d'acide urique, qui, d'après M. A. Robin, est le produit de désassimilation de ces tissus. Elles seront contre-indiquées chez les uricémiques.

2° Les eaux de La Bourboule devront être administrées en boisson dans tous les cas où il y aura dénutrition ou suractivité des échanges. Elles seront indiquées chez certains tuberculeux où l'on constate une dénutrition azotée et phosphatée intense, chez les diabétiques azoturiques, et chez certains anémiques différents de ceux dont nous avons parlé plus haut, etc., etc.

3° Les eaux de La Bourboule prises sous forme de bain ou en boisson diminuent, dans les deux cas, l'acide phosphorique. Elles exercent donc une action d'épargne sur les tissus riches en phosphore et sur ceux qui sont riches en phosphore et en azote. Le traitement hydrominéral de La Bourboule trouvera son indication dans les maladies destructives du système osseux (caries, tuberculoses osseuses) et chez les malades dont le système nerveux est affaibli à la suite de déperditions exagérées. On voit déjà, par ce qui précède, que, loin de contredire ce que la clinique nous a appris sur les indications du traitement de La Bourboule, ces études de chimie biologique les confirment en leur donnant une plus grande précision.

Jusqu'à ce jour, il avait toujours été d'usage à La Bourboule de prescrire en même temps un traitement interne et un traitement externe. Pour juger de l'effet de cette méthode (qui, dans certains cas, doit être utilisée) sur les échanges de l'organisme, nous avons fait des expériences comme précédemment. Voici, en quelques mots, les résultats : Ce mode de traitement a une action moins considérable sur les échanges de l'organisme. Si, par exemple, la quantité d'eau ingérée est faible, l'action du bain sur les échanges l'emporte sur l'action de l'eau en boisson, et réciproquement.

Dans l'étude d'une médication hydrominérale, il faut aussi tenir compte de l'influence de différents facteurs importants qui, par leur action simultanée, contribuent dans une certaine mesure à l'amélioration du malade.

L'expérimentation nous apprend que l'arsenic s'élimine par les muqueuses, la peau, les glandes, les reins. Aussi est-il permis de supposer *a priori* que ces phénomènes d'élimination entrent pour une part dans l'amélioration des malades atteints de bronchite, d'affections des premières voies, etc., etc. Nous ne devons pas non plus oublier l'action antidyspnéique de ce médicament.

L'eau employée en bains agit non seulement sur la nutrition, mais exerce aussi une action topique, particulièrement efficace, dans le traitement des affections cutanées, par exemple. Sa haute thermalité trouve son emploi dans le traitement des maladies rhumatismales. Enfin, le médecin trouve dans l'emploi des douches chaudes, froides, tempérées, autant de moyens variés, agissant comme toniques révulsifs, calmants, selon les indications, et qui complètent heureusement les ressources thérapeutiques du traitement thermal.

Avant d'en finir avec cette étude, nous allons résumer brièvement l'action que l'eau de La Bourboule paraît exercer sur les *grands appareils* de l'économie.

Prise à petite dose, l'eau de La Bourboule stimulerait l'appétit, d'après certains auteurs. Généralement bien tolérée par l'estomac, elle paraît quelquefois un peu lourde aux malades dont les fonctions digestives ne sont pas parfaites. Les diarrhées qu'on observe, certaines années pendant la cure thermale, ne doivent pas lui être attribuées. Elles sont le résultat d'écarts de régime ou d'influences climatériques.

Les bains d'eau de La Bourboule augmentent la tension artérielle; l'eau en boisson la diminue. Le traitement thermal ne paraît pas avoir une grande action sur la circulation.

Nous en dirons autant du système nerveux. Quelques malades, rares il est vrai, paraissent un peu énervés par la médication hydrominérale. Rappelons cependant l'action d'épargne exercée sur le système nerveux par l'eau en boisson et les bains.

Du côté de l'appareil respiratoire, il faut noter la facilité plus grande avec laquelle les malades respirent, quelques jours après leur arrivée. On peut aussi évidemment invoquer, dans ce cas-là, l'influence de l'altitude. Signalons enfin les mouvements fluxionnaires qui peuvent se produire chez les malades dont les voies respiratoires ne sont pas indemnes. Il faut le savoir, mais ils ne sont pas aussi fréquents que certains auteurs ont voulu le laisser entendre.

Les éruptions, qu'on a observées chez certains sujets après quelques jours de traitement, rentrent dans la catégorie des éruptions sudorales, des érythèmes solaires, polymorphes, coïncidant presque toujours avec des troubles digestifs. Les éruptions thermales par absorption sont très rares ; elles peuvent se rencontrer chez des malades prédisposés, et encore leur observation mériterait-elle d'être confirmée par de nouveaux faits.

N'oublions pas de signaler les poussées congestives qui, d'après quelques auteurs, se produiraient chez certains sujets dont le foie est déjà malade. D'où, l'indication de surveiller attentivement cet organe dans certains cas.

Rien à noter du côté de l'appareil génito-urinaire, si ce n'est que des malades, ayant eu des cystites et dont la muqueuse uréthro-vésicale présente encore quelque susceptibilité, supportent difficilement de fortes doses d'eau.

CHAPITRE III

CLINIQUE THERMALE

INDICATIONS THÉRAPEUTIQUES DES EAUX DE LA BOURBOULE

LYMPHATISME. — SCROFULE. — C'est au traitement du lymphatisme et de la scrofule que les eaux de La Bourboule doivent leur première réputation. Nous allons voir qu'elle est, en tout point, justifiée, non seulement par la clinique, mais aussi par la chimie des échanges.

S'il ne reste presque rien aujourd'hui de la scrofule, « de la maladie scrofuleuse », telle qu'on la concevait autrefois, nous savons cependant qu'il existe, chez certains enfants plus que chez d'autres, une prédisposition spéciale à contracter des affections fluxionnaires, catarrhales, inflammatoires (mais toujours infectieuses), des téguments et des muqueuses, affections remarquables par la facilité avec laquelle elles récidivent, par la lenteur qu'elles mettent à disparaître et par le retentissement ganglionnaire qu'elles provoquent. C'est cette disposition particulière qui caractérise le lymphatisme et la scrofule.

L'expérience nous apprend, en outre, avec quelle facilité ces malades se tuberculisent. C'est chez eux que nous retrouvons plus tard les lésions tuberculeuses, cutanées, osseuses, articulaires, ganglionnaires et pulmonaires.

On saisit donc toute l'importance qu'il y a à modifier le plus tôt possible le tempérament de pareils sujets.

L'indication première, pour améliorer le scrofuleux, malade à nutrition et oxydations ralenties, sera d'activer sa nutrition, de relever ses oxydations et d'enrayer le mouvement de *déminéralisation* de son système osseux. Le traitement hydrominéral de La Bourboule répond à ces indications, car nous savons que le bain minéral active les mutations nutritives, augmente le coefficient d'oxydation et exerce en même temps une action d'épargne sur les tissus riches en phosphore. Si nous nous rappelons que, sous leur influence, l'acide urique (produit de désassimilation des tissus collagène, conjonctif, fibreux) est éliminé en plus grande quantité, on s'expliquera les bons effets qu'on a toujours obtenus de ce traitement dans les engorgements ganglionnaires torpides, si fréquents chez les scrofuleux.

Donc, chez ces malades, la balnéation et certaines pratiques hydrothérapiques spéciales devront seules être employées pour obtenir le maximum d'effet recherché.

Nous savons cependant de quelle faveur justifiée jouit l'arsenic dans le traitement de la scrofule. Mais nous ne croyons pas qu'il soit indiqué à toutes les périodes. Il nous a semblé particulièrement utile quand il se manifeste, chez le jeune malade, des phénomènes de dénutrition liés probablement à une tuberculose latente, qui ne se révèle par aucun signe caractéristique.

Enfin, le jeune lymphatique bénéficiera, en outre, de l'altitude, de la radiation solaire, de l'exercice au grand air dont nous connaissons les effets sur la nutrition. Disons, en passant, qu'on peut conduire à La Bourboule les enfants, dès l'âge de trois à quatre ans, et qu'ils supportent très bien le traitement thermal.

Tuberculoses cutanée, ganglionnaire, osseuse, articulaire. — Ces différentes manifestations de la tuberculose sont réellement améliorées à La Bourboule. Dans bien des cas, le traitement hydrominéral seul ne suffit pas, mais il doit être considéré comme un adjuvant puissant, par son action topique sur certaines lésions et par son action sur la nutrition.

Parmi les tuberculoses cutanées observées le plus fréquemment à La Bourboule, je citerai le lupus vulgaire, les gommes scrofulo-tuberculeuses, que j'observe plutôt à l'hôpital thermal. Je pourrais citer plusieurs observations où, ayant fait intervenir en même temps le traitement chirurgical et le traitement hydrominéral, j'ai obtenu des guérisons remarquables par la rapidité avec laquelle elles se sont effectuées et à laquelle on n'est pas ordinairement habitué.

Les *adénites volumineuses* diminuent d'une façon très sensible sous l'influence de la médication thermale.

On obtient également de très bons résultats chez les jeunes lymphatiques atteints de micropolyadénie. Ces enfants, chez lesquels les phénomènes de dénutrition apparaissent d'une façon très nette, doivent être particulièrement soumis au traitement interne. Ce dernier doit surtout prédominer.

Les *ostéites tuberculeuses* s'amendent d'une façon surprenante sous l'influence du traitement thermal. « Ces affections sont très communes dans notre clientèle, disait Peironnel en 1865. On ne les y trouve si fréquemment que parce que l'expérience a prouvé l'efficacité des eaux à son endroit. » Cela se comprend aisément, si on se rappelle ce que nous avons dit plus haut, relativement à l'acide phosphorique dont elles diminuent l'élimination. C'est à cause de l'action d'épargne que l'eau minérale exerce sur les tissus riches en phosphore, qu'elle donne de semblables résultats dans les affections destructives du système osseux. Il est certain que, sous l'influence du traitement, ces différentes lésions changent rapidement d'aspect et semblent manifester une tendance à la guérison. Il ne faudra pas pour cela négliger l'intervention chirurgicale, quand elle sera indispensable, car alors on obtiendra des résultats plus rapides et plus francs.

Quant au traitement thermal à appliquer, il variera suivant le sujet.

Pour terminer, nous signalerons, comme tributaires du traitement bourboulien, les ostéo-arthrites tuberculeuses (tumeurs blanches, coxalgie, mal de Pott). Il est bien admis que ces malades ne devront être soumis au traitement thermal externe que lorsque toutes traces d'inflammation et de douleur auront disparu de l'articulation malade. Et encore le traitement ne devra-t-il être appliqué qu'avec une extrême prudence.

Rachitisme. — Quelques mots seulement de cette triste affection dont la pathogénie est encore assez obscure. Disons simplement qu'étant donnée l'action physiologique de l'eau de La Bourboule elle pourra trouver son indication dans le traitement de cet état morbide. Quelques médecins affirment en avoir retiré de bons résultats.

Arthritisme. — Affections rhumatismales. — Névralgies. — Nous avons vu précédemment que l'eau de La Bourboule (prise sous forme de bains) était particulièrement indiquée chez les scrofuleux (malades à nutrition retardante et à oxydations ralenties), parce qu'elle relevait le taux de la nutrition en activant les échanges nutritifs et en relevant les oxydations. C'est pour la même raison qu'elle est également indiquée dans l'arthritisme, ainsi défini par M. Bouchard : « Un trouble permanent des mutations nutritives qui prépare, provoque et entretient des maladies différentes comme formes symptomatiques, comme siège anatomique, comme processus pathologique. »

« Bien des médecins, dit M. Le Gendre, seront étonnés d'entendre dire qu'il existe, au point de vue des troubles de la nutrition, une parenté entre l'arthritisme et la scrofule. Cependant, le fait nous paraît indéniable. Les fils des goutteux et des diabétiques, c'est-à-dire des arthritiques les plus typiques, sont souvent scrofuleux. Les enfants des arthritiques sont très disposés pendant leurs premières années aux mêmes manifestations fluxionnaires et catarrhales des téguments et des muqueuses que les scrofuleux fils de scrofuleux. La seule différence entre les uns et les autres, c'est que la résolution de ces affections banales est, chaque fois, plus complète chez les arthritiques et demeure imparfaite chez les scrofuleux. A chaque reprise, chez ces derniers, le retentissement ganglionnaire est plus accentué, plus durable; les tissus sont plus engorgés, plus épaissis.

« Cependant, prenez un jeune scrofuleux ayant déjà l'habitus caractéristique, placez-le dans de bonnes conditions d'hygiène; vous le guérissez... Mais ces scrofuleux guéris feront dans l'avenir une évolution vers l'arthritisme ; il ne sera pas rare de voir paraître chez eux le rhumatisme, la goutte, le diabète. Il est impossible de dire en quoi consiste la différence entre les deux diathèses, au point de vue de tous les caractères de la nutrition ; il est facile, par contre, de montrer leur point de contact, c'est un ralentissement de l'activité des échanges nutritifs, mais dans la scrofule il y a, en outre, quelque chose que nous ignorons. »

La conclusion thérapeutique à tirer de l'exposé magistral qui précède est que, pour prévenir ou guérir l'arthritisme et les maladies arthritiques, l'indication capitale sera d'accélérer la nutrition. Nous savons que la balnéation bourboulienne agit précisément dans ce sens. Elle trouvera donc un emploi justifié dans le traitement de cette diathèse et de quelques-unes de ses manifestations.

Du reste, pour Bazin et Guéneau de Mussy, « la diathèse arthritique est une indication de la cure bourboulienne ».

Parmi les maladies arthritiques qu'on soigne plus spécialement à La Bourboule, nous citerons le *rhumatisme chronique* et certaines névralgies; quant aux manifestations cutanées et muqueuses de l'arthritique, nous en parlerons au chapitre des *maladies de la peau* et des *affections des voies respiratoires*.

La forme de rhumatisme articulaire, chronique, localisé ou généralisé, qui nous a paru être plus particulièrement améliorée à La Bourboule est celle dans laquelle le gonflement articulaire est dû plutôt à l'épaississement des parties fibreuses de l'articulation et à un épanchement liquide qu'à des lésions osseuses. Nous avons observé des malades de cette catégorie arriver à La Bourboule, tout à fait impotents, avec des articulations empâtées, douloureuses, au point de ne pouvoir supporter le moindre mouvement communiqué, repartir, après trente ou quarante jours de traitement, absolument transformés. Le gonflement articulaire avait disparu, et les malades pouvaient marcher sans trop de fatigue. La difficulté qu'ils éprouvaient à marcher dans certains cas tenait simplement à l'atrophie des muscles péri-articulaires. Nous avons également soigné des malades atteints de lésions ostéo-articulaires, de rhumatisme déformant, qui ont été très améliorés. Cela ne doit pas nous étonner, car on se rappelle que les eaux de La Bourboule sont hyperthermales et qu'on peut employer le calorique sous les formes les plus variées.

Le rhumatisme musculaire chronique trouve aussi un grand soulagement dans l'emploi de nos eaux.

Il existe aussi une catégorie de rhumatisants que La Bourboule améliore d'une façon étonnante. Ce sont ceux qui, tout en ne présentant pas de lésions articulaires, ont, sous l'influence du moindre refroidissement, des douleurs articulaires intenses, alternant quelquefois avec du rhumatisme musculaire, durant un certain temps, et disparaissant sans laisser de traces. Ces malades sont particulièrement impressionnables aux moindres variations atmosphériques. Sous l'influence du traitement thermal, les crises douloureuses deviennent moins fréquentes : le malade est aussi moins susceptible aux changements de température.

Sans entrer dans des détails sur le genre de traitement auquel ces différents malades devront être soumis, nous devons dire (nous appuyant sur la connaissance que nous avons de l'action physiologique des eaux et sur les résultats cliniques) qu'ils sont principalement justiciables du traitement externe.

Il en sera de même pour les malades atteints de *rhumatisme noueux*, qui sont, comme on le sait depuis longtemps, très réellement améliorés par le traitement de La Bourboule.

Que nous considérions le rhumatisme noueux comme un vrai ou un « faux rhumatisme », nous ne pouvons qu'affirmer avoir obtenu des résultats satisfaisants. Chez certains malades, l'affection a semblé s'arrêter, et les douleurs ont disparu ou sont devenues moins fréquentes et plus tolérables. L'état général s'était relevé en même temps d'une façon très notable. Du reste, le traitement bourboulien est d'autant plus indiqué que nous savons que cette affection se développe de préférence sur un fond de scrofule et coexiste souvent avec des maladies de la nutrition générale.

Nous avons dit que ces malades devaient être soumis surtout au traitement externe (à part quelques cas particuliers où la médication arsenicale pourrait être indiquée). L'expérience, du reste, semble donner raison à notre manière de voir. L'arsenic, on le sait, a été employé par les médecins de tous les pays. Il a souvent échoué. Charcot le considérait même comme nuisible, dans les cas invétérés. On connaît, au contraire, les heureux résultats qu'obtenait Guéneau de Mussy avec les bains alcalins et arsenicaux, dont l'action sur la nutrition se rapproche de celle des bains de La Bourboule. Aussi, quand on voudra obtenir le maximum d'effet, sera-t-il bon de s'en tenir au traitement externe. Nous pourrions, du reste, citer plusieurs observations où cette pratique nous a parfaitement réussi.

Parmi les névralgies d'origine arthritique que le traitement bourboulien améliore et guérit souvent, nous citerons la *sciatique*. Nous avons l'occasion d'en observer chaque année un assez grand nombre, et les résultats sont toujours très satisfaisants.

Diabète. — Il n'entre pas dans le cadre de ce travail de discuter et même d'énumérer les différentes théories du diabète. Notre but sera d'indiquer simplement à quelle catégorie de diabétiques il faudra prescrire le traitement de La Bourboule, tout en nous appuyant sur la connaissance que nous avons de l'action physiologique de l'eau et sur l'expérience clinique.

Nous avons vu que l'eau prise en boisson diminue les échanges azotés et phosphorés et réduit en même temps les oxydations.

Au contraire, l'eau administrée sous forme de bains augmente les mutations azotées, relève le coefficient d'oxydation, tout en diminuant le rapport de l'acide phosphorique à l'azote total. Il est évident que ces deux médications, agissant en sens contraire, ne devront pas être prescrites en même temps.

L'eau en boisson sera donc indiquée dans tous les cas où il y aura des déperditions azotées exagérées, et, par conséquent, chez le *diabétique azoturique* sans polyphagie. Cette catégorie de malades ne devra donc être soumise qu'à l'usage de l'eau en boisson. Car, si on prescrivait à ces malades les bains de La Bourboule, cette dernière médication agissant dans le même sens que la maladie, on irait à l'encontre du but qu'on se propose.

Les bains conviendront, au contraire, uniquement aux diabétiques, dont l'urée diminue, dont le coefficient d'oxydation s'abaisse et dont le rapport de l'acide phosphorique à l'azote total tend à s'élever. Car, comme le dit M. A. Robin, il y a lieu « de relever la vitalité de l'organisme dont la nutrition fléchit, et de relever un système nerveux qui se fatigue ou s'épuise ». Le bain minéral de La Bourboule répond à cette indication.

Voilà donc deux indications bien nettes et bien opposées qu'il est indispensable de connaître.

Ce sont, du reste, les *variétés de diabète particulièrement justiciables du traitement de La Bourboule*.

L'arsenic, on le sait, est employé depuis longtemps

dans le traitement de cette maladie. Gubler, Guéneau de Mussy, Martineau, ont vanté son action. Proust, Lécorché, Jaccoud, Huchard, le préconisent encore. Son action sur les mutations azotées et phosphorées et les oxydations générales en font, en effet, un médicament indiqué dans le diabète.

Car, ainsi que l'a démontré M. A. Robin, « il existe chez le diabétique non seulement une exagération de la désassimilation et de l'oxydation azotée, mais encore une suractivité spéciale de certains organes, au premier rang desquels figurent le foie et le système nerveux ».

On connaît les expériences de Saikowski, de Frerichs et de Quinquaud, qui prouvent l'action de l'arsenic dans la glycosurie.

Or, nous avons vu que l'eau de La Bourboule, *prise en boisson*, agit comme la médication arsenicale. Il est donc logique de l'employer dans le traitement des diabétiques.

C'est aussi l'opinion de M. Huchard qui la trouve toute-puissante dans le diabète azoturique et la considère comme « répondant le mieux à la plupart des indications dans le diabète sucré ».

Examinons, du reste, ce que nous enseigne la clinique.

L'ensemble des observations publiées par Danjoy porte sur 188 cas : « L'urée totale, dit-il, a été dosée 64 fois ; je l'ai trouvée diminuée 36 fois, stationnaire 5 fois, et augmentée 22 fois.

« En examinant la quantité de l'urée sécrétée en vingt-quatre heures par les malades, on verra que le chiffre était au-dessus de 30 grammes par jour chez 27 d'entre eux, et chez les 36 autres le chiffre de l'urée était au-dessous de 30 grammes. J'ai considéré les premiers comme des diabétiques azoturiques.

Ces malades m'ont donné un nombre de résultats favorables bien plus considérable que les seconds, aussi bien pour le sucre que pour l'urée ; car sur 27 diabétiques azoturiques, le sucre a diminué notablement, c'est-à-dire 50 0/0 25 fois, et légèrement 2 fois. Cette variété de diabète ne m'a donné aucun insuccès, tous les malades ayant éprouvé une amélioration. Tandis que parmi nos 36 malades non azoturiques j'ai eu seulement 22 améliorations notables, 8 améliorations légères et 5 insuccès. Pour l'urée, les résultats ne sont pas moins favorables dans la première série des faits, c'est-à-dire chez les malades avec excès d'urée. Celle-ci a diminué 22 fois, est restée stationnaire 2 fois, et augmenté 3 fois, tandis que, dans les 36 cas où elle était au-dessus de la normale, il y a 14 diminutions, 3 états stationnaires et 19 augmentations. »

« Le traitement, dans ces 2 cas, a rapproché l'urée de la normale et a régularisé la nutrition ; mais ce que ce résultat a eu de plus important, c'est la grande proportion d'amélioration et l'absence d'insuccès dans le diabète azoturique. »

Nous voyons par ce qui précède que la clinique confirme d'une façon éclatante les données fournies par la chimie des échanges. Le traitement que prescrivait Danjoy consistait principalement en eau en boisson à la dose de deux, trois et quatre verres par jour. « Le traitement balnéaire, dit-il, a beaucoup varié et n'a pas été constant. »

Qui nous dit que certains insuccès ne doivent pas être attribués à l'usage combiné des deux traitements ou à la prédominance de l'un d'eux dans certains cas.

Les différents symptômes du diabète subissent des modifications non moins remarquables, les malades sont surtout frappés de l'atténuation de la soif et de la sécheresse de la bouche ; parfois on observe la disparition de l'odeur spéciale de l'haleine ; la polyurie étant moindre et les mictions pendant la nuit moins fréquentes, le sommeil est plus calme et plus réparateur. On constate en même temps une amélioration dans l'état des forces et une augmentation de poids ; parfois les réflexes rotuliens ont reparu. Les symptômes accessoires s'atténuent également, les dents sont plus solides, la vue s'améliore. Les complications ayant pour siège la peau ou les bronches subissent une modification importante.

La médication bourboulienne sera indiquée dans les cas de diabète *compliqué de tuberculose pulmonaire*, dans le diabète insipide azoturique, dans le *diabète phosphatique* caractérisé par une dénutrition phosphatée qui se produit sous l'influence de la tuberculose pulmonaire, ganglionnaire ou de diverses affections du système nerveux.

Goutte. — Quelques médecins ont réclamé pour La Bourboule le traitement de certains « goutteux asthéniques » ; sans vouloir dire que La Bourboule est une station où on doive envoyer les goutteux, elle pourra trouver son indication chez certains goutteux débilités, dont la nutrition fléchit, chez lesquels l'urée est au-dessous de la moyenne, ainsi que tous les matériaux solides de l'urine. On peut rapprocher cette catégorie de malades des diabétiques dont nous avons parlé plus haut et qui sont aussi en voie de déchéance. Dans ce cas, le traitement balnéaire sera seul indiqué : il achèvera les échanges nutritifs, relèvera le système nerveux et facilitera l'élimination de l'acide urique.

Albuminurie. — Nous nous bornerons à citer les cas où les eaux de La Bourboule nous ont paru exercer une influence favorable.

L'albuminurie, suite de grossesse et de certains états infectieux, diminue et disparaît souvent sous l'action du traitement thermal.

L'albuminurie qu'on constate chez certains diabétiques est également très améliorée.

L'albuminurie intermittente m'a paru souvent modifiée dans un sens favorable.

Enfin, nous signalerons comme devant être justiciable du traitement bourboulien l'albuminurie phosphaturique.

Maladies de la peau. — Si, dans l'état actuel de nos connaissances, on ne peut admettre comme absolument démontré que certaines maladies de la peau soient des manifestations locales d'une diathèse, on est, au moins, obligé d'admettre que le terrain (scrofule, arthritisme, etc.) sur lequel elles évoluent leur imprime un cachet spécial dans leur marche et dans leur expression symptomatique (sans parler du système nerveux dont le rôle pathogénique est, dans certains cas, indiscutable).

Cette notion a une importance pratique réelle pour l'institution du traitement en général et, en particulier, du traitement hydrominéral, comme nous allons le démontrer tout à l'heure.

Il sera donc nécessaire, en présence d'une affection de la peau déterminée, de rechercher si le malade est ou n'est pas diathésique, ou de voir si ses habitudes et son genre de vie n'aboutissent pas, au point de vue de la nutrition, au même résultat qu'une diathèse.

En général, à part certaines exceptions, les maladies de la peau s'observent le plus souvent chez des sujets à nutrition retardante. Nous savons que le taux de l'urée et des oxydations est au-dessous de la normale chez les malades atteints d'affections cutanées, comme les expériences de M. Quinquaud, à ce sujet, semblent le démontrer. Or, si on se rappelle le rôle capital des oxydations dans l'élimination des toxines de l'organisme, on comprendra avec quelle facilité ces malades font de l'auto-intoxication et voient les appareils éliminatoires de leur organisme, peau, muqueuses, reins, etc., etc., s'irriter et s'altérer à la longue sous l'influence du passage répété de substances toxiques insolubles. (On pourrait même expliquer de cette manière l'action nuisible à la peau de certains aliments mal élaborés par un organisme à oxydations diminuées et le rôle indifférent de ces mêmes aliments utilisés par un organisme sain.)

Si nous avons insisté sur ces faits, c'est que leur notion nous servira de guide dans la prescription du traitement thermal.

Du reste, pour mieux en faire ressortir l'importance pratique, nous allons prendre un exemple.

Supposons que nous ayons à prescrire le traitement thermal de La Bourboule à un eczémateux, arthritique ; quel traitement faudra-t-il lui prescrire.

Si on se rappelle ce que nous avons dit de l'action physiologique de l'eau minérale, il est évident qu'il faudra commencer par lui interdire l'eau en boisson, qui, en diminuant les échanges et les oxydations, agirait dans le même sens que sa maladie générale.

Les *bains seuls devront être prescrits*, indépendamment, bien entendu, des pulvérisations et applications locales qui pourraient être jugées nécessaires.

En effet, le bain agira non seulement par son *action topique*, particulièrement efficace, mais aussi par son action sur la nutrition générale, en activant les échanges et en relevant le coefficient d'oxydation.

Dans ces conditions, le traitement thermal ainsi prescrit répond nettement et entièrement à toutes les indications.

La clinique, du reste, confirme pleinement ces enseignements de la chimie des échanges, car, à propos de l'arsenic dans le traitement de l'eczéma, M. Brocq, dont la compétence fait autorité en pareille matière, dit : « La grande majorité du public médical croit encore qu'il faut toujours prescrire ce médicament dans toutes les dermatoses et, en particulier, dans les dermatoses eczématiques. Nous ne saurions trop nous élever contre une semblable pratique. Presque tous les dermatologistes de valeur qui ont expérimenté l'arsenic s'accordent à dire qu'il ne peut être considéré comme un spécifique de cette affection. Mais il est encore fort difficile de préciser quand et comment on doit l'administrer... Il semble prouvé que, lorsqu'il est donné à doses fortes et même moyennes, c'est un excitant de la peau. »

Ce qui s'explique, si on considère que l'arsenic, diminuant les mutations nutritives et les oxydations, est naturellement contre-indiqué chez des malades à nutrition et à oxydations déjà ralenties.

Or, l'eau de La Bourboule-Choussy prise en boisson agit sur la nutrition générale dans le même sens que l'arsenic. Elle sera, par conséquent, contre-indiquée, comme nous l'avons expliqué plus haut. Les bains et les différentes applications d'eau minérale rempliront, au contraire, toutes les indications.

Nous allons maintenant énumérer les différentes affections de la peau qui retirent un bénéfice sérieux d'une cure à La Bourboule, sans entrer dans des détails sur le traitement qui pourrait convenir le mieux à chacune d'elles.

Par les considérations précédentes nous avons voulu établir que le traitement interne ne devait pas être prescrit indifféremment et simultanément.

C'est au médecin traitant qu'il appartiendra de décider, suivant les cas et les malades, l'emploi de tel ou tel mode de traitement.

Dans l'énumération suivante, nous adopterons l'ordre alphabétique :

L'*acné*, l'*acné rosacée* sont généralement très améliorées; l'*eczéma* dans ses différentes localisations, principalement les *eczémas secs*, invétérés, chez lesquels il ne se produit pas de poussées fréquentes inflammatoires ; la *furonculose*, l'*icthyose*. Cette dernière affection est réellement modifiée très heureusement après une ou plusieurs cures ;

Le *lichen simplex*, le *lichen polymorphe chronique* ou *prurigo d'Hébra*, le *lichen plan* (affections où l'eau en boisson pourra trouver son emploi) ;

Le *psoriasis* (dans lequel on constate souvent des phénomènes de désassimilation azotée et phosphorée). Il faudra tenir compte, dans le traitement de cette affection, du taux de nutrition des malades et de l'état de leur système nerveux qui semble, d'après les nombreuses observations que nous avons recueillies, jouer un rôle capital au point de vue pathogénique;

L'*urticaire chronique*, dont nous avons fréquemment obtenu la guérison;

La *séborrhée*, qui s'observe sous l'influence de certains états diathésiques et de certains troubles nerveux, pourra être améliorée dans bien des cas à La Bourboule.

Maladies des voies respiratoires. — *Affections du pharynx, du larynx et du nez.* — **Hypertrophie des amygdales.** — Le traitement thermal n'a aucune action sur des amygdales déjà hypertrophiées. Il est utile à la période où le malade sujet à des poussées congestives ou inflammatoires de ces organes a des amygdales encore peu volumineuses.

Pharyngite chronique. — La pharyngite glanduleuse, caractérisée par de grosses granulations molles et pâles, observée chez les scrofuleux, sera très améliorée par la médication hydrominérale. Il en sera de même de la pharyngite catarrhale chronique et de la pharyngite sèche, essentielle, indépendante d'une lésion du nez ou d'une maladie générale (diabète, albuminurie). Disons une fois pour toutes que, quelle que soit l'affection de la gorge à traiter, il faudra toujours examiner attentivement l'état des fosses nasales et les traiter en même temps, s'il y a lieu.

La **laryngite chronique** qu'on observe souvent chez les arthritiques est très améliorée à La Bourboule. Les malades sujets à des poussées congestives et inflammatoires répétées seront, de préférence, dirigés sur une station plus sédative.

Laryngite tuberculeuse. — L'indication du traitement thermal de cette affection doit être surtout basée sur l'état général du sujet et sur la façon dont il se comporte comme tuberculeux (Voir, plus loin, *Tuberculose pulmonaire*). On constate quelquefois de l'amélioration après une cure à La Bourboule.

Maladies des fosses nasales. — Le *coryza chronique* simple, sans lésion de la muqueuse, avec ou sans troubles sécrétoires, caractérisé par des poussées congestives du côté de la muqueuse nasale et qu'on rencontre chez les arthritiques, les rhumatisants, les lymphatiques, est souvent guéri par le traitement de La Bourboule.

Nous en dirons autant du *rhume des foins vrai*, essentiel.

La *rhinite atrophique* avec ou sans *ozène* est, dans certains cas, réellement améliorée. Les résultats qu'on obtiendra dans le traitement du catarrhe naso-pharyngien seront d'autant meilleurs qu'on aura affaire à un catarrhe plus récent.

Disons, enfin, que l'otite moyenne suppurée, complication fréquente des affections du nez et de la gorge, est très améliorée par le traitement thermal.

Bronchite chronique. — Les bronchitiques chroniques particulièrement justiciables du traitement hydrominéral de La Bourboule sont les neuro-arthritiques (herpétiques, dartreux), dont la muqueuse bronchique, congestionnée d'une façon variable, sécrète généralement peu. Ces malades, dont l'affection bronchique alterne souvent avec une dermatose (lichen, eczéma), sont tourmentés par une toux incessante, due à une véritable démangeaison bronchique, pouvant aller jusqu'au spasme et à la dyspnée. Sous l'influence du traitement thermal, il survient une amélioration remarquable; cette toux rebelle, que rien ne pouvait calmer, disparaît graduellement et, dans la suite, les malades constatent qu'ils ne sont plus aussi sensibles aux changements de température.

Maintenant, ne doit-on envoyer à La Bourboule que cette catégorie de malades? Nous ne le croyons pas, car les bons résultats que nous avons obtenus dans le traitement de la bronchite chez les lymphatiques nous autorisent à dire que ces malades peuvent être adressés à La Bourboule dans certains cas. Nous avons, du reste, l'intention de revenir sur ce sujet, avec observations à l'appui.

Nous dirons, en terminant, quelques mots de la *trachéite*

chronique, qu'on rencontre assez fréquemment et qu'il faut toujours rechercher dans les cas où on se trouve en présence d'une toux persistante dont l'origine paraît obscure (absence de signes stéthoscopiques, coloration intense et vascularisation de la muqueuse). Nous en avons observé quelques cas où La Bourboule nous a parfaitement réussi.

Emphysème pulmonaire. — L'emphysème pulmonaire, qu'on rencontre comme complication de toutes les affections chroniques des voies respiratoires, retire un réel bénéfice d'une cure hydrominérale à La Bourboule. Nous voyons les malades, sous l'influence du traitement, respirer de plus en plus facilement, et ils sont les premiers à nous dire qu'ils peuvent faire telle ou telle promenade qu'ils auraient été incapables d'accomplir à leur arrivée dans la station. Ce bien-être relatif persiste même après leur départ de La Bourboule. Ce résultat n'a rien de surprenant, car, au traitement qu'ils subissent en pareil cas et qui améliore en même temps la bronchite chronique vient se joindre l'action antidyspnéique de l'arsenic.

Asthme essentiel. — Les eaux de La Bourboule ont une action réellement favorable sur l'asthme nerveux, essentiel, particulièrement dans sa forme sèche. La forme humide ne serait une contre-indication que dans les cas où les phénomènes de catarrhe seraient trop prédominants.

Les malades qui sont le plus spécialement améliorés sont les neuro-arthritiques chez lesquels on constate des manifestations cutanées, telles que : urticaire, eczema, lichen, etc.

Nous observons, depuis plusieurs années déjà, un certain nombre de malades de cette catégorie, qui attribuent aux cures répétées qu'ils ont faites à La Bourboule l'amélioration qu'ils éprouvent. D'après eux les crises semblent diminuer de fréquence et d'intensité. Il est évident que les malades, dont le myocarde commence à faiblir, ne sont pas justiciables du traitement thermal.

Adénopathie trachéo-bronchique. — La Bourboule est une station de choix pour le traitement de l'adénopathie trachéo-bronchique, quelle qu'ait été la cause génératrice. Cette affection, qu'on rencontre si fréquemment chez les enfants et assez souvent chez les adultes, s'améliore d'une façon remarquable. La toux, l'essoufflement, dans les cas intenses, s'amendent graduellement, et il n'est pas rare d'observer dans certains cas, à la fin du traitement, l'absence complète de signes stéthoscopiques pourtant très accusés au début.

On sait le rôle considérable que joue cette affection dans la pathologie infantile, aussi ne saurait-on trop recommander d'utiliser la médication hydrominérale, qui active et consolide la guérison d'une façon indéniable. Il est toujours utile de rechercher s'il n'existe pas chez le jeune malade une affection du nez ou de la gorge qui peut, dans quelques cas, être cause de lymphadénite trachéo-bronchique.

Ce que nous venons de dire du traitement thermal et de ses effets dans la lymphadénite simple peut s'appliquer à la tuberculose des ganglions bronchiques, qu'elle s'accompagne ou non de lésions de tuberculose pulmonaire. On peut la rencontrer indépendante de toute lésion pulmonaire chez les jeunes tuberculeux atteints de micropolyadénie dont nous avons parlé plus haut, et chez lesquels le traitement bourboulien donne de bons résultats.

Tuberculose pulmonaire. — Toute médication qui aura pour effet de modifier la nutrition du tuberculeux, de façon à la rapprocher du type physiologique normal, sera éminemment utile, car, en transformant l'organisme du malade, elle le mettra dans des conditions de résistance qui le rapprocheront d'un organisme sain.

La médication hydrominérale de La Bourboule peut-elle être utilisée dans ce but? Nous répondrons : oui, sans hésitation, mais pour des cas déterminés que nous spécifierons tout à l'heure.

Tout en reconnaissant, bien entendu, que le traitement hygiénique est le plus important et doit primer tous les autres, nous avons tenu à affirmer simplement que, dans certaines circonstances, le malade peut retirer un incontestable profit du traitement thermal.

Les eaux de La Bourboule ont, du reste, fait leurs preuves. Faut-il rappeler ce que disait, il y a trente ans, Guéneau de Mussy? « J'ai vu bien des fois, sous l'influence des eaux de La Bourboule, la marche de la tuberculose enrayée ou ralentie, les adénopathies bronchiques se résoudre. »

La majorité des maîtres actuels s'accorde à reconnaître à nos eaux une réelle utilité. « Elles sont éminemment reconstituantes, toniques et résolutives ; elles excitent l'appétit, relèvent la nutrition et augmentent l'embonpoint. »

Nous allons voir que ces enseignements de la clinique sont non seulement confirmés, mais aussi précisés par la chimie des échanges. Nous savons, grâce aux remarquables travaux du professeur J. Teissier, que, quand la dénutrition commence chez un phtisique, elle se manifeste dans les urines par une élimination exagérée des phosphates (3 et 4 grammes par litre). La déminéralisation est, en effet, très active, les chlorures augmentent d'une façon notable; on constate, en outre, les signes de la désassimilation azotée.

Tout récemment M. A. Robin, dans une communication à la Société des Hôpitaux, sur la nutrition dans la tuberculose pulmonaire chronique, signalait comme troubles de la nutrition chez les tuberculeux, la polyurie, liée à la phosphaturie (observée dans le premier stade de la phtisie) et la polyurie azoturique vraie (qu'on rencontre plus rarement). Nous ne parlerons pas de l'albuminurie, de la peptonurie, indices de troubles nutritifs variés, qui se manifestent plus tardivement.

Nous voulons attirer principalement l'attention sur les troubles du début, époque à laquelle le malade a le plus de chance d'être guéri; car, ainsi que le dit M. Daremberg, « quand la tuberculose pulmonaire débute, et quand elle débute lentement, je ne crains pas d'affirmer qu'elle doit être guérie, si le malade est bien dirigé et si ses ressources pécuniaires lui permettent de mener une existence oisive et confortable. »

Ne trouverons-nous pas dans l'emploi des eaux de La Bourboule, les armes nécessaires pour combattre les phénomènes de dénutrition que nous avons énumérés plus haut? L'eau de la source Choussy prise en boisson, tout en diminuant le volume des urines, comme le démontrent nos expériences, diminue l'élimination de l'acide phosphorique, le rapport de l'acide phosphorique à l'azote total, et ralentit en même temps les échanges azotés. Elle sera, par conséquent, formellement indiquée, puisqu'elle agira dans le sens contraire de la maladie et que son action tendra à rapprocher la nutrition du type physiologique normal. Les pertes en chlorures seront compensées par les chlorures contenus dans l'eau minérale, et, enfin, n'est-il pas permis de supposer que l'arsenic, en s'éliminant, pourra exercer une influence favorable sur l'état local.

Ceci posé, nous allons préciser autant que possible les indications de la cure bourboulienne dans le traitement de la tuberculose pulmonaire.

D'une façon générale, on peut dire que c'est dans la phtisie torpide, apyrétique, à lésions bien localisées, à n'importe quel degré (dont la phtisie des scrofuleux réalise le type par excellence), que les eaux de La Bourboule trouvent leur principale indication. Chez ces malades, les poussées congestives et les hémoptysies sont généralement rares. Mais faut-il conclure de là qu'un malade de cette catégorie ayant eu quelques hémoptysies, quelques accès fébriles ou quelques poussées congestives, devra être détourné de La Bourboule? Nous ne le croyons pas. Nous en avons observé un grand nombre qui ont obtenu (naturellement dans l'intervalle de ces accidents, en somme légers) une amélioration aussi forte qu'il est permis d'en espérer, sans qu'il se soit produit le moindre accident congestif.

L'emploi des eaux de La Bourboule sera contre-indiqué chez les phtisiques éréthiques sujets aux poussées congestives ou inflammatoires répétées, à la fièvre, et qui présentent une sorte d'éréthisme cardio-vasculaire, ainsi que cela s'observe souvent dans la phtisie arthritique.

Comme nous l'avons dit plus haut, un phtisique torpide, à n'importe quel degré, peut être envoyé à La Bourboule, mais naturellement à la condition que ses lésions ne soient pas trop étendues et n'aient pas provoqué un affaiblissement trop considérable de l'organisme.

Nous avons soigné quelquefois des phtisiques arthritiques, dont la maladie présentait depuis un temps assez long des signes de torpidité. Mais, en général, il faut agir avec une extrême prudence chez ces malades, et on ne doit les considérer comme justiciables du traitement thermal que dans des cas très restreints et dans les périodes de leur maladie où on constate une absence presque complète de phénomènes réactionnels.

La phtisie à début chloro-anémique, la phtisie diabétique, qui a presque toujours un caractère torpide, seront aussi très favorablement influencées par les eaux de La Bourboule. Nous avons vu, du reste, à propos du diabète, l'action exercée par les eaux dans le traitement de cet état morbide.

Pleurésie chronique. — La pleurésie chronique, quel qu'ait été son mode de début, sèche avec adhérences pleurales, ou même avec un reliquat d'épanchement, s'améliore d'une façon très sensible sous l'action du traitement thermal. Nous dirons même que la cure hydrominérale est un des moyens les plus puissants à employer contre cette affection ; car, dans une période relativement courte, on obtient souvent des résultats qu'il n'eût pas été permis d'espérer avec un traitement ordinaire. L'action reconstituante de l'eau minérale, comme nous l'avons déjà expliqué, agira en même temps sur l'état général du malade, et rendra son organisme plus résistant en rapprochant la nutrition du type physiologique normal. Fait qui a son importance chez des sujets qui, s'ils ne sont pas déjà tuberculeux, sont, le plus souvent, candidats à la tuberculose.

Des anémies. — L'eau de La Bourboule, dit M. Guéneau de Mussy, est un des plus puissants incitateurs que je connaisse du travail nutritif et de l'hématopoïèse. De toutes les stations minérales, dit M. Huchard, il n'en est pas qui réalise mieux, contre les anémies, la plupart des indications thérapeutiques que celle de La Bourboule ; nous allons voir encore une fois que la chimie des échanges confirme et précise les enseignements de la clinique.

L'anémie est, nous le savons, un état morbide dépendant de causes nombreuses et variées. Tous les médecins ont remarqué que tel anémique, qui n'a rien retiré de la médication ferrugineuse, est, au contraire, remarquablement amélioré par l'arsenic, et réciproquement. Or, les deux médicaments ont sur la nutrition une action tout à fait opposée. Que signifie donc cette contradiction ? M. A. Robin en a trouvé l'explication : « Si l'on étudie la chimie des échanges chez les anémiques on arrive à les diviser en deux classes. La première, la plus importante par la fréquence, comprend les anémiques qui ont des échanges azotés diminués et des oxydations amoindries ; chez les malades de cette classe, le coefficient d'oxydation azotée s'abaisse à 75 0/0 en moyenne, au lieu du chiffre de 80 à 82 0/0. La seconde classe renferme les anémiques dont les échanges et les oxydations azotées sont augmentées et dépassent la normale précédente. Quelle que soit la cause génératrice des anémies de la seconde classe, ce qu'il y a de certain, c'est que cette cause a pour effet d'accroître les oxydations.

Il faut conclure que les agents médicamenteux qui seront indiqués dans les anémies du premier groupe seront formellement contre-indiqués dans les anémies du second groupe.

L'eau de La Bourboule, prise en boisson, diminuant les oxydations et les mutations azotées, sera nettement indiquée dans les anémies du second groupe, et sera naturellement contre-indiquée dans celles du premier groupe, puisqu'elle agirait dans le même sens que la maladie.

Tandis qu'au contraire la balnéation bourboulienne, qui augmente le coefficient d'oxydation azotée et active les échanges azotés, trouvera son indication dans le traitement des anémies du premier groupe, indépendamment du traitement hydrothérapique qui devra être employé dans bien des cas.

Nous signalerons, en outre, l'influence éminemment favorable de l'altitude (dont on connaît les effets sur le sang), de l'exercice au grand air, des radiations solaires, etc., etc.

Les anémies qu'on traite le plus souvent à La Bourboule sont les anémies suite de surmenage nerveux, musculaire, de grossesse, de lactation prolongée, de rhumatisme, etc.

Les anémies d'origine infectieuse : paludisme, syphilis, maladies infectieuses, etc., enfin, la chlorose qui, dans certains cas, s'améliore notablement.

Paludisme. — L'emploi de l'eau de La Bourboule dans le traitement des fièvres intermittentes rebelles, date de loin, ainsi qu'en témoigne le nom de « source des Fièvres », donné par les habitants du pays à une ancienne source.

La confiance des paludéens est, du reste, amplement justifiée par le bénéfice qu'ils retirent toujours d'une cure à La Bourboule. Nous pourrions citer maintes observations où des malades atteints de fièvres intermittentes des colonies, anémiques, cachectiques au début, ont été rapidement transformés. Dans ces cas-là l'eau prise en boisson et un traitement hydrothérapique approprié donnent toujours de bons résultats.

Les malades présentant de la congestion ou une lésion du

foie devront être surveillés particulièrement, si on se rappelle ce que nous avons dit à propos de l'action physiologique de l'eau. Nous n'avons personnellement jamais observé de complications de ce côté-là.

NEURASTHÉNIE. — *Convalescence des maladies aiguës.* — Nous avons vu que le traitement balnéaire de La Bourboule diminue de 3 0/0 le rapport de l'acide phosphorique à l'azote total. De son côté, l'eau prise en boisson diminue également de 2,8 0/0 le rapport de l'acide phosphorique à l'azote total. Donc, nous pouvons dire que, dans les deux cas, cette médication hydrominérale exerce une action d'épargne sur le système nerveux. Elle conviendra, par conséquent, à un certain nombre de neurasthéniques, de [illegible]lades par surmenage nerveux, chez lesquels on constate [illegible] élimination exagérée d'acide phosphorique.

A cette catégorie de malades, nous joindrons les convalescents des maladies aiguës fébriles qui présentent consécutivement des troubles nerveux résultant de la dénutrition exagérée de leur système nerveux. Les effets que nous avons obtenus en pareil cas ont toujours été très favorables, notamment après la grande épidémie de grippe de 1889-1890, où nous en avons observé un très grand nombre. Dans la prescription du traitement thermal il faudra tenir compte de l'état de leur nutrition, afin d'être fixé sur le mode de traitement à appliquer.

Ces malades bénéficieront, en outre, du grand air de l'altitude, des distractions, etc., qui influencent aussi favorablement la nutrition.

Les bons effets de l'arsenic ont été signalés dans le traitement de la *chorée*. Il était donc naturel de penser à envoyer les choréiques à La Bourboule. Nous en avons observé quelques cas qui ont paru retirer un certain bénéfice de la cure thermale.

MALADIES DES FEMMES. — Les eaux de La Bourboule devront être conseillées dans le traitement de certaines *métrites* torpides, avec ou sans inflammation chronique péri-utérine, principalement chez les femmes scrofuleuses.

Dans ce cas-là elles ont une action locale et générale très manifeste. Sous l'influence du traitement la leucorrhée diminue, les malades semblent marcher plus facilement, et les troubles fonctionnels utérins tendent à disparaître.

Nous ne parlerons pas ici de la leucorrhée et des troubles de la menstruation qu'on observe chez les jeunes filles lymphatiques et anémiques. Ces différents accidents sont traités en même temps que l'anémie et disparaissent à mesure que l'état général s'améliore.

RÉSUMÉ

INDICATIONS. — CONTRE-INDICATIONS. — Il ressort de tout ce que nous venons de dire que les deux grandes indications du traitement hydrominéral de La Bourboule sont la scrofule et l'arthritisme et naturellement certains états morbides qui en dérivent.

Nous rappellerons brièvement que l'expérience clinique constamment d'accord avec les données fournies par la chimie des échanges nous montre que l'eau de La Bourboule est indiquée dans le traitement de la scrofule des tuberculoses locales (osseuse, cutanée, ganglionnaire), de la tuberculose pulmonaire, de l'arthritisme et des maladies arthritiques, rhumatisme, diabète, affections de la peau, maladies des voies respiratoires, asthme, bronchite, etc., dans le traitement de l'anémie, du paludisme et de la neurasthénie.

A propos de chacun de ces états morbides, nous avons suffisamment développé les indications et contre-indications ; aussi nous bornerons-nous à ne parler maintenant que des contre-indications générales du traitement thermal de La Bourboule.

Toutes les affections, à leur période d'acuité, ne doivent pas être traitées à La Bourboule. Ceci peut s'appliquer, du reste, à n'importe quelle station.

Les maladies organiques du cœur et des vaisseaux, dit-on habituellement, constituent une contre-indication formelle du traitement thermal. Oui, mais cette proposition nécessite quelques explications. Le point capital est de ne pas ignorer si le malade en traitement est atteint d'affection cardiaque ou vasculaire. Car, selon les cas, il sera utile de prendre certaines précautions. Ceci posé, nous ne croyons pas que le traitement thermal soit contre-indiqué chez un malade atteint d'une lésion valvulaire, telle que l'insuffisance mitrale, par exemple, et dont le myocarde est en très bon état. Nous avons observé des malades dans de semblables conditions, supporter parfaitement le traitement thermal (l'insuffisance aortique seule doit être considérée comme une contre-indication absolue). C'est donc sur l'état du myocarde qu'il faut baser la contre-indication. Un myocarde en mauvais état constitue, à notre avis, une contre-indication formelle.

Je ferai les mêmes réserves au sujet des altérations vasculaires. La contre-indication doit reposer sur la localisation et l'étendue des altérations. Nous avons soigné beaucoup de sujets soupçonnés d'artériosclérose et des artérioscléreux au début ; les résultats obtenus ont toujours été très favorables. Il est évident qu'un malade chez lequel on soupçonne une altération même légère des artères cérébrales ne devra pas être envoyé à La Bourboule.

Enfin, devront être éloignés de La Bourboule tous les malades chez lesquels on constate une tendance fluxionnaire et hémoptoïque très marquée.

Signalons, en terminant, comme une contre-indication formelle, d'après certains auteurs : les lésions du foie, susceptibles, comme on le sait, d'être aggravées sous l'influence du traitement hydrominéral.

MÉDICATIONS ET DESCRIPTION DE LA JOURNÉE DU MALADE. — Il est très difficile, on le comprendra, de résumer en un chapitre les différentes médications imposées aux malades en traitement à La Bourboule. Elles varient suivant la maladie, la constitution et la susceptibilité spéciale de chaque sujet. Tout ce qu'on peut dire, c'est que le traitement bourboulien n'a généralement rien de pénible. Les malades boivent l'eau minérale deux ou trois fois par jour une heure ou quelques minutes avant les repas ; suivant l'état de leurs fonctions digestives. Si les bains, les douches leur ont été prescrits, ils peuvent presque toujours les prendre dans la matinée. Il en est de même des malades qui font des inhalations. Mais ceux-ci sont astreints à se coucher au moins pendant une heure après le traitement. Quoi qu'il en soit, on voit par cet aperçu que les malades ont beaucoup de temps libre. Ils peuvent donc l'employer à séjourner au grand air et à faire des promenades ou des excursions compatibles avec leurs forces et leur santé, ce qui complète heureusement la cure hydrominérale.

Après la cure. — Traitement a domicile. — Effets thérapeutiques. — La cure thermale dure en moyenne de vingt-cinq à trente jours ; dans certains cas, il est nécessaire de la prolonger davantage. En quittant la station, le malade se reposera avec avantage pendant quelque temps, et il devra même ne se soumettre à aucun traitement à moins d'indication pressante. Il laissera agir les eaux dont l'action se continue après la cure, ainsi que le prouvent les expériences que nous avons faites. Si son médecin habituel juge utile de lui prescrire un traitement à domicile dans le courant de l'année, l'eau de La Bourboule transportée pourra être employée et produira les mêmes effets thérapeutiques qu'à la source. Nous citerons, comme preuves à l'appui, nos expériences personnelles et celles de Danjoy relatives au traitement du diabète, institué dans un service de l'hôpital de Lariboisière avec de l'eau transportée. Les résultats ont été aussi favorables qu'à la source même. Il est évident, malgré cela, qu'un traitement thermal fait à la station devra, dans bien des cas, être préféré à une cure à domicile, car tout ce que nous avons dit des modes d'action du traitement thermal en général nous dispense d'entrer dans de plus grands développements à cet égard.

II. — PRINCIPALES EAUX ARSENICALES DE FRANCE

MONT-DORE (Le). — PUY-DE-DOME

EAUX ARSENICALES TRÈS CHAUDES

1° **Généralités.** — Ville de 1.900 habitants, située dans la vallée de la Dordogne à 1.050 mètres d'altitude, desservie par la gare de Laqueuille, à 10 kilomètres sur la ligne d'Orléans. Le Mont-Dore a un climat sain et un air vif, surtout les matins et les soirs. Sa saison s'étend du 1er juin au 1er octobre. Il possède un casino, un hôpital thermal et deux établissements réunis par une passerelle couverte.

2° **Ressources hydrominérales.** — Les eaux *arsenicales* et *bicarbonatées sodiques* émergent par une dizaine de sources, dont cinq principales, débitant environ 275 mètres cubes par vingt-quatre heures à une température de 40° à 45°, alimentent les établissements. Leur minéralisation totale est 1gr,80 dont 1 milligramme d'arseniate disodique anhydre, 0gr,85 de carbonate et 0gr,36 de chlorure de sodium. Il y a aussi 0gr,65 d'acide carbonique libre. Les eaux sont utilisées aux buvettes, et l'établissement est aménagé pour bains de baignoires et de piscines, douches variées, bains et douches de vapeurs minérales, bains de pieds, pulvérisations et inhalations. Les salles d'inhalations ou aspirations sont au nombre de seize, les unes individuelles, les autres collectives et graduées à 28°, 30° et 32°. Une *source très gazeuse* (12°), la source Sainte-Marguerite (1gr,66 d'acide carbonique libre, $0^{gr},08$ de résidu fixe) est employée comme eau de table.

3° **Ressources adjuvantes.** — Les malades se font toujours ramener chez eux en chaise à porteurs. Ils trouvent au Mont-Dore une installation d'hydrothérapie ordinaire.

4° **Clinique thermale.** — Les maladies tributaires du Mont-Dore sont les catarrhes et les inflammations des voies respiratoires, la phtisie et le rhumatisme.

La cure dure de vingt à vingt-cinq jours ; elle est caractérisée par les aspirations et les bains de pieds.

PLOMBIÈRES. — VOSGES

EAUX ARSENICALES FROIDES ET TRÈS CHAUDES

1° **Généralités.** — Petite ville de 2.000 habitants située à 425 mètres d'altitude au fond d'une étroite vallée, sur la ligne de l'Est, Plombières a un casino, un hôpital militaire, un hôpital civil et six établissements thermaux propriétés de l'État : ce sont les Grands-Bains ou Thermes, le Bain Romain, le Bain des Dames, le Bain Tempéré, le Bain des Capucins et le Bain National. Le climat est inégal ; la saison s'étend du 15 mai au 1er octobre.

2° **Ressources hydrominérales.** — Les *eaux arsenicales sulfatées sodiques* émergent de 45 sources débitant ensemble 730 mètres cubes à une température variant de 13° à 70°. Leur minéralisation totale est de $0^{gr},15$ à $0^{gr},36$, dont $0^{gr},03$ à $0^{gr},12$ de sulfate de soude et 3 dixièmes de milligrammes d'arséniate de soude. Ces sources, d'autant plus minéralisées qu'elles sont plus chaudes et à une altitude moindre, se divisent en trois catégories : celles qui dépassent 62°, au fond de la vallée ; celles qui ont de 49° à 55°, au pied de la côte ; et celles qui ont 13° à 33°, sur les berges et à une hauteur de 8 à 20 mètres ; elles forment ainsi trois zones concentriques. C'est dans la troisième zone que se trouvent les sources Savonneuses. Il existe, en outre, une source *ferrugineuse*, la source Bourdeille (11°). Les établissements sont aménagés avec des buvettes, des bains de baignoires et de piscines, des douches générales et locales à toute température, des inhalations et des pulvérisations. Les étuves romaines retrouvées et restaurées ont une température graduée de 40° à 42°.

3° **Ressources adjuvantes.** — Les malades peuvent prendre aussi des douches à toute température et des humages médicamenteux.

4° **Clinique thermale.** — Les principales maladies soignées à Plombières sont : les affections du tube digestif avec atonie intestinale, les maladies des femmes, la goutte, le rhumatisme et les affections de l'appareil respiratoire. La cure, qui dure de vingt à vingt-cinq jours, est caractérisée par les bains, les douches et les étuves.

SALINS-MOUTIERS. — SAVOIE

BOUES ARSENICALES

V. p. 216.

VALS. — ARDÈCHE

EAUX ARSENICALES FROIDES

V. p. 428.

LIVRE IV

I. — EAU ALCALINE FORTE TYPE

VICHY

EAUX BICARBONATÉES SODIQUES

CHAPITRE I

GÉNÉRALITÉS. — HISTORIQUE

La ville de Vichy est bâtie sur la rive droite de l'Allier dont la vallée s'élargit en cet endroit pour former une plaine au confluent du Sichon : elle a environ 11.500 habitants. Située sur le versant nord du massif du Plateau Central, elle est à 365 kilomètres de Paris, sur la ligne de Paris à Lyon par le Bourbonnais. De Paris, le trajet en express est de six heures ; de Lyon, il est de cinq heures ; et de Bordeaux, de onze heures.

Vichy est entouré de collines plus ou moins élevées, qui dépendent de la chaîne des Puys d'Auvergne, à l'ouest, et des monts de la Madeleine, à l'est. Ces montagnes servent de but d'excursion aux visiteurs durant la saison thermale.

Le sol, composé d'alluvions, est sablonneux ; le sous-sol est calcaire. C'est à travers les failles de ce sol qu'émergent les sources minérales dont les unes sont chaudes, et les autres froides.

L'altitude moyenne est de 259 mètres; l'air est pur et tranquille, rarement troublé par les vents, mais il est souvent chargé d'humidité, et les orages sont fréquents. Le climat est doux, tempéré, plutôt sédatif qu'excitant. Les beaux jours commencent en avril et se prolongent souvent très longtemps dans l'arrière-saison. Le pays est riche, produit abondamment des fleurs et des fruits, et possède un bétail renommé.

Vichy (de *vicus, vici*) était connu des Romains qui y construisirent des thermes. Détruit au ve siècle, il fut rebâti plus tard, devint une châtellenie du Bourbonnais, posséda plusieurs couvents dont le plus connu est celui des Célestins, et fut réuni, au xvie siècle, au royaume de France, lors de la confiscation des terres du connétable de Bourbon. Les sources faisaient partie des biens propres du connétable et n'ont jamais cessé, depuis, d'être propriété du roi ou de l'État.

Les eaux furent visitées, en 1678, par Mme de Sévigné, qui a laissé la description du traitement suivi à cette époque. En 1785 et 1787, Mesdames de France, tantes de Louis XVI, vinrent à Vichy, et firent décider la fondation d'un établissement à la place de la Maison du Roi, sorte de réduit, sombre et malpropre, où les bains se prenaient jusqu'alors. En 1814, Mme la duchesse d'Angoulême y fit une cure et posa la première pierre de l'établissement actuel. Les séjours de Napoléon III de 1862 à 1864 favorisèrent grandement le développement de la ville; c'est à cette époque que remontent la création des nouveaux parcs et la construction du Casino, du Nouvel-Établissement et de la digue qui met complètement la ville à l'abri des inondations de l'Allier.

Vichy qui, en 1850, avait 2.000 habitants, reçut

6.700 visiteurs; en 1875, il en reçut 28.000; en 1890, 53.000; et, en 1895, 70.000.

A Vichy, la plupart des sources appartiennent à l'État, et les buvettes sont gratuites; les parcs sont publics: ils ont une étendue considérable et sont pour les malades un but de promenade quand le temps est beau. En cas de pluie, les buveurs se rendent sous les galeries du Grand Établissement thermal, sur les trottoirs couverts et, enfin, au Casino ou à l'Éden. Ces édifices contiennent, en dehors des salles de théâtre et de jeu, des salons de réunion et de conversation.

Les maisons recevant les voyageurs sont au nombre de plus de 600; elles présentent une très grande variété de prix et de confort et permettent à tous la vie de famille ou la vie en commun dans des villas, maisons meublées ou hôtels de divers ordres.

Les militaires et marins ou fonctionnaires assimilés sont soignés à l'Hôpital militaire thermal par des médecins de l'armée: les uns sont logés, nourris et traités dans la maison même; d'autres, logés en ville, viennent chaque jour y prendre leur bain ou leur douche.

Les indigents de la France entière ont à leur disposition un hôpital thermal de 160 lits environ, d'où ils se rendent soit à pied, soit en voiture, aux sources ou aux bains.

La gratuité du traitement est accordée aux indigents, aux habitants de Vichy et à un grand nombre de petits fonctionnaires ou d'autres personnes qui peuvent y prétendre à divers titres.

CHAPITRE II

RESSOURCES THÉRAPEUTIQUES DE VICHY

Les ressources thérapeutiques de Vichy sont de deux ordres : les unes sont fournies par les eaux minérales elles-mêmes, ce sont les *ressources principales* ou *hydrominérales ;* les autres, dont l'importance est parfois très grande, s'obtiennent par l'emploi de l'eau simple, de la chaleur, du massage, etc., etc., ce sont les *ressources adjuvantes.*

I. — RESSOURCES HYDROMINÉRALES

Les ressources hydrominérales sont tirées de l'eau minérale prise aux buvettes ou employée sous forme de procédés hydrothérapeutiques.

L'*eau minérale* de Vichy est débitée par 11 *sources*, émergeant dans la ville même : 7 appartiennent à l'État, et 4 à des particuliers ; 5 sont naturelles : Puits-Carré, Grande-Grille, Hôpital, Lucas, Célestins ; 6 ont jailli à la suite de forages.

Trois d'entre elles sont *chaudes :* la Grande-Grille, 42°, les puits Chomel et Carré, 44°, et l'Hôpital, 34° ; une est *tiède :* Lucas, 28°,4 ; sept sont *froides :* Lardy, 24°,2, Prunelle, 21°, Mesdames, 16°,5, le Parc, 16°,3, Larbaud, 15°, Dubois, 15°, et les Célestins, 13° à 15°.

L'eau de Vichy présente toujours les mêmes caractères généraux, quelle que soit la source. Elle est alcaline, gazeuse, et contient de 4^{gr},50 à 5^{gr},25 de bicarbonate de soude, 0^{gr},50 de chlorure de sodium, 0^{gr},40 de bicarbonate de chaux, et quelques traces d'arséniate de soude et de lithine. Les eaux chaudes perdent rapidement leur acide carbonique; les froides le conservent mieux.

Voici le tableau analytique des sources de l'État, dressé par Bouquet en 1854; c'est celui qui fait encore autorité à Vichy.

TABLEAU COMPRENANT LES QUANTITÉS DES DIVERS COMPOSÉS SALINS, HYPOTHÉTIQUEMENT ATTRIBUÉS A 1 LITRE DE CHACUNE DES EAUX MINÉRALES DU BASSIN DE VICHY (M. BOUQUET).

PRINCIPES MINÉRALISATEURS	Grande-Grille	Chomel	PUITS-CARRÉ	Lucas	Hôpital	Célestins	Parc	Mesdames
Acide carbonique libre......	0.908	0.768	0.876	1.751	1.067	1.049	1.555	1.908
Bicarbonate de soude.......	4.883	5.091	4.893	5.004	5.029	5.103	4.857	4.016
— de potasse......	0.352	0.371	0.378	0.282	0.440	0.315	0.292	0.189
— de magnésie...	0.303	0.338	0.335	0.275	0.200	0.328	0.213	0.425
— de strontiane...	0.003	0.003	0.003	0.005	0.005	0.005	0.005	0.003
— de chaux......	0.434	0.427	0.421	0.545	0.570	0.462	0.614	0.604
— de prot. de fer..	0.004	0.004	0.004	0.004	0.004	0.004	0.004	0.026
— pr. de mang....	traces	traces	traces	traces	traces	traces	traces	traces
Sulfate de soude............	0.291	0.291	0.291	0.291	0.291	0.291	0.314	0.250
Phosphate de soude.........	0.130	0.070	0.028	0.070	0.046	0.091	0.140	traces
Arséniate de soude..........	0.002	0.002	0.002	0.002	0.002	0.002	0.002	0.003
Borate de soude.............	traces	traces	traces	traces	traces	traces	traces	traces
Chlorure de sodium..........	0.534	0.534	0.534	0.518	0.518	0.534	0.550	0.355
Silice......................	0.070	0.070	0.068	0.050	0.050	0.060	0.055	0.032
Matière org. bitumin........	traces	traces	traces	traces	traces	traces	traces	traces
TOTAUX......	7.914	7.959	7.833	8.797	8.222	8.244	8.601	7.811

M. Wilm a procédé, en 1881-1882, pour la révision de l'*Annuaire*, à de nouvelles analyses, portant sur les principales sources de Vichy. « Prise dans son ensemble, la composition trouvée en 1881 est assez conforme à celle annoncée par Bouquet. Il y a cependant une di[illegible]nce considérable en ce qui concerne la magnésie et l'acide phosphorique. Le bicarbonate de magnésium, dans les analyses de Bouquet, varie entre 0gr,200 et 0gr,564; quant au phosphate, sa teneur va depuis des traces jusqu'à 0gr,162, soit une teneur générale tout à fait improbable. » M. Wilm a trouvé de 0gr,071 à 0gr,116 de bicarbonate de magnésium, et un maximum de 0gr,0028 de phosphate disodique.

La *Grande-Grille* émerge à l'angle est du Grand-Établissement thermal, où elle jaillit en bouillonnant dans une vasque recouverte d'une cloche de verre destinée à la protéger des poussières atmosphériques. Des tubes de laiton plongeant au milieu des bouillons la font déverser directement au-dessus des verres destinés aux buveurs.

Le *puits Chomel* réuni au *puits Carré* est à 20 mètres de la Grande-Grille. L'eau élevée du sous-sol à la buvette par une petite pompe à main sert à la fois à la boisson et aux gargarismes. Elle est la plus chaude et la plus abondante de toutes les sources de Vichy.

La source de l'*Hôpital* est à 200 mètres au sud des précédentes, derrière le Casino, en face l'emplacement de l'ancien hôpital, au centre d'une place où elle jaillit au milieu d'une vasque aménagée comme celle de la Grande-Grille. Elle se trouve sous un vaste kiosque où les buveurs peuvent se tenir à l'abri. Elle est avec la Grande-Grille la plus fréquentée par les malades.

Parmi les sources tièdes ou froides, les unes sont légèrement *sulfureuses*, telles que *Lucas*, *Prunelle*, le *Parc*, et sont utilisées en raison de l'hydrogène sulfuré qu'elles dégagent, en gargarismes et en lavages; les autres sont *ferrugineuses*, comme *Lardy* et *Mesdames*. La source Lardy, propriété particulière, possède la seule buvette payante de Vichy. La source Mesdames, dont la buvette est située à 20 mètres du puits Chomel, émerge sur le territoire de Cusset, à 1.500 mètres de l'Établissement thermal où elle est amenée par une conduite étanche.

Les *Célestins* possèdent trois buvettes : la Grotte, les Anciens-Célestins et les Nouveaux, toutes alimentées par des pompes déversant l'eau directement dans le verre. Ces trois buvettes, placées sous des galeries couvertes, débitent une eau de composition identique et peuvent être considérées comme les trois robinets de la même source.

Le débit total de ces 11 sources, utilisées pour la cure de Vichy, s'élève à plus de 350 mètres cubes par vingt-quatre heures.

Il existe, en outre, dans le pays, un grand nombre de puits artésiens dont l'eau minérale a une composition presque identique, et qui s'appellent communément les *Sources du bassin de Vichy*. Ils sont au nombre de 70 environ, dispersés sur les communes de Cusset, Abrest, Saint-Yorre, Saint-Priest-Bramefant, Hauterive et Vesse. Leur éloignement ne permet pas de les employer pour la cure thermale, à l'exception, toutefois, de ceux de Cusset à 3 kilomètres de Vichy, qui alimentent un établissement thermal.

Les *bains minéraux* se composent, à moins de prescription spéciale, d'un tiers d'eau minérale et de deux tiers d'eau commune ; leur température s'éloigne peu de 33° à 36°, et leur durée de vingt à trente minutes ; ils se prennent en piscine, ou, le plus souvent, en baignoire.

Les bains locaux, tels que les demi-bains, bains de siège,

bains de pieds et toutes les douches minérales, ont une composition identique.

Les *douches* les plus usitées sont les douches générales ou grandes douches en pluie ou en jet et à toute température : les douches-massages de dix à quinze minutes, à 35° ; les douches ascendantes chaudes ou froides et la petite douche ou injection vaginale dans le bain, prise depuis longtemps à Vichy avec un réservoir semblable à celui dont l'usage s'est depuis peu répandu pour les irrigations et lavages vaginaux.

Il existe aussi des douches en baignoire, des douches verticales en pluie et en colonne, des douches en cercle, et des bains de siège à eau percutante avec douche anale, périnéale, lombaire et hypogastrique.

Les *gargarismes*, les *douches nasales*, les *pulvérisations* et les *lavages d'estomac* se font le plus souvent à l'eau pure, du puits Chomel à la température d'émergence, et les *bains d'yeux*, de *nez* ou d'*oreille*, comme les lotions partielles, à l'eau pure de la source Lucas.

L'*acide carbonique* est aussi utilisé en bains, douches et humages. Les gaz naturels du Puits-Carré sont recueillis sous une cloche et amenés par une conduite jusqu'au lieu où ils seront employés. Les *bains* se donnent dans une baignoire munie dans sa partie basse d'un robinet débitant l'acide carbonique et dans sa partie haute d'un couvercle laissant passer seulement la tête et le cou du malade pour permettre la respiration à l'air libre. Les *douches* sont constituées par un jet de gaz préalablement comprimé dans un gazomètre et projeté sur la partie malade au moyen d'une lance. Les *humages* se pratiquent en aspirant le gaz par un tube de caoutchouc branché sur le tuyau venant de la source.

Toutes les opérations que nous venons de décrire peuvent, à l'exception de quelques-unes, se faire indifféremment dans un des *sept établissements hydrominéraux* suivants : dans les établissements de l'État : 1° Grand-Établissement (1re classe) ; 2° Nouvel-Établissement (2e et 3e classes), tous les deux alimentés par les eaux du Puits-Carré, de la Grande-Grille et du Parc ; 3° établissement de l'Hôpital (1re et 2e classes) ; dans les établissements particuliers : 4° établissement Lardy ; 5° établissement Larbaud ; 6° établissement Sainte-Marie à Cusset ; ces quatre derniers établissements alimentés par les sources dont ils portent le nom ; 7° enfin, dans l'établissement de l'Hôpital militaire alimenté par la source Lucas.

Les douches-massages se prennent seulement aux Grand et Nouvel-Établissement ; les gargarismes, dans une salle spéciale près du puits Chomel ; les bains d'yeux, de nez, d'oreille et les lotions partielles, près de la source Lucas. Les pulvérisations, les humages, bains et douches d'acide carbonique se trouvent réunis dans le Chalet Médical placé au centre du Nouvel-Établissement.

Ces édifices possèdent ensemble plus de 400 baignoires et de 30 salles de douches.

II. — RESSOURCES ADJUVANTES

Les ressources adjuvantes du traitement thermal tirées de l'emploi de l'eau simple, de la chaleur, du massage, de l'électricité, etc., ont été depuis longtemps associées aux ressources hydrominérales pour en accroître, en diminuer ou en modifier les effets, et de nombreux établissements ou instituts hydrothérapiques se sont successivement fondés à Vichy.

C'est ainsi qu'apparurent d'abord l'établissement Versepuy fondé, en 1857, par le Dr Jardet, l'établissement Lejeune (1881), l'établissement Berthommier (1882), tous trois dirigés par des médecins administrant eux-mêmes les douches; enfin l'établissement du Hammam créé en 1881.

L'*établissement Versepuy* a une installation hydrothérapeutique complète d'eau froide (douches, piscine, bains de siège, etc.) et des appareils à sudation.

L'*établissement Lejeune* possède des douches à toute température, des bains d'air chaud ou thermo-résineux en étuve ou en caisse, des piscines froides, des salles de massage, une salle d'électricité statique et une salle d'escrime.

L'*établissement Berthommier* renferme des bains simples, médicamenteux, de vapeur, d'air chaud, thermo-résineux, hydro-électrique; des douches de vapeur et d'eau à toute température; des appareils à air comprimé ou raréfié et à humage d'oxygène; des salles de massage ordinaire ou de massage dans le bain et d'électricité statique et dynamique.

Le *Hammam* peut donner des irrigations, douches ou bains simples ou médicamenteux à toute température; des douches de vapeur ; des bains d'air chaud ou thermo-résineux de caisse ou de couverture ; des bains hydro-électriques ; des douches-massages ; des bains russes ou turco-romains ; des pulvérisations et humages médicinaux ; des électrisations statiques ou dynamiques. C'est là que se trouve la piscine à eau tempérée la plus vaste de Vichy.

Tous les *établissements hydrominéraux* se sont eux-mêmes outillés en vue d'utiliser les ressources adjuvantes, et tous possèdent des bains ou douches d'eau simple à toute température et des salles de massage.

Les établissements de l'État donnent des bains sulfureux, des bains d'air chaud, sec ou médicamenteux et des bains et douches de vapeur médicamenteux ou non (système Berthe), des pulvérisations de toutes espèces d'eaux minérales et des humages de gaz oxygène ; l'établissement Lardy, des bains et douches d'air chaud sec ou médicamenteux et de vapeur, des bains médicinaux et des bains hydro-électriques.

Il existe encore à Vichy des installations de *massage et de gymnastique suédoise* dirigés par un médecin ou des masseurs gymnastes pratiquant le massage hygiénique, médical ou orthopédique. Les masseurs et les masseuses sont *très* nombreux, les uns sont attachés à des établissements, d'autres se rendent au domicile des malades.

Enfin, par sa situation en plaine, mais à proximité des montagnes, la ville offre un excellent endroit pour la cure de terrain ou cure par l'entraînement méthodique à la marche et à l'ascension.

III. — EFFETS DES EAUX DE VICHY

Les malades qui se soignent à Vichy sont des *buveurs* d'eau, plutôt que des *baigneurs*, et la partie importante de leur traitement est la boisson, il convient donc d'étudier d'abord les effets de l'eau à l'intérieur, avant d'examiner ceux des diverses opérations hydriatiques externes.

L'*eau de Vichy* est gazeuse et alcaline ; son ingestion à la source produit dans l'*estomac* une sensation de dégagement de gaz qui remonte par l'œsophage et s'échappe par le nez en causant un léger picotement, parfois suivi d'un peu de vertige par les temps chauds et orageux.

Qu'elle soit froide ou chaude, elle passe dans l'*intestin* et se met rapidement à la température du corps.

Son acide carbonique et ses sels alcalins diminuent ou arrêtent les fermentations, saponifient les graisses et diluent le contenu intestinal.

Indépendamment de son action légèrement anesthésique sur la muqueuse stomacale, l'acide carbonique qui, en vase clos, préserve de la fermentation les bières et les vins, préserve de même les aliments accumulés dans le tube digestif pendant le temps qui s'écoule entre leur ingestion et leur passage dans les rameaux absorbants de la veine porte.

Les carbonates alcalins saponifient les matières grasses comme dans la lessive, les rendent solubles, et l'eau diminue la densité du chyme, et facilite l'endosmose à travers les papilles de la muqueuse intestinale.

L'eau minérale pénètre alors dans le torrent circulatoire, soit sous son état primitif, soit à l'état de combinaison, et augmente la pression intra-vasculaire.

Dans le *milieu intérieur* qui baigne les tissus vivants, elle joue le même rôle que dans l'intestin.

L'acide carbonique traverse le foie et se dégage très rapidement par la respiration, après avoir produit une légère sensation de vertige et d'ébriété fréquente après le premier verre d'eau.

Au contact de l'eau alcaline, les déchets cellulaires se dissocient et les éléments anatomiques subissent une véritable lixiviation. Le microscope nous montre, en effet, que dans une solution de bicarbonate de soude à 4 ou 5 pour mille les cellules continuent à vivre comme dans le sérum sanguin, mais qu'elles se débarrassent de leurs granulations graisseuses et pigmentaires et que leur protoplasma devient plus clair. Par cette action dissolvante l'eau minérale fait affluer dans le sang une quantité plus ou moins considérable de produits excrémentitiels accumulés dans les tissus;

elle y maintient aussi une pression intra-vasculaire élevée jusqu'à son incorporation complète, ou son élimination par les poumons, la peau ou les reins.

Tel est l'effet de l'eau de Vichy sur l'économie ; nous allons voir maintenant quelles modifications elle imprime aux différents organes.

En arrivant dans le *foie*, elle rend la bile plus abondante et plus fluide et facilite son écoulement dans l'intestin. Il n'en résulte pas d'ordinaire de flux au dehors, car le liquide biliaire, devenu moins consistant, se résorbe avec facilité après avoir rempli sa fonction. Aussi observe-t-on rarement de la diarrhée ou de la constipation, sauf dans quelques cas spéciaux, tels qu'un écart de régime ou un refroidissement brusque.

L'eau minérale accélère les mouvements du *cœur* et du pouls et élève la pression intra-vasculaire. Ces phénomènes qui coïncident avec des *mouvements respiratoires* plus rapides et plus amples semblent tenir au passage dans le sang de la masse formée par l'eau elle-même et par le chyme rendu plus assimilable.

La suractivité circulatoire se fait promptement sentir sur toutes les parties de l'organisme et spécialement sur l'*appareil digestif*, dont les fonctions sont notablement accrues. Les sécrétions de la salive, des sucs gastriques et intestinaux, sont plus abondantes et plus actives, non seulement parce que la tension vasculaire est grande, mais aussi parce que le sang arrive chargé de principes nutritifs mieux élaborés. Il a, d'ailleurs, été constaté qu'à moins de boire une quantité d'eau considérable l'acidité même du suc gastrique et ses propriétés digestives se trouvent augmentées.

Les eaux s'éliminent principalement par les *reins*, et leur absorption a pour conséquence de faire uriner plus abondamment et plus souvent les malades. Elles congestionnent également *l'appareil génital*, avancent les règles et exagèrent le flux menstruel.

Elles augmentent aussi les sécrétions sudorales et sébacées : la *peau*, qui est presque toujours moite et humide, éprouve une stimulation d'autant plus grande que les humeurs plus alcalines saponifient les graisses et détachent mieux les déchets de l'épiderme.

Enfin, c'est à une modification du système vasculaire, et non à une excitation immédiate du *système nerveux*, qu'il faut attribuer l'état de bien-être observé pendant la cure.

Le *bain de Vichy* a pour effet direct de saponifier l'enduit graisseux superficiel, de dissocier les lamelles épidermiques et, en un mot, de décaper les téguments : il rend la circulation cutanée plus active et les perceptions thermiques ou tactiles plus délicates.

Il possède les mêmes effets généraux que le bain simple, mais à durée et à température égales, il est plus stimulant ou moins sédatif, et, à cause de l'acide carbonique qu'il contient, il paraît plus froid ou moins chaud.

Les effets directs des *douches minérales* sont analogues à ceux du bain; mais, le contact de l'eau étant ordinairement assez court, le décapage est moins parfait.

La douche-massage, en raison de sa plus longue durée et des frictions qui rendent les contacts plus intimes, a une action plus marquée. Les effets généraux des douches minérales ne diffèrent pas sensiblement de ceux des douches ordinaires.

Les *gargarismes*, les *pulvérisations*, les *lavages d'estomac*, les *lavements* et les *douches ascendantes* pratiqués avec l'eau de Vichy dissolvent les mucosités et les graisses plus complètement que s'ils étaient faits à l'eau simple, et c'est pour cela qu'ils sont presque toujours préférables.

L'acide carbonique donne, au contact de la peau et surtout des muqueuses, une sensation de picotements et de chaleur bientôt suivie d'une diminution de la sensibilité. Dans le humage ces effets se font sentir sur les muqueuses pituitaires et respiratoires; dans la douche, sur un point limité du tégument; dans le bain, sur le corps tout entier.

L'effet définitif ou thérapeutique de ce gaz est sédatif et légèrement anesthésique; c'est à ce titre qu'il est employé à Vichy.

Pour résumer les effets des eaux de Vichy, nous dirons qu'elles accroissent la nutrition dans ses deux termes : assimilation et désassimilation.

Comparées à l'eau simple, elles produisent, en raison de leur composition, un mouvement d'assimilation plus grand, des sécrétions plus abondantes et plus normales, et, en raison du lessivage de nos tissus, une élimination plus parfaite, de même qu'un lavage aux sels de soude est supérieur au rinçage à l'eau simple.

Il ne faut cependant pas regarder l'eau de Vichy comme une simple solution de bicarbonate de soude, dont elle n'a ni le goût, ni les effets; mais bien comme un médicament déterminé, dans l'action duquel interviennent à la fois la thermalité, les gaz et les composants, tels que l'acide carbonique, le chlorure de sodium, etc. La chaleur, la pression et les forces auxquelles est soumise l'eau minérale avant son émergence créent un état moléculaire spécial. Désigné par les chimistes sous le nom d'*état naissant*, il se manifeste au moment du jaillissement. L'analyse est incapable de le révéler, et la synthèse de le reproduire. Il suffit, en dehors de l'insuffisance des analyses les plus parfaites, à expliquer pourquoi l'eau de Vichy artificielle n'a pas les mêmes propriétés que l'eau naturelle.

Toutes ces conditions ont fait dire de l'eau de Vichy qu'elle était un médicament à part et *vivant*, comme le vin qui, même en vase clos, vieillit et se modifie par le temps et le repos.

IV. — CURE THERMALE

La journée du malade. — Une visite médicale est le préliminaire de toute cure thermale. Le médecin de Vichy a l'habitude d'examiner ses malades, le matin, au lit, avant de leur prescrire un traitement qui se compose presque toujours d'eau minérale en boissons, de bains ou de douches. Il les revoit ensuite, plus ou moins souvent, chez eux ou dans son cabinet.

Le buveur d'eau se lève ordinairement de bonne heure et consacre la matinée aux parties les plus absorbantes de la cure, réservant un ou deux verres à boire avant le dîner ou avant le coucher.

Il prend ou ne prend pas de premier déjeuner et se rend à la buvette, aux bains ou à la douche. Comme il boit l'eau par petites doses de 50, 100 ou 200 grammes à une demi-heure ou une heure d'intervalle, il se promène dans les parcs ou autour des sources et absorbe son dernier verre une demi-heure au moins avant le déjeuner.

Son après-midi se passe en excursions et, vers quatre ou cinq heures, il retourne aux sources. Il dîne à six heures, va au concert, au théâtre ou à la promenade et, vers neuf ou dix heures, rentre se coucher.

Le régime alimentaire. — La variété des affections traitées à Vichy ne permet pas de tracer à tous les malades un régime uniforme : telle prescription en effet qui convient au dyspeptique n'est pas applicable au diabétique ou à l'obèse. Nous allons, toutefois, donner les grandes lignes des différentes diètes auxquelles se soumettent pendant la cure thermale les dyspeptiques, les calculeux, les diabétiques et les obèses.

Le *régime du dyspeptique* comprend trois repas : le premier déjeuner avant le bain ou la douche ; le déjeuner de onze heures, après le traitement, et le dîner de six heures.

Le premier déjeuner se compose de pain grillé, sans beurre, de lait ou de café au lait.

Le repas de onze heures, le plus copieux de la journée, est formé de viandes, de légumes et de fruits.

Le dîner est toujours léger et n'a jamais plus de trois plats.

Les repas se prennent à table d'hôte ou au restaurant. La table d'hôte a pour avantage d'offrir plus de distraction et de permettre une mastication plus soignée, par suite de la longueur du service. Elle convient aux nerveux et aux hypochondriaques ; la table isolée de restaurant, à ceux qui ont un bon appétit et se laissent facilement entraîner à trop manger.

La *mastication* doit faire l'objet d'une attention soutenue. Règle générale : les malades mangent trop vite et avalent les morceaux trop gros, sans les avoir broyés et ensalivés. Il en résulte le besoin de boire pour les faire passer et de la lenteur à les digérer. Si, malgré beaucoup d'attention, les aliments sont mal écrasés, les buveurs se mettront au régime des hachis, des bouillies et des purées.

La nourriture du dyspeptique ne doit être ni exclusivement végétale, ni exclusivement animale. Qu'ils appartiennent à l'un ou à l'autre règne, les aliments devront remplir les trois conditions suivantes :

1° Être facilement dissociés ou dissous ;

2° Ne pas fermenter dans les voies digestives ;

3° Ne pas irriter l'estomac.

Le pain sera sec ou rassis : la croûte, qui se transforme en bouillie, se digère bien ; la mie, qui forme des masses compactes, est mal digérée.

Les potages seront cuits et peu épais.

Les légumes secs seront réduits en purée claire (les haricots entiers sont lourds, leur purée ne l'est pas).

Les légumes verts seront très cuits et très tendres.

Les poissons seront frais et peu durs.

Les viandes également fraîches seront tendres, bien cuites ou hachées ; elles seront saignées, parce que le sang renferme tous les déchets de l'organisme et corrompt très vite les chairs.

La graisse peu abondante ne sera jamais prise en masse compacte, mais seulement à l'état d'émulsion dans les aliments : le beurre pris seul est indigeste, dans le lait il ne l'est pas.

Les fritures conviennent peu.

Les pâtisseries sèches sont permises, et non les pâtes grasses, frites ou feuilletées.

Les fromages crus ou cuits et sans colonies de champignons sont d'une digestion facile s'ils ne sont pas trop durs.

Les fruits seront tendres naturellement ou après cuisson.

Le sel est très utile, mais il donne soif, et il est bon d'en user modérément.

Les épices, l'ail, l'oignon cru, le vinaigre et l'alcool, dont le contact seul irrite les muqueuses, seront proscrits. L'alcool, d'ailleurs, durcit les albuminoïdes et retarde la digestion.

Les mets, qui répugnent pour une raison quelconque, sont toujours indigestes ; il en est de même des légumes acides, durs et crus, des conserves au vinaigre, des poissons fumés ou à chair compacte, des viandes faisandées ou très grasses, du sang, des aliments fermentés, des fruits consistants, âpres et très acides et, enfin, des sucres pris en abondance.

Le dyspeptique doit boire peu en mangeant, surtout au début du repas et par petites quantités seulement. Le volume du liquide doit rarement dépasser deux verres. L'eau simple est la meilleure des boissons; elle peut être légèrement coupée de vin blanc ou rouge, peu alcoolique. L'eau de Vichy est interdite pendant les repas, l'acide carbonique qu'elle dégage diminuant momentanément la sensibilité et les contractions de l'estomac.

Le café et le thé ne sont pas proscrits d'une façon systématique; ils seront pris à dose modérée et seulement après déjeuner, s'il n'y a pas, toutefois, d'inconvénient à augmenter la quantité de boissons.

Le régime que nous venons d'indiquer s'applique à la plupart des dyspeptiques. S'ils ont de la dilatation stomacale les boissons seront réduites autant que possible, et les repas composés d'aliments laissant peu de résidus, tels que les œufs, les hachis et les purées. S'ils ressentent, trois ou quatre heures après le repas, de la faiblesse ou du besoin, ils prendront une tasse de lait ou une légère collation, et feront quatre ou cinq repas par jour, s'il est nécessaire ; ils se nourriront même exclusivement de lait et pourront boire leurs eaux une heure après chaque ingestion d'aliments.

Le *régime des calculeux et des goutteux* ne diffère guère de celui des dyspeptiques, mais le malade atteint de lithiase biliaire évitera surtout les graisses et les aliments gras, le goutteux s'abstiendra totalement de vins de toutes sortes et de boissons alcooliques, le graveleux d'acides, de vins généreux et de liqueurs.

L'*obèse* se privera des graisses, des féculents et des sucres, et prendra des aliments peu salés, afin de boire le moins possible.

Le *régime du diabétique*, tel qu'il a été tracé par Bouchardat, sera suivi à Vichy avec plus ou moins de rigueur, suivant les conditions individuelles. Il consiste essentiellement dans la proscription des féculents, des sucres et des boissons sucrées.

La cure hydrominérale. — Le malade commence ordinairement son traitement par un gargarisme au puits Chomel, afin de se débarrasser de ses mucosités et de s'alcaliniser la bouche et le pharynx ; de là, il se rend à la source qui lui a été prescrite.

Les eaux de Chomel et de la Grande-Grille sont chaudes et ont un goût très nettement alcalin ; en décapant les muqueuses de la bouche et en diluant la salive, elles laissent après elles une sensibilité tactile, parfois très développée, et donnent dans l'estomac une sensation de chaleur qui s'étend bientôt à tout le corps.

L'Hôpital, qui par les temps humides répand une légère odeur bitumineuse, est moins chaude et moins alcaline ; elle cause dans l'estomac du picotement plutôt que de la chaleur et produit plus souvent le vertige que la Grande-Grille.

Les eaux de Prunelle, de Lucas et du Parc dégagent une odeur sulfureuse si faible qu'elles ne sont pas repoussantes, et semblent fraîches, à la bouche et à l'estomac ; il en est de même des eaux de Mesdames et de Lardy qui ne possèdent aucune odeur.

Les Célestins et Dubois paraissent très froids, beaucoup plus même que leur température semblerait le faire prévoir. Ils procurent la sensation d'une boisson fortement gazeuse et, plus que les autres sources, de fréquents borborygmes. Les Célestins passaient autrefois pour purgatifs, quand ils étaient pris aux doses massives de huit à douze verres et plus.

Le traitement commence rarement aujourd'hui par plus de quatre verres ou 800 grammes pour la journée tout entière ; il débute d'habitude par un ou deux verres, c'est-à-dire par 200 ou 400 grammes, absorbés moitié le matin en deux ou trois fois à vingt minutes au moins d'intervalle et moitié l'après-midi.

La quantité de boissons augmente graduellement et atteint ordinairement quatre ou cinq verres par jour vers la fin de la cure ; dans certains cas, cependant, elle n'arrive pas même à deux, et elle ne dépasse qu'exceptionnellement huit verres (1.600 grammes).

Les eaux chaudes ne provoquent, au moment de l'ingestion, aucun mouvement fluxionnaire viscéral, et, après avoir développé une légère tension de tout le système vasculaire périphérique, elles s'éliminent surtout par la peau. Les froides sollicitent légèrement les contractions intestinales et passent par les urines.

Le bain ou la douche sera pris de préférence avant de boire ou entre deux doses d'eau, afin de laisser le temps de faire la réaction.

Sous l'influence de la cure et même dès le deuxième ou le troisième jour l'appétit augmente, l'activité s'accroît, et il survient une sensation de bien-être qui persiste souvent jusqu'au départ.

Vers la fin de la première semaine quelques personnes

éprouvent un peu de lassitude, de fatigue, de pesanteur générale, parfois même d'insomnie et de malaise, qui tiennent autant au genre de vie et à la marche obligatoire autour des sources qu'aux effets de l'eau. A ce moment la constipation est habituelle, les urines rares, la sueur abondante et les douleurs anciennes légèrement réveillées.

Cet état dure deux ou trois jours et cesse avec la constipation à laquelle il peut être utile de mettre fin par une ou deux douches ascendantes ou un léger purgatif, à moins qu'il se produise spontanément de la diurèse ou une débâcle intestinale.

L'appétit se maintient, même pendant cette perturbation, dite *poussée* ou *fièvre thermale*. Quand elle est passée, l'état général reste bon jusqu'à la fin de la saison, les forces s'améliorent ; mais, sauf chez les personnes notablement amaigries, le poids ne change guère.

Les digestions deviennent de plus en plus régulières, les selles sont normales, ou un peu rares ; cependant si le temps se refroidit brusquement après un orage, elles sont plutôt fréquentes.

Excepté chez les diabétiques les urines ne sont pas modifiées d'une façon appréciable pendant les premiers jours ; elles diminuent pendant la poussée thermale, puis leur volume augmente et reste supérieur à la normale, à moins de transpiration très abondante ou de diarrhée.

Leur réaction est ordinairement acide pendant les premiers jours, même si l'eau est prise en quantité notable ; elle devient neutre ou légèrement alcaline après les repas seulement, au bout de trois à quatre jours ; elle est enfin complètement neutre ou légèrement basique vers la fin de la cure : encore est-il bien des exceptions.

La façon de rendre les eaux dont les anciens se préoccupaient beaucoup, comme le témoignent les lettres de Mme de Sévigné, offre des particularités remarquables. Les eaux sont d'abord mal rendues, les malades boivent et urinent peu ; après la crise thermale ou simplement vers la dernière semaine, ils urinent plus qu'ils ne boivent, et leurs mictions suivent de très près l'ingestion de l'eau : en se mettant à table une demi-heure après la buvette, ils se sont déjà débarrassés.

Il semble que l'eau, dissolvant les déchets de la vie cellulaire, fasse déverser dans le sang des substances qui tendent à produire, comme dans les fièvres, de la pesanteur, de la congestion et de la diminution des urines, qu'elle ouvre plus tard, largement, les voies d'excrétion et qu'elle rende le filtre rénal plus perméable.

Pendant le traitement les malades ressentent, parfois en buvant, du dégoût et de la plénitude ; cette sensation indique qu'il faut réduire la quantité de liquide.

La cure effective de Vichy dure rarement moins de trois semaines, mais se prolonge souvent jusqu'au vingt-cinquième ou au trentième jour, parce qu'il y a des journées perdues ou mal employées. Certains diabétiques, qui commencent d'emblée par des doses relativement fortes, ont intérêt à faire, chaque année, deux courtes saisons plutôt qu'une longue.

Après le traitement thermal les malades continuent à se bien porter ; quelques-uns cependant éprouvent du malaise et de la fatigue jusqu'à la cinquième ou sixième semaine. A ce moment, tantôt subitement, tantôt à la suite de ces malaises, surviennent des phénomènes critiques caractérisés par le retour des accidents dont les malades ont déjà souffert (coliques hépatiques ou néphrétiques, accès de goutte). Ils sont généralement moins aigus que les précédents, durent peu et font place à un état de santé plus satisfaisant qu'avant la cure.

Ce sont ces réactions passagères qui ont donné naissance à la légende de la cachexie alcaline ; peut-être aussi est-ce la fatigue d'une cure faite coûte que coûte en trois semaines, sans repos ni ménagement, malgré l'avis du médecin, ou encore le malaise dû à la reprise immédiate de la vie de travail et de surmenage. Cette cachexie n'a jamais existé, même quand les malades absorbaient de douze à trente verres d'eau par jour, ce qui ne faisait, en somme, que de 10 à 30 grammes de bicarbonates par vingt-quatre heures ; et, s'il y avait une conclusion à tirer de cette erreur, ce serait l'utilité d'un repos relatif après une saison de Vichy. Mais, si les buveurs disposent d'un temps suffisant, ils pourront facilement, bien dirigés par leur médecin, reprendre sans crainte leur vie habituelle.

Le nombre de cures de Vichy ne peut être déterminé à l'avance, puisqu'il dépend de l'évolution même des maladies; pour les compléter, il est souvent nécessaire de continuer le régime alimentaire suivi pendant la cure et de faire deux ou trois saisons à domicile. Elles dureront quinze à vingt jours et se composeront d'eau de Vichy froide ou réchauffée, en quantité variable, prise avant les repas, ou simplement le matin. Les bains ou les douches lui seront parfois associés. Mais l'eau minérale, perdant par le transport certaines de ses propriétés, ces traitements ne peuvent dispenser d'un séjour aux eaux.

L'époque la plus favorable pour venir à Vichy n'a rien d'absolu.

Pour éviter l'encombrement et les fatigues de la forte chaleur, les malades affaiblis ou très congestifs feront bien de terminer leur cure avant le 1er juillet, ou de la commencer seulement après le 15 août. Les calculeux, qui ont besoin d'effets diurétiques très marqués, auront avantage à se traiter pendant les mois plus frais de mai et de septembre.

Les sources de l'État et le Grand-Établissement restent accessibles toute l'année, mais la saison réelle s'étend actuellement du 15 mai au 1er octobre; pendant ce temps seul tous les services fonctionnent, et toutes les ressources adjuvantes peuvent être utilisées.

CHAPITRE III

CLINIQUE THERMALE

Les principales affections traitées actuellement à Vichy sont, par ordre de fréquence : les dyspepsies, les calculs du foie et des reins, le diabète, la goutte, l'obésité, les troubles gastro-hépatiques consécutifs aux infections et aux intoxications, la neurasthénie et certaines maladies de la peau et des organes génitaux.

Si quelques-unes offrent parfois des crises fluxionnaires ou inflammatoires passagères, toutes sont *chroniques* et reconnaissent pour cause une infection, une intoxication, un état constitutionnel ou une lésion d'organe.

I. — MALADIES INFECTIEUSES

Beaucoup de maladies infectieuses et particulièrement la grippe, l'impaludisme, la dysenterie épidémique et la diarrhée de Cochinchine laissent après elle un état persistant de faiblesse et de malaise qui nécessite souvent une cure de Vichy.

Les personnes qui relèvent de ces formes de la *grippe* si souvent observées depuis quelques années reprennent très vite leurs forces à Vichy : l'anorexie cède à de petites doses d'eau de l'Hôpital ou de la Grande-Grille, l'appétit et la digestion se régularisent, et elles ne tardent pas à se débarrasser des dernières traces de l'infection.

L'*impaludisme chronique* s'améliore de même, mais pendant les premiers jours les doses d'eau doivent être très faibles, pour éviter le retour d'un accès de fièvre que la moindre fatigue ou le plus petit écart de régime suffit à provoquer.

Sous l'influence de la cure l'appétit renaît, les forces reparaissent, la peau perd sa teinte pâle anémique ou terreuse ; le foie et la rate cessent d'être douloureux et se réduisent graduellement.

Dans les suites de la *dysenterie épidémique* ou de la *diarrhée de Cochinchine*, les eaux de Chomel, de la Grande-Grille ou de l'Hôpital font disparaître en peu de temps l'état congestif et catarrhal des voies digestives.

Pour tous les états infectieux de ce genre, la partie importante du traitement est la boisson, mais les bains minéraux ou les douches leur sont ordinairement associés, sinon au début, du moins après quelques jours.

II. — INTOXICATIONS

Les intoxications chroniques qui amènent le plus de malades à Vichy sont : l'*alcoolisme*, le *saturnisme*, le *morphinisme* et les *empoisonnements* par les *médicaments* arsenicaux mercuriels ou balsamiques, dont l'usage a été abusivement prolongé.

Ces maladies, qui donnent si souvent des troubles digestifs et de la congestion du foie, cèdent quand les patients soustraits à la cause morbide prennent régulièrement de l'eau de la Grande-Grille et des bains minéraux ou des douches froides : l'alcoolique reprend l'appétit, cesse de souffrir de brûlures, de pyrosis, et peut dormir paisiblement dès le troisième jour ; le saturnin perd sa pâleur et n'est plus constipé ; quant au morphinique, même s'il continue l'usage du poison, il voit son appétit et ses fonctions digestives se réveiller, sa constipation diminuer et ses forces revenir par le seul effet de la cure. Il réduit alors la dose de morphine et se trouve, en rentrant chez lui, dans les meilleures conditions pour se défaire de sa funeste habitude.

III. — MALADIES CONSTITUTIONNELLES

Toutes les maladies constitutionnelles, dites *arthritiques*, ou par *ralentissement de la nutrition*, telles que le rhumatisme chronique, la goutte, les affections calculeuses du foie et des reins, le diabète, l'obésité et la maigreur, sont justiciables de la cure thermale. Leurs manifestations multiples, qui tiennent si souvent les malades éloignés des affaires, peuvent se localiser sur tous les organes, et sont combattues suivant les cas par toutes les sources de Vichy, mais surtout par les plus chaudes et les plus froides.

Les autres maladies constitutionnelles, comme la tuberculose, le rachitisme, la scrofule et la syphilis, ne se soignent pas à Vichy ; mais, à moins de symptômes aigus et de tendances congestives, elles n'empêchent pas le traitement.

Le *rhumatisme chronique* fournissait autrefois une clientèle beaucoup plus importante que de nos jours, parce que bien des affections dites rhumatismales sont aujourd'hui rattachées à d'autres maladies constitutionnelles.

Néanmoins, les eaux de Vichy, par leurs effets généraux beaucoup plus que par leur action directe, donnent souvent des résultats remarquables dans les arthrites, les déformations articulaires et les douleurs ou accidents viscéraux et cutanés.

La Grande-Grille et l'Hôpital se prescrivent dans les dyspepsies, les entérites, les congestions du foie et de la rate ; Chomel, dans les catarrhes bronchiques ou pulmonaires ; l'Hôpital et les Célestins, dans les congestions des reins, de la vessie, de l'urèthre et de l'utérus.

La *goutte* se rencontre à toutes ses périodes et sous toutes ses formes dans la clinique Vichyssoise, et son traitement consiste principalement en boissons. Qu'il s'agisse d'une simple prédisposition, d'un accident précoce, de névralgie, de fluxion cutanée, muqueuse ou articulaire, que les accès francs se soient montrés, que la dyspepsie, la gastralgie, l'asthme, l'angine de poitrine, les fluxions hépatiques, rénales, hémorrhoïdaires ou cérébrales, aient apparu, que ces congestions d'abord aiguës soient devenues subaiguës ou chroniques, les malades soignent leur goutte en buvant à la Grande-Grille, à l'Hôpital ou aux Célestins, suivant qu'il leur est utile d'accroître les fonctions de la peau ou des reins; et ils ont d'autant plus de chance de prévenir leur mal ou de s'en défaire qu'ils viennent plus tôt à Vichy.

Le goutteux évitera les bains minéraux et les remplacera par des immersions courtes et rares ; ces bains ont, en effet, pour résultat de provoquer des crises, qui ont parfois une acuité très grande. L'accès peut aussi reparaître pendant une cure menée trop rapidement ou commencée trop peu de temps après une atteinte, mais il reconnait le plus ordinairement pour cause l'abus des plaisirs de la table, que certains malades se permettent aux eaux avec une impunité relative.

La saison doit se faire en dehors des périodes aiguës ; elle prévient leur retour, réduit les tophus récents, ramollit les anciens et éclaircit les urines, en faisant rapidement cesser l'émission des poussières rouges. Elle diminue les fluxions viscérales et articulaires et favorise la reprise des mouvements, dans les jointures précédemment douloureuses et infiltrées.

La cure hydrominérale, avec chaleur et massage, est aussi utilisée heureusement dans le *rhumatisme goutteux* articulaire ou viscéral.

Le traitement des *affections calculeuses* tend moins à dissoudre et à expulser les graviers urinaires ou biliaires qu'à modifier la vitalité du foie et des reins. Les eaux de l'Hôpital et de la Grande-Grille, qui, par leur température voisine de celle du corps, ne causent aucun mouvement fluxionnaire, sont employées tout d'abord pour ramener les organes à leur état normal. Les Célestins qui sont froids, diurétiques et stimulants des contractions intestinales, les débarrassent ensuite des corps étrangers.

Si la *gravelle urique* consiste en une simple émission de poussières rouges ou grises, les boissons minérales suffisent à la faire disparaître, et les douches froides avec le régime à en prévenir le retour. Si elle se traduit par des douleurs lombaires, de la dysurie, des urines louches et chargées de sable gris, il faut administrer des bains minéraux d'une demi-heure à 38° ou 39°, s'abstenir de grandes masses d'eau des Célestins et de douches en jet, qui, au début d'une cure, peuvent déterminer la congestion rénale et le déplacement d'un calcul ; mais, dans le cours d'une saison modérée, les coliques néphrétiques sont rares et ont d'ordinaire un pronostic favorable.

Dans les hématuries, les malades doivent garder le repos au lit, et dans la pyélite ou la pyélo-néphrite faire surtout usage d'eau minérale chaude en boissons, bains ou douches ascendantes.

Les *gravelles phosphatique* et *oxalique* se soignent rarement à Vichy ; cependant la cure alcaline et l'hydrothérapie réduisent l'état congestif développé autour des calculs, placent la nutrition dans des conditions meilleures et atténuent notablement les accidents calculeux.

La *lithiase biliaire*, une des maladies les plus fréquentes de l'âge adulte, se rencontre à Vichy à tous ses degrés, depuis la simple gastralgie jusqu'à la cholécystite calculeuse.

Dans les formes simples avec douleurs gastralgiques passagères et dans les crises hépatiques frustes avec subictère de la conjonctive et taches jaunes du visage et des mains, le traitement commence par les eaux de l'Hôpital ou de la Grande-Grille et les bains minéraux tièdes de quinze à vingt-cinq minutes, et continue par les douches froides quotidiennes. Si les crises caractérisées sont récentes ou imminentes, les bains seront chauds et courts et les eaux en quantités très faibles.

Les coliques, contrairement à l'opinion générale des malades, sont rares à Vichy ; légères, elles n'interrompent pas la cure et cèdent aux bains ou aux douches chaudes ; violentes, elles l'arrêtent aussi longtemps que les patients ne peuvent se rendre à l'établissement. Si elles ressemblent à une indigestion ou à un empoisonnement, les purgatifs, les douches ascendantes et les bains tièdes en ont rapidement raison ; si elles sont surtout spasmodiques avec douleurs gravatives, profondes et successives comme dans l'accouchement, les lavements chauds et les opiacés sont les seules ressources thérapeutiques.

Dans les formes anormales avec angine de poitrine, fièvre continue, intermittente, ou même convulsions, quelques doses de quinine ou d'autres médicaments permettent souvent de continuer des saisons terminées par la guérison. La quinine est indispensable dans l'angiocholite et la cholécystite ; les eaux de Chomel et les bains très chauds calment les démangeaisons et suffisent dans l'ictère.

La cure qui suspend d'ordinaire la série des crises de coliques hépatiques peut être commencée dès que le malade est en état de voyager.

Elle présente parfois quelques difficultés en raison de la susceptibilité de certaines personnes, qui ne prendraient pas un verre de Grande-Grille sans avoir une crise, ou tout au moins du malaise, tandis que d'autres ne pourraient boire impunément à l'Hôpital.

Les eaux favorisent l'élimination des calculs ; mais il n'est pas nécessaire d'avoir rendu ses concrétions pour cesser de souffrir. Si les coliques surviennent, c'est surtout vers le dixième jour de la cure ou après la saison, et elles disparaissent quelquefois d'une façon définitive après une série de crises développée dans les six semaines qui suivent le départ de Vichy.

Le *diabète gras*, ou *arthritique*, très commun parmi les malades de Vichy s'améliore presque toujours ; le *diabète maigre* ou *pancréatique* à marche rapide ne se modifie pas et s'y voit rarement.

En peu de jours, sous l'influence de l'eau minérale de la Grande-Grille ou de l'Hôpital, des bains et des douches, la soif, la sécheresse et la rougeur de la langue, la fatigue des jambes, l'irritabilité nerveuse et l'insomnie font place à l'humidité de la bouche et du pharynx, et à un état de bien-être et de force. La glycosurie s'abaisse et, malgré les liquides ingérés, les urines deviennent parfois plus rares. Il est vrai qu'à ce moment la peau, très souvent moite, quelquefois même baignée de sueurs, est une voie d'élimination très active. L'azoturie toujours exagérée se rapproche de son taux normal, et l'albuminurie, bien qu'elle ne subisse pas exactement les variations quantitatives du sucre, suit une marche décroissante.

La phtisie pulmonaire à forme atonique, loin de contre-indiquer la cure, s'en trouve bien, au contraire; toutefois, l'eau minérale sera suspendue s'il survient de la congestion faisant redouter une hémoptysie.

Les eaux raffermissent les gencives et consolident les dents, mais ne suppriment pas la fétidité spéciale à l'haleine de certains diabétiques. Elles sont également impuissantes dans les gangrènes et le coma déclaré; aussi les malades somnolents ou assoupis doivent-ils éviter toute fatigue, soit avant, soit pendant leur saison.

Les diabétiques supportent avec facilité trois à cinq verres d'eau minérale dès les premiers jours, surtout s'ils sont altérés; mais ils éprouvent vite de la lassitude et de la saturation, et ont souvent intérêt à interrompre la cure pendant quelques jours, dans le courant de la seconde semaine, ou à faire deux saisons de quinze jours, l'une en juin, l'autre en septembre.

Ils obtiennent d'habitude à Vichy une modification de leur santé qui équivaut à une guérison momentanée; non seulement le sucre disparaît totalement dans les cas récents et en partie dans les cas anciens, mais, s'il reste aussi abondant ou même s'il augmente momentanément par le fait du régime, des émotions ou de toute autre cause, le bien-être se prolonge et, plus tard, le besoin d'une nouvelle cure se fait sentir.

Le *diabète phosphatique*, presque toujours secondaire aux inflammations catarrhales du tube digestif ou à des accidents nerveux, est heureusement influencé par l'eau de l'Hôpital à doses modérées.

Les malades atteints de *diabète insipide* qui viennent à Vichy sont traités d'après les règles de l'hydrothérapeutique générale.

La cure de l'*obésité* comprend des doses modérées d'eau de l'Hôpital, de Lardy ou des Célestins, des douches-massages, des douches froides et des exercices progressifs toujours associés à la diète des liquides, des sucres et des féculents.

Cette cure, qui s'adresse aux obèses arthritiques plutôt qu'aux lymphatiques, a pour effet de vaincre leur apathie, leur somnolence et leurs tendances congestives.

La *maigreur*, ordinairement liée au mauvais état des voies digestives ou à l'irritabilité nerveuse, a pour traitement les boissons d'eau de la Grande-Grille, les bains minéraux prolongés, les massages, le régime des dyspeptiques et, en un mot, tout ce qui peut favoriser la nutrition et calmer le système nerveux.

La cure de Vichy s'applique moins à faire maigrir ou engraisser rapidement qu'à mettre les malades à même de profiter des régimes hygiéniques et diététiques appropriés. Si les résultats ne sont point toujours satisfaisants, cela tient à ce que le traitement, dont la longueur dépasse les limites ordinaires, n'est point continué avec une persévérance suffisante.

Plusieurs maladies constitutionnelles s'observent parfois

chez un même sujet ; le médecin doit alors tenir compte des exigences de chacune d'elles et ne pas baigner, par exemple, un diabétique qui est goutteux. Ces nécessités particulières n'apportent guère de changement à la partie fondamentale de la cure, c'est-à-dire aux boissons, et n'en altèrent pas les effets généraux.

VI. — MALADIES DES ORGANES ET APPAREILS

Toutes les maladies d'organes retentissent à la longue sur la santé générale et engendrent un *état de dystrophie* tributaire de la cure alcaline.

Ces affections, d'ailleurs, sont le plus souvent la conséquence ou la manifestation d'une maladie générale infectieuse, toxique ou constitutionnelle, qui, par ses réactions répétées sur un organe, y produit des troubles fonctionnels et plus tard des lésions ; aussi le traitement, tout en subissant parfois des adaptations spéciales, n'est pas modifié dans son ensemble.

MALADIES DE L'APPAREIL DIGESTIF ET DE SES ANNEXES. — Si les malades viennent rarement pour une *stomatite*, une *gingivite* ou une *pharyngite chronique*, ils n'en sont pas moins fort souvent atteints lorsqu'ils arrivent à Vichy avec la goutte, le diabète ou d'autres accidents arthritiques. La *gingivite expulsive*, notamment, est des plus fréquentes et coexiste avec toutes les inflammations bucco-pharyngées. Les lavages, gargarismes, pulvérisations ou douches nasales à l'eau de Chomel et dans les cas douloureux, les humages carboniques, donnent des résultats excellents chez les personnes soigneuses, qui n'attendent pas que ces lésions, peu gênantes au début, soient devenues définitives.

Les *maladies d'estomac* avec simple fluxion de la muqueuse, catarrhe, dilatation, gastrite ou ulcère, déterminent, par contre, volontiers, les malades à venir à Vichy, et, parmi eux, les dyspeptiques sont les plus nombreux.

Dans les *dyspepsies douloureuses*, infectieuses, toxiques, constitutionnelles ou de cause inconnue, à forme acide, hyperchlorhydrique, hyperpeptique ou nervo-motrice, les eaux de Chomel ou de la Grande-Grille atténuent très vite tous les symptômes et les font disparaître, même dans les formes graves avec gastro-succhorée. De fortes doses ne sont pas nécessaires, et quatre à cinq demi-verres suffisent au début. Il ne faut pas, en effet, s'attacher, à Vichy, à neutraliser le suc gastrique : le résultat serait éphémère et n'aurait pas plus de valeur thérapeutique que la précipitation de l'albumine de l'urine dans la vessie d'un brightique ; il faut compter plutôt sur l'action générale et sur la continuité du régime hydrominéral pour ramener les sécrétions à leur état physiologique.

Si la *dyspepsie est atonique*, flatulente, hypochlorhydrique ou hypopeptique, l'Hôpital ou les Célestins sont préférables, mais les doses seront plus faibles, plus espacées, et quelques-unes pourront être prises trois heures après le repas, ou avant le coucher.

Dans la *dilatation stomacale* les doses seront plus faibles encore, et les lavages à l'eau de Chomel ne seront employés que lorsque les autres procédés hydrothérapeutiques se seront montrés insuffisants pour réveiller la contractilité de la poche gastrique.

Dans la *dyspepsie convulsive* avec vomissements répétés les sources chaudes de Chomel, de la Grande-Grille et de l'Hôpital sont les mieux indiqués, et avec elles les bains minéraux et les douches ascendantes. Si les eaux sont mal supportées, les malades les remplaceront provisoirement par des boissons glacées.

Les mêmes sources et les douches stimulantes froides ou alternatives conviennent dans les *gastrites*, les érosions et les *ulcères de l'estomac*.

La *dyspepsie intestinale*, presque toujours associée à la dyspepsie atonique et désignée avec elle sous le nom de *dyspepsie gastro-intestinale*, se soigne par les eaux de l'Hôpital; mais elle offre souvent des alternatives de diarrhée et de constipation qui exigent des sources à température plus élevée ou plus basse.

Chomel ou la Grande-Grille et les Célestins provoquent les sécrétions et les contractions intestinales et forment, avec les douches ascendantes tièdes et froides, le massage et l'hydrothérapie le traitement de la *constipation* habituelle. La succession méthodique des diverses opérations a une importance capitale : le malade doit très régulièrement se présenter à la selle chaque matin, au lever, prendre sa douche ascendante dans l'après-midi et boire une dernière dose d'eau en se couchant.

Les *fluxions hémorrhoïdaires*, si fréquentes chez les constipés, et la *diarrhée* cèdent facilement aux eaux minérales chaudes en boissons, bains et douches ascendantes.

Les *entérites*, les *typhlites* et les *appendicites* sont plus rares à Vichy; cependant les maladies infectieuses, le rhumatisme et la goutte nous en fournissent quelques exemples. Si le traitement de ces affections ne diffère pas de celui de la dyspepsie intestinale, il demande plus de ménagement et a des effets moins promptement favorables. Les *entérites*, en effet, et surtout la variété *muco-membraneuse*, sont tenaces et récidivantes, et leur cure, pour avoir des résultats durables, doit être continuée longtemps après la guérison apparente.

Les sujets prédisposés aux entérites ou aux typhlites souffrent dans leur enfance d'indigestions et d'*embarras gastro-intestinal à répétition.* La cure par les eaux chaudes de Vichy stimule l'appétit, régularise les fonctions intestinales, nettoie les voies digestives et prévient la propagation du catarrhe aux voies biliaires. Si le *catarrhe biliaire* existe déjà, elle l'atténue dès les premiers jours, fait disparaître les coliques habituelles, la teinte subictérique, et ne tarde pas à amener la guérison complète.

Dans la *jaunisse*, les bains chauds et les douches ascendantes ne servent pas seulement à calmer les démangeaisons, mais encore à dériver vers la peau et le rectum la fluxion intestinale et hépatique, et à désobstruer les voies biliaires en provoquant les contractions intestinales.

Les *congestions* actives et passives du *foie*, même si elles sont sous la dépendance d'une affection du cœur, tiennent moins à la pression vasculaire qu'à l'action irritante d'un sang vicié sur le parenchyme glandulaire. Aussi les eaux et les bains minéraux, qui augmentent la circulation porte, diluent le sang et le rendent moins toxique, réduisent-elles facilement ces engorgements toujours douloureux de la glande hépatique.

La Grande-Grille et l'Hôpital, en boissons et en bains, agissent de même dans la *cirrhose* à tous ses degrés. Dans la période congestive, elles opèrent la restitution *ad integrum* ; dans la *cirrhose atrophique*, elles permettent aux cellules hépatiques de suffire à leurs fonctions, alors même que le foie est en grande partie détruit et que les malades ont déjà subi plusieurs ponctions ; dans la *cirrhose hypertrophique*, enfin, elles réveillent l'appétit, éloignent les hémorrhagies, diminuent en quelques jours le volume du foie et de la rate et procurent un état de santé satisfaisant qui dure aussi longtemps que l'abstinence des boissons alcooliques.

MALADIES DES ORGANES GÉNITO-URINAIRES. — Les maladies des reins traitées à Vichy sont la *congestion rénale* des arthritiques, les *néphrites* et les inflammations de l'uretère, des calices et du bassinet consécutives à une cystite ou à un calcul. Elles demandent beaucoup de prudence. Le médecin doit surveiller attentivement ses malades, connaître jour par jour le taux de l'urée et de l'albumine, et éviter au début les eaux froides à l'intérieur ou à l'extérieur. Il se contentera de prescrire de faibles doses de l'Hôpital, de la Grande-Grille ou de Chomel, des douches ou des bains chauds, et s'attachera à stimuler la circulation périphérique. Si la lésion est plutôt congestive qu'organique, les douleurs lombaires, les hématuries et les accidents urémiques se dissiperont peu à peu.

Ces mêmes sources sont également utilisées en boissons et en bains dans la première partie du traitement des accidents du *rein mobile* et des inflammations de la *vessie*, de l'*urèthre*, de l'*utérus* et des *trompes*, tandis que les douches et les Célestins sont ordinairement réservés pour la fin. Elles n'exercent parfois leur action curative qu'après une exacerbation passagère des catarrhes vésicaux, uréthraux ou utérins ; mais, après quelques jours de réaction, elles calment les troubles dyspeptiques et les coliques sourdes, apaisent l'inflammation des muqueuses et tarissent les sécrétions morbides.

Les eaux donnent, en revanche, des résultats immédiats

dans l'*aménorrhée* et la *dysménorrhée*, en faisant avancer les règles et en les rendant abondantes et faciles.

Maladies du sang et de l'appareil circulatoire. — Beaucoup de *cardiaques* et d'*artério-scléreux* ressentent, à Vichy, un bien-être tel qu'une action directe sur les lésions du cœur et des vaisseaux a pu être attribuée jadis à l'eau de la Grande-Grille. Cette opinion n'a pas cours aujourd'hui, et le médecin ne cherche plus qu'à réveiller l'appétit et à augmenter les urines et la sueur pour améliorer par contre-coup les fonctions cardio-vasculaires. La cure, toujours très délicate, se compose de doses minimes, qui ne risquent pas d'accroître brusquement la pression sanguine.

La *pléthore*, caractérisée par la rougeur habituelle de la peau et sa vascularisation, accompagne souvent la goutte et l'obésité.

En raison de la tendance congestive dont elle est l'indice, elle fera l'objet d'une surveillance particulière pendant la première semaine.

L'*anémie* et la *chlorose* essentielle ou symptomatique, en dépit des préjugés anciens, ont été de tout temps soignées à Vichy par les eaux de Mesdames et de Lardy. Ces eaux ferrugineuses et alcalines étant à la fois toniques et digestives rendent plus efficaces les douches et les massages.

Maladies de l'appareil respiratoire. — Certaines affections des voies respiratoires, qui se traduisent par un état congestif et catarrhal des muqueuses, sont tributaires d'un traitement général par les eaux alcalines et les douches minérales.

L'eau de Chomel est la partie fondamentale du traitement

de toutes ces affections. Elle sert non seulement aux boissons, mais encore aux douches nasales et aux pulvérisations dans les *rhinites* et les *laryngites* et fournit le gaz carbonique destiné aux humages dans les *bronchites*, l'*asthme* et l'*emphysème*.

MALADIES DU SYSTÈME NERVEUX. — Les *neurasthéniques* et les *migraineux*, clients habituels de la station, demandent surtout aux eaux minérales de les faire bien digérer ; aussi suivront-ils le même traitement que les dyspeptiques.

L'état de bien-être qu'ils éprouvent dès le début devient définitif à la seule condition que la cure thermale soit faite ponctuellement, malgré la période de malaise, qui est un peu plus vive chez ces malades.

MALADIES DE LA PEAU. — Les affections cutanées, comme les maladies qu'elles accompagnent, subissent fréquemment à Vichy des modifications favorables quand elles ne guérissent pas complètement.

Elles n'apportent d'ordinaire à la cure aucun changement notable ; c'est ainsi qu'il n'existe pas de traitement local du *purpura*, du *psoriasis*, du *pityriasis capitis* et de certaines formes d'*eczéma*.

Le *prurit* idiopathique ou symptomatique d'une occlusion biliaire s'apaise par les bains minéraux, l'*urticaire* d'origine gastro-hépatique par les douches ascendantes ; la *couperose*, l'*acné*, les *furoncles* et les *diabètides* par les pulvérisations à l'eau de Chomel ou les lavages à l'eau de Lucas.

Le *lichen* disparaît sous l'action de la douche en pluie ; quant à l'*eczéma*, il faut, avant d'essayer des pratiques locales, s'assurer que l'humidité ne l'irrite pas.

V. — TRAITEMENT HYDROMINÉRAL

Indications et contre-indications générales du traitement de Vichy. — Les *adultes* forment le plus grand nombre des malades qui fréquentent Vichy, mais tous les âges s'y trouvent représentés.

Pendant la première *enfance*, les eaux conviennent dans les inflammations gastriques et les diarrhées.

Vers neuf ou dix ans, elles guérissent les indigestions et les embarras gastriques des sujets prédisposés à l'arthritisme et aux dyspepsies de l'âge adulte, et les débarrassent des coryzas et des angines herpétiques dont ils sont si communément affectés.

Chez les arthritiques et les neurasthéniques, la *puberté* est souvent l'occasion de troubles digestifs, circulatoires, nerveux ou cutanés. Les jeunes filles particulièrement souffrent de coliques, d'oppression, de rougeurs, de congestion faciale, de vertiges et d'éruptions acnéiques sur le visage ou le tronc. Les eaux alcalines éloignent ces accidents et rendent facile l'établissement des fonctions de génération.

Pendant les *règles*, la boisson et les opérations hydriatiques externes sont ordinairement continuées. Seuls les bains, les douches-massages et les injections vaginales sont suspendues pendant les premiers jours; mais il n'est pas nécessaire pour les reprendre que tout écoulement muqueux ou sanguinolent ait disparu. Les femmes exposées aux pertes abondantes devront arriver à Vichy après la période menstruelle; elles cesseront tout traitement externe et diminueront les eaux pendant toute la durée de leurs règles.

La *grossesse* et l'*allaitement* ne contre-indiquent, ni ne modifient la cure thermale, et bien des personnes ayant souffert de coliques hépatiques vers le sixième ou le huitième mois d'une précédente grossesse viennent à Vichy se soigner par précaution.

Les femmes qui relèvent de couches peuvent commencer la saison dès qu'elles sont à même de voyager; c'est, d'ailleurs, après l'accouchement que le médecin voit souvent les coliques hépatiques apparaître pour la première fois.

A l'âge critique de la *ménopause* la cure offre les mêmes avantages qu'à la puberté; elle prévient les congestions de l'estomac, du foie, des reins ou de la tête si fréquentes à ce moment.

Dans l'extrême *vieillesse* elle rend encore des services, à condition d'être modérée. Beaucoup de malades, après leur guérison, reviennent, chaque année, à Vichy non « par reconnaissance », comme ils disent, mais, en réalité, pour faire une cure préventive et s'entretenir en bon état de santé.

En dehors de tout état morbide la cure est indiquée après des soucis prolongés, des travaux soutenus, des campagnes pénibles, des séjours dans les pays chauds et tout surmenage intellectuel ou physique. Ces conditions anormales de l'existence développent toujours de la fatigue et de la langueur ou de l'irritabilité et de l'insomnie qui cessent en peu de temps à Vichy. Aussi, à côté des malades des grandes villes, voit-on beaucoup d'habitants des colonies venir, à Vichy, se débarrasser de leurs malaises, avant de retourner à leurs occupations habituelles.

Les eaux sont contre-indiquées dans la fièvre, les hémorrhagies, les troubles graves du système nerveux et le cancer.

Toutes les fois qu'il existe de la *fièvre*, il faut renoncer à la cure thermale et attendre, pour l'entreprendre ou la poursuivre, que la température soit redevenue normale.

Les *hémorrhagies* ne permettent pas l'usage des eaux au moment où elles se produisent et aussi longtemps qu'elles sont à redouter. Aussi les personnes atteintes d'une affection mal compensée du cœur, d'un anévrysme aortique, d'artério-sclérose avancée et celles qui sont sujettes aux hémoptysies par tuberculose ou apoplexie pulmonaire et aux hémorrhagies utérines abondantes par métrite ou fibrômes, doivent-elles s'abstenir de toute intervention trop active. Les hémorrhagies légères, comme le purpura ou les épistaxis, dans les maladies du foie, et les suintements sanguinolents, dans les métrites chroniques, n'entravent pas la marche du traitement.

Dans l'*épilepsie* et les formes graves de l'*hystéro-épilepsie*, les *psychoses* et les accidents convulsifs violents, la cure ne donne d'habitude aucun résultat favorable et accroît parfois un peu l'irritabilité.

Enfin, les *cancers* de tous les organes, quelle que soit leur nature, semblent, par le fait d'un traitement stimulant, affecter une marche plus rapide et ne doivent pas être soumis aux pratiques hydrominérales.

En dehors des maladies sur lesquelles la cure a des effets favorables ou nuisibles, il en est d'autres, les hernies par exemple, qui ne sont nullement influencées par elle. Ces affections, dont nous ne nous occuperons pas, ne sont jamais, par contre, un obstacle à son application.

MÉDICATIONS HYDROMINÉRALES DE VICHY. — Le traitement de Vichy exerce son action curative de différentes manières.

CURE HYDROMINÉRALE DE VICHY

	INDICATIONS	CONTRE-INDICATIONS RELATIVES	CONTRE-INDICATIONS ABSOLUES
	MALADIES GÉNÉRALES		
Maladies infectieuses.	**Convalescence et suites des maladies fébriles, grippe, etc. Impaludisme. Dysenterie épidémique. Diarrhée de Cochinchine.**	**Accidents nerveux graves.**	**Fièvres continuelles. Hémorrhagies fréquentes et abondantes.**
Intoxications.	**Alcoolisme. Saturnisme. Morphinisme. Intoxications médicamenteuses.**	**Accidents nerveux graves.**	**Fièvres cont. Hémorrhagies fréquentes et abondantes.**
Maladies constitutionnelles.	**Rhumatisme chronique. Goutte. Lithiase urinaire. Lithiase biliaire. Diabète. Obésité. Maigreur.**	**Accidents nerveux graves. Tuberculose congestive.**	**Hémorrhagies fréquentes et abondantes. Cancer.**
	MALADIES DES ORGANES ET APPAREILS		
Maladies de l'appareil digestif et de ses annexes.	**Dyspepsies. Dilatation d'estomac. Gastrites et ulcères. Entérites chroniques. Entérite muco-membraneuse. Constipation et diarrhée. Hémorrhoïdes. Catarrhe des voies biliaires. Congestion du foie. Hépatites et cirrhoses.**		**Cancer. Péritonite.**
Maladies de l'appareil génito-urinaire.	**Néphrites. Cystites. Métrites. Aménorrhée, Dysménorrhée.**	**Urémie.**	**Cancer. Péritonite.**
Maladies de l'appareil circulatoire.	**Pléthore. Anémie, Chlorose Cardiopathies, Artériosclérose.**	**Anévrysmes aort. Artériosclérose avancée. Phlébites récentes. Asystolie.**	**Cancer.**
Maladies de l'appareil respiratoire.	**Laryngites, Bronchites. Asthme, Emphysème.**	**Tuberculose. Hémoptysie. Epanchements pleurétiques.**	**Cancer.**
Maladies du système nerveux.	**Neurasthénie. Migraine.**	**Hystéro-épilepsie. Apoplexie.**	**Epilepsie. Cancer.**
Maladies de la peau.	**Prurit, Urticaire. Acné, Furoncles. Diabétides. Psoriasis, Lichen. Eczéma.**		**Cancer.**

Il est *prophylactique* dans les maladies constitutionnelles, quand, par exemple, il prévient la goutte chez un fils de goutteux.

Il est *nosologique* dans les maladies infectieuses, toxiques ou constitutionnelles et dans les maladies d'organes.

Ainsi la cure constitue une *médication symptomatique* tour à tour tonique et sédative, quand elle guérit l'anémie paludéenne et calme la gastralgie alcoolique; elle est une *médication orthotrophique réparatrice*, quand, dans la goutte ou le diabète, elle ramène l'économie à ses conditions normales; elle est une *médication orthotrophique compensatrice*, quand, dans la gravelle, elle dissout l'acide urique en augmentant le volume et le pouvoir dissolvant des urines; elle est, enfin, une *médication étiologique* dans les intoxications et la lithiase biliaire, quand elle provoque l'élimination des poisons et des calculs biliaires.

La cure de Vichy n'est donc pas limitée à une partie restreinte de la thérapeutique, mais sert à la fois de traitement prophylactique et nosologique à un grand nombre de maladies chroniques.

II. — EAU ALCALINE FAIBLE TYPE

CONTREXÉVILLE

EAUX SULFATÉES CALCIQUES

CHAPITRE I

GÉNÉRALITÉS

Contrexéville est une localité de 8 à 900 habitants, qui dépendait autrefois de la Lorraine et fait partie du département des Vosges (arrondissement de Mirecourt).

Située à 300 kilomètres est de Paris, elle est une station de la ligne stratégique qui rejoint Langres à Nancy par Mirecourt, et qui quitte la grande ligne de Paris à Mulhouse à la station de Chalindrey. Pendant la saison, le trajet de Paris à Contrexéville se fait en six heures et demie par le train spécial qui dessert toutes les villes d'eaux de l'Est.

Le bourg de Contrexéville se trouve à l'altitude de 342 mètres au-dessus du niveau de la mer dans un petit vallon orienté du sud au nord, sur les bords de la rivière le Vair, qui prend sa source à Contrexéville même.

La station thermale de Contrexéville a été groupée par MM. Jacquot et Wilm, dans leur récent travail sur *les Eaux minérales de France*, parmi les sources de la *Plaine*.

Les environs sont assez accidentés. A proximité se trouvent des bois, dont l'accès est facilité aux promeneurs par des routes bien percées.

Dans la saison chaude, par suite du voisinage des montagnes des Vosges, les matinées et les soirées sont fraîches. A Contrexéville, comme dans toute cette région des Vosges, les changements atmosphériques sont souvent brusques, et le malade, qui vient faire une cure, doit en être prévenu, afin qu'il puisse se munir de vêtements chauds et éviter toute cause de refroidissement.

Contrexéville possède de nombreux hôtels, des maisons meublées, des villas où les malades s'installeront à leur gré et à des prix très variables. Les repas se feront soit à la table d'hôte, soit aux restaurants, soit chez eux.

La salubrité ne laisse rien à désirer surtout depuis qu'on a exécuté des travaux de drainage et de canalisation : les eaux ménagères, les eaux de lavoir et tous les liquides insalubres du village et de l'établissement aboutissent par des branchements dans des tuyaux collecteurs, situés dans le lit du Vair et du Suriauville et déversés en dehors du village. De plus, l'affluent du Vair, le Suriauville, qui traversait le parc de l'établissement et contenait une faible quantité d'eau, a été dans ces dernières années entièrement recouvert.

CHAPITRE II

RESSOURCES THÉRAPEUTIQUES

I. — RESSOURCES HYDROMINÉRALES

Les eaux minérales de Contrexéville ont été, pour la première fois, signalées, en 1760, par Bagard, médecin du roi Stanislas; mais depuis très longtemps leur propriété était connue des habitants du village et des environs.

D'après un travail publié par le Dr Bailly (*de Bains*) au Congrès d'Hydrologie de 1889 : « les sources émergent à travers les fissures du Muschelkak supérieur, à la limite de ces terrains et des marnes irisées; mais elles se forment beaucoup plus profondément dans une zone intermédiaire au Muschelkak et au grès bigarré : là elles rencontrent les assises gypseuses et dolomitiques qui leur communiquent leurs principes. Ces éléments sont intimement combinés et plus complexes que dans les eaux séléniteuses d'origine superficielle, telles qu'on les observe à Paris, où elles sont réputées indigestes et mauvaises pour tous usages. Les eaux sulfatées des Vosges sont, au contraire, faciles à digérer, diurétiques et toniques, qualités qu'elles doivent, sans doute, aux petites proportions de fer, de soude, de magnésie et même de lithium qu'elles contiennent, sans compter que leur lente filtration, leur séjour prolongé à de grandes profondeurs les ont complètement dépouillées de toute impureté. »

La source principale, celle qui a donné à Contrexéville sa réputation universelle, est la *source du Pavillon*. Elle a été captée avec un soin tout particulier par l'ingénieur des Mines, Jutier, en 1859.

L'eau du Pavillon est une eau *sulfatée calcique, bicarbonatée, magnésienne, ferrugineuse* et *lithinée*.

D'après l'analyse faite par Debray (de l'Institut) en 1864, et confirmée par M. Wilm, en 1878, sa composition exacte serait la suivante :

	Grammes.
Acide carbonique des carbonates	0.2760
Acide carbonique libre	0.0800
Bicarbonate de calcium	0.402
— de magnésium	0.035
— ferreux	0.007
— de lithium	0.004
Silice	0.015
Sulfate de calcium	1.363
— de magnésium [1]	0.236
— de sodium	0.030
Chlorure de sodium	0.004
— de potassium	0.006
Fluorure de calcium	traces
Arsenic	traces
Total	2.304
Résidu fixe correspondant	2.166

Le débit de la source du Pavillon est de 1.800 hectolitres par vingt-quatre heures. Elle jaillit par six robinets, adaptés

[1] Les chiffres afférents aux sulfates de magnésium et de sodium et indiqués dans les diverses brochures sont intervertis (Wilm, *Eaux minérales de France*, 1894).

à une vasque en granit des Vosges. Son trop-plein se déverse dans un réservoir qui sert à alimenter les bains et les douches au moyen de machines élévatoires.

La température est de 11°,5.

Elle est limpide, sans odeur. Sa densité est de 1002,55. Sa réaction est à peine *alcaline* : elle verdit le sirop de violettes, mais ne bleuit pas la teinture de tournesol. Elle a une saveur fraîche des plus agréables, et un léger goût astringent de fer, qui disparaît vite dans la bouche et qu'elle perd dans le transport.

Abandonnée à l'air libre, elle se couvre d'une pellicule irisée, qui se redissout quand on l'agite.

Dans le parc de l'établissement, se trouvent d'autres sources, moins importantes, mais qui, pourtant, sont utilisées avec avantage par les buveurs.

Les sources du *Prince* et du *Quai* sont situées à côté l'une de l'autre et servent surtout à alimenter les bains et les douches. Elles ont une composition similaire à la source du Pavillon. Toutefois, nous devons dire que la source du Prince est plus ferrugineuse, c'est ce qui lui a valu le nom de source des *Demoiselles*. Ces sources étaient déjà exploitées au siècle dernier. Leur débit est de 965 hectolitres pour la source du Quai, et 172 hectolitres pour la source du Prince.

La source la *Souveraine* ne date que d'une trentaine d'années : elle se distingue des autres sources par une moindre quantité de sulfate de chaux, de fer, et par une dose plus considérable de sulfate de magnésium.

Sa composition, d'après O. Henry, serait la suivante :

	Grammes.
Acide carbonique libre	0.200
Bicarbonate de calcium	0.462
— de magnésium	0.048
— de sodium	0.030
Sulfates anhydres de calcium	0.995
— de magnésium	0.740
— de sodium	0.050
— de strontium	traces
Chlorure de sodium	0.020
— de potassium	traces
— de calcium	0.044
— de magnésium	
Iodures	traces
Azotates	0.005
Principe arsenical	traces
Sel ammoniacal	
Silice, alumine	0.016
Sesquioxyde de fer, de manganèse	0.007
Total	2.347

Sa température est de 10°. Son débit est de 130 hectolitres.

Par suite de la dose plus forte de sulfate de magnésium, elle est plus laxative, et l'on comprend son emploi chez certains malades constipés et chez ceux qui, atteints de lithiase biliaire, ou de congestion hépatique, ont besoin d'augmenter leur sécrétion biliaire et intestinale.

A côté de ces sources, dont les indications sont le résultat d'une observation plus que séculaire, nous devons citer des sources d'origine récente : ce sont les sources *Léclerc*, *Thierry*, *Mongeot*.

Établissement. — L'établissement de Contrexéville est situé dans un parc bien planté, qui sert à la promenade des buveurs pendant la cure.

La principale source, *celle du Pavillon*, est située sous un dôme élégant en fer et vitraux de couleurs, qui est relié à l'hôtel de l'établissement, au casino, et aux water-closets par des vérandas et galeries, qui constituent une promenade de plus de 300 mètres. Une de ces galeries est complètement fermée et chauffée. Les jours de pluie, c'est sous ces galeries que les malades font leur promenade de réaction pendant la séance de buvette.

L'établissement des bains est situé dans la cour d'honneur dans deux bâtiments séparés : il comprend quarante-six cabinets de bains, dont trente pour les hommes et seize pour les dames, cinq douches générales avec vestiaires chauffés, trois appareils pour bains de siège à eau courante, un pour douche vaginale et deux pour douches ascendantes.

L'eau des bains et douches est fournie par les sources du Pavillon, du Quai, du Prince, chauffée dans des machines appropriées et élevée à une hauteur suffisante pour avoir la pression nécessaire aux douches.

A côté de la salle des douches, se trouve une cabine, qui est installée pour les massages qui précèdent ou suivent la douche.

L'hôtel de l'établissement communique par une galerie couverte avec le pavillon de la source du Pavillon.

Dans le parc, nous devons signaler le casino avec son théâtre, sa salle de lecture, ses salles de jeux et son café, un kiosque pour la musique, qui se fait entendre deux fois par jour, un tir, deux jeux de lawn-tennis, des jeux de croquet, un gymnase et divers jeux.

A proximité du parc de l'établissement, signalons, outre le *parc de la Glacière*, le *parc de Bellevue*, qui est situé sur une hauteur dominant Contrexéville et la campagne environnante, et qui sert de promenade pour les personnes ne pouvant aller au loin.

PRATIQUE HYDRIATIQUE PROPRE A CONTREXÉVILLE. — La boisson est la partie principale de la cure.

L'eau se boit le matin à *jeun*, à la source même. Les verres en usage contiennent 23 centilitres : ils sont de trop grande dimension : aussi, depuis plusieurs années, les médecins conseillent de prendre l'eau par demi-verre, trois quarts ou deux tiers de verre, ce qui en facilite beaucoup la digestion et ne surcharge pas l'estomac d'une trop grande quantité de liquide.

L'eau, qui est froide (11°,5), est habituellement bien supportée. Certains malades ne peuvent la prendre à cette température : dans ces cas, on l'additionne d'un peu d'eau de la source qui a été chauffée. Entre chaque dose d'eau, on met un intervalle de quinze, vingt, vingt-cinq, trente minutes, suivant les malades.

Il est bon, pendant la séance de buvette, de se promener pour favoriser la digestion de l'eau ; mais il n'est pas nécessaire de se fatiguer, de marcher vite ; on doit se reposer de temps en temps et éviter la production des sueurs abondantes.

Une heure et demie à deux heures avant le déjeuner, la dernière dose d'eau doit être bue : ce serait une imprudence de se mettre à table avant la digestion complète de l'eau.

Pendant la séance de buvette, quelques malades accusent du vertige, de l'éblouissement, des tiraillements d'estomac : ces troubles sont le plus souvent d'origine gastrique, et seront évités en diminuant la dose d'eau, en espaçant les doses, ou en ayant soin de prendre quelque aliment léger (pain, gâteau, etc.), ou une infusion amère chaude, avant ou après l'ingestion de l'eau.

L'eau de Contrexéville, comme *usage externe*, c'est-à-dire sous forme de bains, douches, ne présente rien de particulier à signaler ; son emploi se fait suivant les règles ordinaires de l'hydrothérapie simple et suivant le résultat que l'on veut obtenir.

II. — ACTION PHYSIOLOGIQUE

L'eau de Contrexéville est *diurétique*, *laxative*, *stimulante* et *tonique*.

L'action *diurétique* est évidente : sous l'influence de l'administration de l'eau de Contrexéville, la masse du sang devient plus considérable, sa tension est augmentée et, par suite, la sécrétion urinaire devient plus abondante ; la quantité d'urine sécrétée est plus grande que la quantité d'eau ingérée. La dose d'eau nécessaire pour obtenir un effet diurétique varie d'un malade à l'autre : il n'est nullement nécessaire d'employer les doses exagérées de 5 à 6 litres, qui étaient autrefois d'un usage courant. On comprend que, par suite de cette action diurétique, il se produise un nettoyage, un lavage, un rinçage des voies urinaires. En effet, l'urine entraîne avec elle les produits excrémentitiels qui encombrent les voies urinaires : sable, graviers, mucus, pus, épithélium.

De plus, l'eau de Contrexéville, en passant dans les voies urinaires, agit sur les fibres lisses de ces conduits, provoque leur contraction et, par suite, favorise l'acheminement des sables et graviers qui les encombrent, ce qui explique son action *expulsive*.

La propriété *laxative*, *purgative* même, attribuée aux eaux de Contrexéville, est niée par quelques auteurs et serait pour eux due à une *indigestion*. Nous ne saurions admettre cette opinion, que la clinique journalière de Contrexéville vient contredire. La dose laxative et purgative est très variable suivant les malades ; pour les uns, il suffit d'absorber deux ou trois verres ; pour d'autres, au contraire, l'effet n'est obtenu qu'au cinquième ou au sixième verre. A la première selle, les malades débarrassent l'intestin de son contenu ; puis, surviennent des selles bilieuses, cuisantes à l'anus, qui se répètent deux, trois, quatre, cinq fois et sans colique, sans fatigue. Le traitement matinal terminé, il ne se produit pas de nouvelles selles dans la journée. L'appétit est réveillé par cette purgation et les digestions ne s'accompagnent d'aucun malaise, bien que les malades n'observent pas toujours le régime alimentaire qui leur est prescrit. Chez les malades, qui sont atteints de divers troubles digestifs, qui sont le plus souvent le point de départ des maladies qui les amènent à Contrexéville, nous verrons ces troubles disparaître et les digestions se régulariser.

Si l'eau agissait par *indigestion*, les malades se plaindraient de pesanteur au creux épigastrique, de renvois, de vertiges, de céphalalgie, de nausées et même de vomissements, de borborygmes, de coliques intestinales, comme le fait se présente, quand ils absorbent de trop grandes quantités d'eau. Rien de semblable ne se présente. L'effet laxatif et purgatif s'accompagne de bien-être, de réveil de l'appétit, de digestions plus faciles.

Au début quelques malades ont de la constipation : on doit alors provoquer une purgation en faisant usage d'une eau purgative plus active (Hunyadi-Janos, Montmirail, Rubinat, etc.). Le plus souvent, dans ces cas, l'effet laxatif continue par l'administration seule de l'eau de Contrexéville.

Nous sommes persuadé que cette purgation journalière

est nécessaire et est pour beaucoup dans les résultats obtenus dans les maladies soignées à cette station.

L'eau de la source « Souveraine » est plus laxative que celle du Pavillon, par suite de la très faible dose de fer et d'une plus grande quantité de magnésie.

L'action *stimulante* sur la nutrition n'est pas moins évidente : nous voyons chez nos malades l'urée augmenter ; en même temps que l'acide urique diminue, il se produit une combustion plus complète des éléments azotés de l'alimentation, un accroissement du coefficient d'oxydation ou du rapport de l'urée aux éléments solides.

Cette stimulation s'exerce sur tous les organes, foie, rein, peau, circulation sanguine, et a besoin d'être surveillée, surtout chez les malades qui présentent de l'artério-sclérose généralisée ; comme preuves d'excitation générale, on note de l'accélération de la respiration, de la circulation, de l'excitation génitale, de l'augmentation des règles, de l'hypersécrétion de la sueur.

L'action *tonique* de l'eau de Contrexéville est la conséquence de son action sur la nutrition générale et s'explique aussi par le fer qu'elle contient et qui est assimilé dans l'organisme.

CHAPITRE III

CLINIQUE DE CONTREXÉVILLE

Connaissant les diverses propriétés de l'eau de Contrexéville, nous pouvons en déduire les maladies qui tireront un grand bénéfice de cet agent thérapeutique ; mais nous devons ajouter qu'à Contrexéville, comme dans presque toutes les stations minérales, les indications découlent de l'observation des malades et que c'est *la clinique* qui nous sert de base.

Nous passerons donc en revue les diverses maladies, que l'on traite dans cette station, en nous efforçant d'en donner les indications et les contre-indications.

I. — GOUTTE

La *goutte* est une maladie chronique, souvent héréditaire et caractérisée par un état particulier du sang (excès d'acide urique, *uricémie*) et des dépôts multiples d'urate de soude, localisés de préférence dans certains systèmes organiques, mais susceptibles de se disséminer dans tous les tissus et y développant des troubles pathologiques variables.

Pour M. le professeur Bouchard l'uricémie ne serait

qu'un des nombreux effets du *ralentissement des mutations nutritives*, caractéristiques du groupe des maladies arthritiques.

L'indication primordiale dans le traitement de la goutte est donc de chercher à stimuler la nutrition, à favoriser la production de l'urée aux dépens des autres matériaux extractifs et surtout de l'acide urique, et, en même temps, d'évacuer l'acide urique et ses dérivés, qui sont en excès dans le sang et les tissus; c'est à ce résultat que nous aboutissons par l'eau de Contrexéville.

A quelle période de la goutte et à quel moment conseillera-t-on la cure de Contrexéville ?

La goutte est-elle *aiguë*, ou, plutôt, un *accès* de *goutte* vient de se produire dans une articulation, le gros orteil le plus souvent : il ne sera pas question de prescrire une cure hydrominérale. Il faudra attendre la fin de l'accès ; s'il s'agit d'un premier accès, ordinairement la fluxion articulaire disparaît sans laisser aucune trace dans l'articulation dont les mouvements reviennent à l'état normal.

Mais cet accès peut revenir: il est nécessaire de combattre cette *diathèse goutteuse :* c'est alors qu'une cure d'eau de Contrexéville sera utile et sera souvent assez efficace pour empêcher la production de nouveaux accès. Dans la plupart des cas, plusieurs saisons sont utiles pour arriver à ce résultat.

Si les accès de goutte se répètent, on indiquera la cure hydrominérale de Contrexéville pendant les intervalles, et on arrivera ainsi à espacer de plus en plus les accès, jusqu'à les empêcher de revenir.

La cure de Contrexéville provoque-t-elle un accès? En général, non : s'il s'en produit, il est le plus souvent de courte durée et le traitement, atténué il est vrai, peut encore être employé sans aucun inconvénient, et son action diurétique, en favorisant l'expulsion de l'acide urique et des autres matériaux excrémentitiels, contribuera, pour une bonne part, à diminuer la durée de l'accès et à rendre à l'articulation ses mouvements.

Mais les accès de goutte, à force de se répéter, arrivent à amener des désordres dans les articulations, qui sont continuellement douloureuses, gonflées : il se forme dans les articulations et autour d'elles des dépôts tophacés qui gênent leurs mouvements et tendent à produire l'ankylose : en même temps les forces du malade s'affaiblissent. La goutte devient *chronique* et *atonique*. Dans ce cas, l'effet de l'eau de Contrexéville est vraiment merveilleux ; à la suite de son administration, on voit la douleur, le gonflement des articulations, les dépôts tophacés diminuer, disparaître même, les mouvements revenir, l'état général s'améliorer. Les guérisons ou améliorations obtenues peuvent persister, si le malade continue à faire chez lui par intervalles des cures d'eau de Contrexéville, et s'il fait plusieurs saisons à la source même.

Cette indication de l'eau de Contrexéville dans la goutte est le résultat des observations recueillies depuis près de cent cinquante ans et a été adoptée par des cliniciens de la valeur de Trousseau, Charcot, Sir Dyce Duckworth, etc.

La goutte ne se borne pas à attaquer les articulations : elle peut déterminer divers troubles dans tous les viscères, ce qui s'explique par la présence de l'acide urique dans le sang et le dépôt possible de cet acide urique dans tous les organes : de là, l'existence d'une véritable *goutte viscérale*, qui précède la goutte articulaire, alterne ou coexiste avec elle.

Cette *goutte viscérale* est justiciable de la cure de Contrexéville.

La *goutte stomacale* se présente sous forme de dyspepsie chronique avec atonie des fonctions digestives ; les malades éprouvent une sorte de constriction vers la base de la poitrine, sentent leurs aliments peser sur l'estomac, ont, pendant le travail de la digestion, de l'inaptitude au travail, de la somnolence, un peu de gonflement épigastrique. Mais quelquefois il y a de véritables signes de gastralgie et d'hyperesthésie de la muqueuse avec nausées, régurgitations, vomissements alimentaires ou glaireux. Les vertiges, qu'accusent beaucoup de goutteux, sont le plus souvent d'origine gastrique.

L'eau de Contrexéville, dans la plupart des cas, aura une influence salutaire sur ces troubles gastriques ; mais il sera utile de fractionner les doses, de les modérer pour arriver à un résultat favorable. La *dilatation de l'estomac* n'est pas à craindre, comme conséquence de ce traitement ; l'eau ne séjourne pas longtemps dans l'estomac ; elle est vite absorbée, réveille la contractilité des fibres musculaires de l'estomac, excite les fibres lisses de la muqueuse et provoque la sécrétion des glandes de l'estomac.

Chez les goutteux, on constate soit de la paresse intestinale, caractérisée par de la constipation et de la tympanite, soit de la diarrhée, quelquefois avec exfoliation de la muqueuse. La constipation et la diarrhée peuvent alterner : nous voyons ces symptômes s'amender sous l'influence de l'eau de Contrexéville, qui agit dans ce cas comme agent laxatif et purgatif et régularise les fonctions intestinales.

De plus, les goutteux sont, en général, des gens sanguins, de gros mangeurs, ayant souvent des troubles de la digestion, qui passent, la plupart du temps, inaperçus ou se manifestent par de la lenteur de la digestion, du ballonnement du ventre, de la constipation. On devra chercher à activer les fonctions digestives et à amener un dérivatif sur l'intestin ; mais il ne faut pas employer des laxatifs énergiques, qui pourraient amener des troubles graves dans l'organisme, comme le font presque tous les remèdes dits *antigoutteux*.

L'eau de Contrexéville remplit ces diverses indications : elle stimule la nutrition, enlève au sang ses matières excrémentitielles, qui sont éliminées par les voies urinaires, et arrive à régulariser tous les phénomènes digestifs, et à décongestionner le foie, par suite de son action diurétique et laxative.

Les poussées congestives du foie qui accompagnent les accès de goutte, ou surviennent dans l'intervalle des accès seront heureusement combattues par l'eau de Contrexéville, par suite de ses propriétés laxatives et diurétiques.

Il existe un certain nombre d'autres manifestations de la goutte : elles la précèdent, l'accompagnent ou lui succèdent : elles sont attribuées à l'*uricémie* et seront modifiées, sinon guéries, par l'eau de Contrexéville.

Ces résultats seront obtenus en agissant non sur la lésion elle-même, mais sur la cause qui la produit, c'est-à-dire sur la *diathèse urique*.

Il nous suffira de les énoncer: du côté des *poumons* : bronchites à répétition, congestions pulmonaires, asthme ;

Du côté de la *peau:* eczéma, érythème, psoriasis, urticaire, purpura ;

Du côté de l'*œil:* blépharites, conjonctivites, scléro-kératites, iritis ;

Du côté du *système nerveux* : névralgies, céphalées, migraine, douleurs rachialgiques, neurasthénie;

Du côté des *organes génitaux :* uréthrite, congestion utéro-ovarienne, orchite.

La goutte a son retentissement sur le cœur et les vaisseaux sanguins. L'athérome est une des conséquences de la goutte. Il peut porter sur l'aorte seulement, surtout à son origine, au niveau des artères coronaires, et provoquer les symptômes de l'angine de poitrine, ou bien sur tout le système artériel, et amener à sa suite une lésion cardiaque. Il est évident que, dans ces conditions, l'eau de Contrexéville est contre-indiquée. Toutefois, il est des cas où elle peut être conseillée, pour favoriser certaines circulations viscérales et la déplétion du système vasculaire de l'abdomen, et pour modifier l'état du sang, en diminuant l'uricémie.

Mais alors il faudra surveiller avec un soin tout particulier le traitement et ne donner au malade que de faibles doses, afin de ne pas trop augmenter la tension artérielle.

La même prudence est nécessaire chez les goutteux, atteints de néphrite et dont les urines contiennent de l'albumine.

Chez les *goutteux albuminuriques*, la cure ne sera indiquée que si l'albuminurie est au début, si la quantité d'albumine est faible, s'il n'existe pas dans le dépôt urinaire de cylindre. Elle aura alors pour résultat de rétablir la perméabilité du rein en le débarrassant des dépôts uratiques et des éléments épithéliaux, qui obstruent les tubes urinifères.

A la goutte, nous rattacherons une forme de *diabète* qui est passager, intermittent. Il se présente chez les obèses gros mangeurs, chez les femmes à l'époque de la ménopause, qui ont eu un ou plusieurs accès de goutte franche, ou étant d'origine goutteuse ont été atteints de lithiase hépatique ou rénale.

Le *diabète goutteux* est, le plus souvent, insidieux : c'est par hasard, en examinant les urines des goutteux, des graveleux, qu'on constatera la présence du sucre en plus ou moins grande quantité. La *glycosurie* sera le seul symptôme ou s'accompagnera d'un léger degré de lassitude, de la sensation de soif et d'un peu de polyurie; le chiffre du sucre est, en général, peu élevé. C'est, pour ainsi dire, la première période du diabète, qui, s'il n'est pas traité, évoluera comme le diabète ordinaire.

Cette forme de diabète goutteux est justiciable des eaux de Contrexéville : à la suite de la cure, on verra le sucre diminuer dans de grandes proportions, disparaître même complètement, en même temps que les autres symptômes qui l'accompagnaient. De plus, à la place du sucre, nous constaterons dans les urines un abondant dépôt d'acide urique, d'urates de soude, d'oxalate de chaux. Il semble que cette *glycosurie* est sous la dépendance de l'*uricémie*, et qu'en régularisant les fonctions nutritives par la combustion des éléments azotés, la production du sucre diminue dans l'organisme jusqu'à ne plus se trouver dans l'urine.

Cette guérison du diabète goutteux, après la cure de Contrexéville, peut être durable, et nous avons pu la constater bien des fois.

Pour le *diabète vrai*, qui survient en dehors de la diathèse goutteuse et dont l'étiologie est encore bien obscure, nous croyons peu à l'efficacité des eaux de Contrexéville, et nous donnons la préférence aux eaux alcalines fortes.

II. — GRAVELLE URINAIRE

La *gravelle urinaire* consiste dans la formation de concrétions de volume variable, de nature minérale ou organique, dans les conduits excréteurs (reins, uretère, vessie, urèthre).

Contrexéville doit sa réputation à la cure de la gravelle :

et ce sont les graveleux, qui, les premiers, ont démontré par l'expérience les propriétés *expulsives* de ses eaux.

La gravelle est *diathésique*, *primitive* et dépend d'un trouble général de la nutrition (gravelle *urique*, *oxalique*, *phosphatique*), ou elle est *catarrhale*, *secondaire*, et dépend d'une affection locale des voies urinaires (gravelle *phosphatique*).

Les gravelles de xanthine et de cystine sont rares et exceptionnelles.

A. Gravelle urique. — La *gravelle urique* est, sans contredit, la plus fréquente et s'associe souvent avec la goutte, qu'elle peut précéder, accompagner ou remplacer. Elle paraît être de même origine : l'acide urique ou ses dérivés, au lieu de se déposer dans les articulations, passent du sang dans les urines. Au début de la maladie, nous voyons cet acide urique, qui existe en grande quantité dans l'urine, se déposer et se présenter sous forme de sédiments rouge brique, tapissant les parois du vase.

Tout d'abord, ce sédiment n'apparaît qu'à des intervalles plus ou moins éloignés sous l'influence d'un écart de régime, d'hygiène ; il n'a alors qu'une importance très relative. Mais, s'il devient habituel et se constate dans les urines du jour comme de la nuit, du repos comme de la veille, il indique une tendance fâcheuse de l'organisme. C'est la *première période* de la gravelle, celle qu'il faut surveiller avant tout, surtout chez les personnes d'origine goutteuse, de façon à éviter la formation du sable et du gravier. Cette période prodromique s'accompagne toujours de sensation douloureuse, de fatigue dans les reins, de mictions plus fréquentes, moins abondantes avec sensation de chaleur dans l'urèthre, de troubles digestifs, de malaise général, etc.

La cure de Contrexéville aura pour but de rendre les urines plus aqueuses, de chasser des reins l'acide urique et ses dérivés, de les empêcher de se déposer dans les voies urinaires. De plus, par son action stimulante sur la nutrition, l'eau de Contrexéville favorisera la transformation des matières azotées en urée et arrêtera la formation d'acide urique, qui provoque la gravelle. La cure de Contrexéville sera dans cette période de la gravelle une véritable *cure préventive* que nous avons souvent eu occasion d'employer avec avantage, chez des enfants, dont les parents et grands-parents ont ou avaient eu de la gravelle, la pierre, la goutte.

A la *seconde période* de la gravelle, nous constatons du sable, des graviers plus ou moins volumineux, dont les uns sont expulsés sans douleur, d'autres avec le syndrome *colique néphrétique*.

L'indication première est de chercher à les expulser des conduits urinaires, uretère, vessie, urèthre, pour qu'ils n'y séjournent pas trop longtemps, et n'arrivent pas à prendre un trop gros volume. Il faut employer un liquide diurétique, très digestible et pouvant être absorbé en assez grande quantité sans déterminer de trouble des autres organes. L'au de Contrexéville remplit ces conditions et, de plus, par son action sur les fibres lisses des conduits urinaires, elle provoque la contraction de ces conduits, favorise l'acheminement des graviers et, en les dilatant, elle empêche bien souvent la manifestation de la colique néphrétique.

Toutefois, les malades qui fréquentent Contrexéville ne sont pas toujours exempts de colique néphrétique, mais celle-ci y est rare, si nous considérons la quantité et la dimension des graviers expulsés, et sa durée et les symptômes douloureux qu'elle provoque y sont moindres.

Signalons encore la propriété qu'a l'eau de Contrexéville sur les muqueuses des voies urinaires irritées par la présence ou le passage du sable et des graviers : elle calme cette inflammation, en opérant un véritable lavage de ces conduits.

L'eau de Contrexéville peut-elle dissoudre les graviers, une fois qu'ils sont formés?

Nous répondrons par la négative, et nous pensons qu'il n'y a aucune eau minérale susceptible de dissoudre un gravier urique : seulement l'eau de Contrexéville dissocie le mucus, les cellules épithéliales, qui entourent le gravier, ou maintiennent réunis plusieurs grains de sable, ce qui favorise leur expulsion, par suite de leur moindre volume.

La cure de Contrexéville suffira-t-elle pour enrayer la production lithiasique ? Oui, dans la plupart des cas. Nous voyons des malades qui, par des cures, répétées il est vrai, ont eu de longues périodes de calme et sont, pour ainsi dire, guéris de leur gravelle. L'action stimulante sur la nutrition suffit pour expliquer l'arrêt de la diathèse urique. Dans les cas de gravelle urique très prononcée, nous associerons, avec très grand avantage pour le malade, l'usage des eaux bicarbonatées sodiques de Vichy et celui des eaux sulfatées calciques de Contrexéville.

Dans la *troisième période* de la gravelle, le gravier a augmenté de volume par addition de couches successives d'acide urique, ou bien a déterminé par sa présence de l'inflammation et, par suite, la production de phosphates qui s'accumulent autour de lui : il ne peut être expulsé par les voies naturelles. Il se localise dans le rein : c'est un *calcul rénal;* ou dans la vessie : c'est la *pierre vésicale.* Nous verrons plus loin dans quels cas Contrexéville sera efficace.

B. Gravelle oxalique. — *L'oxalurie* [1] est un syndrome clinique dont la manifestation principale est une production exagérée d'oxalate de chaux, que l'on constate dans l'urine sous forme de cristaux rhomboédriques, ressemblant à une enveloppe de lettre. Elle est : ou *physiologique* et consécutive à une alimentation exclusivement végétale ou dans laquelle entrent en grande partie les végétaux contenant de l'oxalate de chaux ; ou *pathologique* et se présente chez des individus héréditairement prédisposés et atteints d'un état pathologique (dyspepsie, neurasthénie) qui amène à sa suite un trouble de nutrition susceptible d'empêcher, ou de modifier les oxydations normales.

L'oxalurie pathologique présente comme principaux symptômes : des troubles digestifs, des troubles nerveux, des douleurs rénales pouvant aller jusqu'à la colique néphrétique, des *hématuries ;* celles-ci sont beaucoup plus fréquente que dans la gravelle urique et semblent produites par une véritable congestion rénale, due à une irritation par les oxalates. En même temps, on constate de l'irritabilité de la vessie.

L'oxalurie est la première période de la gravelle oxalique.

A cette période, la cure de Contrexéville, en combattant les troubles digestifs, la constipation, en régularisant les digestions, en modifiant les oxydations normales, et en provoquant l'élimination des cristaux oxaliques, pourra entraver l'oxalurie et empêcher la formation des graviers.

Une fois les graviers constitués, il faudra chercher à les expulser, et cela par l'eau de Contrexéville, qui devra

1. Boursier, *Oxalurie. Gravelle oxalique. (Annales de la Société d'Hydrologie,* 1894.)

être administrée à des doses plus considérables que pour la gravelle urique : les graviers oxaliques sont, en effet, irréguliers, muriformes, couverts de pointes et d'aspérités aiguës : ce qui explique la fréquence des coliques néphrétiques et des hématuries et leur expulsion plus lente, plus difficile.

C. Gravelle phosphatique. — La gravelle phosphatique est *primitive* ou *secondaire.*

La gravelle phosphatique *primitive*, ou *diathésique*, survient en dehors de toute inflammation de la muqueuse urinaire : elle indique une mauvaise nutrition, un défaut d'alimentation ou d'assimilation. Elle se montre, en général, chez les personnes épuisées par la maladie ou les privations. On la voit aussi se présenter en dehors de ces conditions, sous une influence nerveuse, après un excès de travail, après les préoccupations, des chagrins. Elle peut alterner chez la même personne avec la gravelle urique.

Chez ces graveleux, l'urine est à peine acide, neutre le plus souvent, alcaline même : les graviers sont mous, blancs, de petite dimension, constitués par des phosphates de chaux ; de magnésie, du carbonate de chaux ; leur expulsion se fait plus souvent sans douleur, sans colique néphrétique ; leur formation est continue.

Dans cette forme de gravelle, l'eau de Contrexéville utilisera ses propriétés toniques et stimulantes, en même temps qu'elle provoquera la sortie des graviers, et rendra à l'urine sa réaction acide normale.

Gravelle phosphatique secondaire. — Dans cette variété de gravelle, les urines sont alcalines et, par suite de cette réaction, les phosphates contenus dans l'urine sont insolubles, se déposent sous forme de phosphates ammoniaco-magnésiens, de phosphates de chaux. Mais la véritable cause de la gravelle phosphatique secondaire est une inflammation chronique, qui peut débuter par le bassinet ou la vessie, plus souvent par la vessie : le muco-pus, le pus sont mélangés à l'urine. Sous l'influence d'un ferment venu de l'extérieur, cette urine se décompose, devient alcaline, ammoniacale, et il y a production de phosphates de chaux et ammoniaco-magnésiens, et d'urates d'ammoniaque.

Ces phosphates, se présentant dans les urines sous forme de boue blanchâtre, de plaques, peuvent envelopper les graviers ou calculs uriques qu'ils rencontrent et augmenter leur volume, ou bien constituer à eux seuls des graviers blancs, grisâtres, et même de véritables pierres.

L'eau de Contrexéville, en passant dans les voies urinaires, les lavera, les débarrassera des graviers, du pus, du mucus qui imprègne la muqueuse, diminuera leur inflammation et, en ramenant à l'acidité les urines alcalines empêchera leur fermentation et, par suite, la production phosphatique. Elle réveillera la contractilité musculaire de la vessie et, par ce fait, empêchera la stagnation de l'urine dans le réservoir. Pour la gravelle phosphatique, la cure devra toujours être plus longue, et l'eau devra être bue en plusieurs fois dans la journée pour avoir une action plus énergique et durable.

III. — PIERRE DE LA VESSIE

Si le gravier venu du rein, ou celui formé dans la vessie, ne peut être expulsé par les voies naturelles, il y séjourne, augmente de volume par addition de couches successives et d'acide urique, d'urate, d'oxalates ou de phosphates de chaux, et constitue ce que l'on appelle la *pierre*.

Contrexéville n'a aucune action efficace sur la pierre de la vessie; du moment qu'elle a un trop gros volume pour passer par le canal de l'urèthre, on devra avoir recours à une intervention chirurgicale, lithotritie ou taille.

L'eau de Contrexéville ne dissout pas les pierres vésicales; celles qui sont phosphatiques peuvent être dissociées et expulsées au dehors, sous forme de fragments ou de bouillie plâtreuse; mais il faut encore qu'elles soient de petites dimensions, de formation récente et de consistance molle.

La cure de Contrexéville sera-t-elle employée pour faire le diagnostic de la pierre, comme l'ont prétendu Civiale, Mallez, Legrand du Saule, Baud? Nous n'avons aucune confiance dans ce moyen qui est souvent infidèle et même dangereux. Nous partageons absolument l'opinion de notre distingué prédécesseur Brongniart : « Jamais, dit-il, le traitement hydrominéral de Contrexéville ne devra être conseillé, lorsqu'il y aura présomption de calcul vésical, l'emploi des eaux étant formellement contre-indiqué chez les calculeux. »

La sonde exploratrice remplacera avec avantage la cure minérale.

Avant l'opération, il est inutile et même dangereux de faire usage d'eau de Contrexéville, dans le but de combattre l'irritation, l'inflammation de la vessie déterminée par la pierre.

Après l'opération, lorsque la vessie sera débarrassée de sa pierre, une saison à Contrexéville sera indiquée pour faire disparaître l'inflammation chronique, entretenue par la présence de la pierre et celle consécutive à l'opération.

pour rendre aux urines leur acidité normale, réveiller les contractions de la vessie, et pour combattre la diathèse, cause primordiale de la pierre.

IV. — INFLAMMATION DE LA VESSIE

L'inflammation de la vessie est aiguë ou chronique.

Dans la cystite *aiguë*, il ne peut être question d'une cure de Contrexéville. Il faudra avoir recours à d'autres médications plus actives.

Toutefois, dans certains cas, on pourra conseiller l'eau de Contrexéville comme un moyen diurétique, mais ce ne sera qu'à titre d'adjuvant et en dehors de la source.

Dans la cystite *chronique*, improprement appelée *catarrhe de la vessie*, la cure de Contrexéville est absolument indiquée.

L'eau de Contrexéville rend l'urine plus aqueuse, moins irritante, opère un lavage de la muqueuse vésicale, la débarrasse des mucosités, du pus, du sang, des cellules épithéliales, des sels qui la recouvrent. Cette muqueuse, qui était rouge, gonflée, tuméfiée, sécrétait du mucus, du pus, reprendra ses fonctions normales. Les urines, qui étaient troubles, épaisses, mêlées à des mucosités, des glaires, étaient très odorantes, redeviendront claires et, si elles étaient *alcalines*, elles retourneront à l'état *acide*. Ce dernier résultat est obtenu malgré la réaction alcaline de l'eau et ne peut s'expliquer que par ce fait que l'eau agit comme antiphlogistique.

L'eau du Pavillon excite les contractions musculaires de la vessie : les envies d'uriner deviennent moins fréquentes, moins douloureuses, la contraction est plus énergique ; la rétention incomplète d'urine est ainsi combattue. La vessie se vide complètement et une des causes de cystites disparait par ce fait même.

Mais il est nécessaire de surveiller avec un soin tout particulier la cure, et chercher si la vessie ne se laisse pas distendre par l'eau, et pour cela de fractionner les doses, de les espacer, afin de provoquer une évacuation complète du réservoir urinaire.

Quand il y a *rétention d'urine complète*, la cure est, en général, contre-indiquée. Pourtant nous avons pu la mener à bonne fin, malgré une rétention complète chez des malades ayant besoin d'un traitement hydrominéral pour une affection qui prend la première place, dans les cas de gravelle urique ou phosphatique, par exemple.

La dose d'eau conseillée sera nécessairement moindre, prise à plusieurs fois dans la journée, et on aura soin de conseiller des cathétérismes plus répétés et pratiqués en s'entourant de toutes les précautions antiseptiques. Il faudra éviter une distension trop grande de la vessie.

Une condition absolument indispensable est la facilité du cathétérisme pratiqué par le malade lui-même.

Les cystites susceptibles d'être améliorées ou guéries par l'eau du Pavillon sont les suivantes :

1° Les *cystites par propagation* ou par infection : cystite blennorrhagique ; chez la femme, cystite pendant la grossesse, ou plus souvent après la grossesse, cystite consécutive à une inflammation utéro-ovarienne ;

3° Les *cystites par corps étrangers et par calculs* vésicaux, mais après qu'ils ont été enlevés de la vessie ;

3° Les *cystites par altérations de l'urine*, *ab ingesta*, cantharidienne ;

4° Les *cystites par rétention*.

a) Celles qui surviennent chez les *rétrécis*. — Il faudra traiter d'abord le rétrécissement par l'uréthrotomie, ou par la dilatation ; on peut, en même temps, pratiquer la dilatation progressive et faire la cure hydrominérale ;

b) Cystites des *prostatiques*, surtout quand la rétention ne sera pas complète.

A cette espèce de cystites nous rattacherons celles qui surviennent chez les personnes qui, par leur profession (prêtres, magistrats), surmènent leur vessie par distension ;

5° *Cystites symptomatiques d'une maladie générale* (goutte, rhumatisme), ou d'une maladie infectieuse.

Les *cystites par altérations primitives des parois*, qu'elles *soient néoplasiques*, *cancéreuses* ou *tuberculeuses*, ne tirent aucun profit de la cure de Contrexéville : dans quelques cas, où le diagnostic était incertain, nous avons vu une exacerbation des symptômes, produite par l'administration de l'eau du Pavillon.

V. — INCONTINENCE D'URINE

L'*incontinence d'urine* des enfants, incontinence essentielle ou nocturne, due à une atonie de la région sphinctérienne, peut être améliorée à Contrexéville, par suite de l'excitation des contractions musculaires de la vessie, provoquée par l'absorption de l'eau du Pavillon qui agit aussi en relevant les forces et en activant la circulation. Mais, pour arriver à la guérison, il est nécessaire de compléter cette cure par l'hydrothérapie et par l'électrisation du col de la vessie, suivant la méthode indiquée par notre maître, le professeur Guyon.

VI. — MALADIES DE LA PROSTATE

La *prostatite aiguë* n'est pas justiciable des eaux minérales.

La prostate, sous l'influence de l'âge et surtout de la sclérose généralisée, augmente de volume : il y a production exagérée de tissu fibreux et développement du système veineux. L'*hypertrophie de la prostate* vient mettre obstacle à la miction : la vessie se contracte moins énergiquement. Il faut chercher à ramener la contractilité de la vessie; pour vaincre l'obstacle, formé par la prostate, il faut calmer l'inflammation de la muqueuse, empêcher la prostate de se congestionner, maintenir les urines acides et entraîner les dépôts muqueux ou sédimenteux. L'eau de Contrexéville remplira ces indications, empêchera les complications résultant de l'hypertrophie prostatique, combattra la congestion, mais ne sera d'aucune efficacité contre la régression du processus scléreux.

VII. — MALADIES DE L'URÈTHRE

Les *uréthrites*, le plus souvent d'origine blennorrhagique, résistent quelquefois à tous les traitements employés et deviennent d'une chronicité persistante, qui est due presque toujours à un état diathésique arthritique (rhumatisme, goutte) du malade.

Ces uréthrites seront traitées avec avantage par la cure de Contrexéville seule ou accompagnée d'un traitement local (instillation de nitrate d'argent).

Dans certains *rétrécissements de l'urèthre*, la dilatation

progressive se fera plus facilement, si elle coïncide avec l'usage de l'eau du Pavillon, qui exerce une heureuse influence sur la muqueuse congestionnée.

VIII. — MALADIES DES REINS

La *néphrite chronique* est *parenchymateuse* ou *interstitielle*, ou, le plus souvent, *parenchymateuse et interstitielle*, c'est-à-dire *mixte*.

Quand elle survient sous l'influence de la diathèse urique, elle peut être soignée par la cure de Contrexéville, qui aura pour but de modifier l'urine, en diminuant l'uricémie, et de nettoyer les conduits urinifères, encombrés par les sédiments uriques, qui sont susceptibles de provoquer et d'entretenir l'inflammation interstitielle ou parenchymateuse.

Dans cette néphrite, d'origine uricémique et qui coïncide très souvent avec une artério-sclérose généralisée, on trouvera de l'albumine dans les urines.

Cette *albuminurie* n'est pas une contre-indication de la cure, mais à la condition que l'albumine soit en très faible quantité dans l'urine, c'est-à-dire qu'elle ne dépasse pas 1 gramme et qu'il n'y ait pas dans l'urine de cylindres rénaux, indices d'une inflammation avancée de la substance rénale.

La cure de Contrexéville dans les cas d'albuminurie légère d'origine uricémique abaissera le chiffre de l'albumine dans l'urine et pourra même la faire disparaître complètement.

Quand un malade atteint de néphrite uricémique sera soumis à l'eau de Contrexéville et quand, pendant la durée de cette cure, on constatera dans les urines du sang avec des cylindres rénaux, il sera nécessaire de suspendre le traitement hydrominéral, surtout si rien n'indique la présence d'un gravier ou calcul rénal; cette *hématurie* est d'*origine congestive*, et l'eau de Contrexéville ne peut, dans ces cas, qu'augmenter la congestion par suite du surcroît de travail qu'elle impose au rein.

L'*hématurie* d'origine *calculeuse*, au contraire, sera avantageusement traitée par l'eau de Contrexéville, qui la fera disparaître en débarrassant les conduits urinaires du sable et des graviers, qui déchirent la muqueuse ou entretiennent une certaine congestion.

Pour les néphrites dues à une autre cause, comme le froid, les fièvres éruptives, l'efficacité des eaux diurétiques de Contrexéville est douteuse, et on devra plutôt avoir recours à une autre médication, le régime lacté.

Dans l'inflammation qui envahit les calices et le bassinet, dans la *pyélite*, qui s'accompagne presque toujours, soit de néphrite, *pyélo-néphrite*, ou d'*uretérite*, *uretéro-pyélite*, le traitement de Contrexéville sera indiqué et agira comme modificateur de l'urine et de la muqueuse de ces conduits. Il provoquera la sortie des graviers ou calculs primitifs ou secondaires que l'on rencontre souvent dans les bassinets lors de pyélite, ou empêchera la formation de ces graviers en calmant l'inflammation et en ne laissant pas le pus, les mucosités, les sédiments urinaires séjourner dans ces conduits.

La *pyélite* est, en général, ascendante et survient consécutivement à une cystite (rétrécis, blennorrhagiques, calculeux, prostatiques) chez la femme à la suite d'une affection utéro-ovarienne, des traumatismes résultant d'un accouchement ou d'une hystérectomie vaginale.

La pyélite descendante est rare.

Toutes ces formes de pyélite sont susceptibles d'être améliorées à Contrexéville : mais le traitement devra être, en général, plus prolongé, et l'eau ne sera jamais donnée en grande quantité à la fois, mais à petites doses et répétées plusieurs fois dans la journée.

Il faut surveiller avec la plus grande attention les urines et, si l'on constate une inflammation prononcée du tissu rénal, on devra suspendre tout traitement hydrominéral.

L'albumine en quantité élevée, la diminution du taux de l'urée, la polyurie et la présence des tubuli seront des contre-indications formelles de la cure.

Dans le *rein mobile*, le cours de l'urine se fait avec difficulté, et celle-ci peut, en séjournant, déposer dans le rein, les calices, le bassinet ou l'uretère des débris uriques ou oxaliques, qui seront le point de départ d'un calcul, ou provoquer des douleurs, qui viendront s'ajouter à celles produites par le déplacement du rein. Dans ces cas, il est tout à fait indiqué de conseiller une cure de Contrexéville, qui nettoiera les conduits urinaires et diluera les urines.

IX. — MALADIES DU FOIE

L'action de l'eau de Contrexéville a été signalée par Bagard, dans les *maladies du foie* : « Comme ces eaux contiennent des parties ferrugineuses, un acide minéral et du savon, elles seront très utiles dans les cas d'épaississement de la bile et dans les obstructions du foie avec d'autant plus de raison qu'elles ont une vertu purgative. »

Elle aura pour résultat primitif de combattre la constipation, de provoquer la sécrétion intestinale, la sécrétion biliaire, et de régulariser les fonctions digestives dont le trouble est le plus souvent une des causes principales de beaucoup de maladies hépatiques.

De plus, cette eau qui est amenée dans le foie par la veine porte y produit une sorte d'irrigation qui ne peut que favoriser la dissolution des matériaux élémentaires qui engendrent les calculs, elle provoque la sécrétion de la bile qu'elle rend plus fluide, facilite son excrétion et, par son action sur la contraction, décongestionne le foie des conduits biliaires ; elle favorise la migration des calculs.

On comprend qu'elle soit indiquée dans les *congestions du foie*, qui se présentent chez les *gros mangeurs*, chez les *dyspeptiques*, chez les *paludéens* et même chez les malades atteints de *cirrhose hypertrophique* avec ictère et qui se complique de calculs biliaires.

La purgation, obtenue sans fatigue, par l'eau de Contrexéville et surtout par la source *Souveraine*, ainsi que l'irrigation du foie, produite par une assez grande quantité de liquide, auront pour résultat de décongestionner le foie et de rendre à cet organe ses fonctions physiologiques.

La *gravelle hépatique* trouvera aussi son indication dans la cure de Contrexéville et, comme moyen *préventif*, en augmentant la sécrétion biliaire, en la rendant plus fluide et, par suite, en empêchant la formation des concrétions biliaires et, comme moyen *curatif*, en favorisant par son action physique et physiologique, l'expulsion des calculs préexistants.

La *colique hépatique*, qui se présente quelquefois pendant la cure, est la conséquence de la migration du calcul et est souvent suivie de son expulsion.

Toutes les formes de gravelle hépatique ont été traitées avec succès à Contrexéville ; quelques-unes, cependant, sont plus particulièrement indiquées : ce sont celles qui se voient chez les malades, déjà atteints de diathèse urique (goutte, gravelle), chez ceux qui ont eu de nombreux accès de colique hépatique, qui sont débilités et ne pourraient, sans préjudice, supporter les eaux alcalines fortes, chez les femmes anémiées, nerveuses, qui ont eu, pendant leur grossesse ou après plusieurs grossesses, des crises hépatiques.

X. — MÉDICATION

MÉDICATION HYDROMINÉRALE. — MÉDICATIONS ADJUVANTES. — La médication est très variable, suivant la maladie traitée et suivant le malade. Nous ne donnerons ici que quelques aperçus, ne pouvant indiquer pour chaque cas une médication unique.

Dans la *goutte*, l'eau du Pavillon sera prise, le matin, à jeun, en débutant par petites doses, pour atteindre le maximum qui sera de 2 à 3 litres. On devra chercher à provoquer la diurèse et une légère purgation.

Comme traitement adjuvant, on aura recours aux frictions sèches ou aromatiques, au massage général, au massage local, s'il y a un engorgement chronique d'une ou plusieurs articulations, à l'exercice progressif au grand air (marche, bicyclette etc.), mais en cherchant à éviter la fatigue, qui serait nuisible.

En général, nous ne faisons usage ni des bains, ni des douches, chez les personnes atteintes de goutte. Le contact prolongé de l'eau, l'humidité, sont susceptibles de provoquer des accès de goutte.

Dans la *gravelle*, et surtout dans la gravelle urique ou oxalique, l'eau du Pavillon sera bue à dose assez élevée, le matin, à jeun, mais sans dépasser, en général, 3 litres. S'il y a présomption de calcul, siégeant dans le bassinet ou l'uretère, on devra augmenter la dose, et faire prendre, dans l'après-midi, un ou deux verres, pour favoriser l'expulsion de ce calcul. C'est l'effet diurétique, qui sera surtout cherché dans la gravelle.

Le traitement externe sera un adjuvant indispensable de la boisson. Pour calmer les douleurs, on fera usage de bains prolongés chauds, soit minéraux simples, soit additionnés d'amidon, de son, de tilleul, sous-carbonate de soude, etc. Lors de colique néphrétique, les bains prolongés d'une heure, une heure et demie, avec boisson dans le bain, pourront la faire cesser ou, au moins, atténuer la douleur et contribuer à l'expulsion du calcul.

Lors de présomption d'un calcul, la douche locale à jet sur les lombes, l'hypochondre, et sur le trajet de l'uretère, favorisera l'acheminement du calcul. Cette douche sera chaude, ou froide, ou écossaise : elle sera simplement locale ou générale avec prédominance sur la région réno-urétérale. Elle sera suivie de frictions sèches ou précédée d'un massage général ou local.

Dans la *gravelle phosphatique*, l'eau sera donnée à plusieurs fois dans la journée, le matin, dans l'après-midi et, quelquefois même, le soir avant le coucher, afin de laisser le malade continuellement sous son influence et de ramener les urines alcalines à l'état acide.

Les bains, et surtout les bains sulfureux, seront très utiles dans cette forme de gravelle, où les douches ne trouveront leur indication que s'il existe quelques calculs un peu volumineux.

Dans les *pyélites*, dans les *pyélo-néphrites*, qu'elles soient d'origine calculeuse ou consécutives à une inflammation de la vessie, l'eau sera prise en moindre quantité à la fois, espacée dans la journée, de façon à ne pas provoquer de phénomènes congestifs du côté du rein.

Comme traitement externe, on ne fera usage que des bains et surtout des bains sulfureux, en évitant toutefois toutes causes de refroidissement.

Dans les *cystites*, le traitement hydrominéral variera suivant la cause de la cystite, et suivant que la vessie se videra ou non complètement. Dans les cas de rétention incomplète, on ne devra conseiller en boisson que de faibles doses d'eau, afin de ne pas distendre trop le réservoir urinaire et répartir cette eau dans la journée en plusieurs séances. S'il se produisait de la rétention complète, on suspendrait tout traitement.

Les bains généraux, les douches, surtout les douches locales, ascendantes, périnéales, hypogastriques, les bains de siège avec ou sans douche rectale, à eau courante, trouveront leur indication pour réveiller la contractilité de la vessie.

Dans la *lithiase biliaire*, on devra surtout chercher l'effet purgatif. On fera usage soit de l'eau du Pavillon, soit de la source Souveraine, prise le matin à jeun.

Pour faciliter la purgation, on pourra, le premier jour, donner un purgatif ou ajouter à l'eau, dans le premier verre, une quantité de magnésie ou de sulfate de soude. La quantité d'eau variera suivant l'effet obtenu. En général, on ne conseillera pas l'eau dans l'après-midi.

Comme moyens adjuvants, on aura recours aux bains ou aux diverses sortes de douches, suivant les indications.

A. *Journée du malade.* — De six heures à huit heures ou huit heures et demie au plus tard, séance à la buvette et promenade. Il faut éviter la fatigue, les refroidissements, l'humidité.

Le massage général sera fait avant le lever, dans le lit.

Pas de petit déjeuner au lever. On tolérera, chez de rares malades à estomac délicat, une infusion chaude (thé léger, camomille) une heure avant le premier verre d'eau minérale.

A dix heures, déjeuner à table d'hôte.

Les malades qui déjeunent à part ou chez eux peuvent reculer l'heure de leur déjeuner et, par suite, commencer plus tard la séance de buvette, mais à condition de laisser toujours entre le dernier verre et le déjeuner un intervalle d'une heure et demie à deux heures.

S'abstenir des aliments lourds, indigestes et incompatibles avec l'affection dont les malades sont atteints.

Modérer l'appétit.

Pas de sieste après le déjeuner.

A quatre heures, seconde séance à la buvette, mais rarement et à faible dose (un ou deux verres).

Remplacer plutôt l'eau par une tasse de lait.

De quatre à six heures, bains ou douches.

Dans l'après-midi, promenade à pied, en voiture, à bicyclette, gymnastique, jeux divers au grand air (croquet, lawn-tennis). Éviter la fatigue. Exercice toujours progressif.

A six heures, dîner.

Après dîner, promenade, casino, théâtre.

A dix heures, coucher.

B. *Durée de la cure.* — Le chiffre de *vingt et un jours*, généralement assigné à la durée de toute cure thermale, ne repose sur aucun fondement sérieux.

Cette durée est essentiellement variable suivant les maladies et les malades. Parmi les malades qui fréquentent Contrexéville, il en est un certain nombre qui doivent prolonger leur cure au-delà de ce terme : ce sont surtout ceux qui sont atteints de gravelle phosphatique, de pyélite, de cystite. Ces malades se trouvent bien d'une cure de quatre à cinq semaines, ou de deux cures de quinze à vingt jours, chacune avec un intervalle de trois ou quatre semaines.

C. *Effets consécutifs à la cure.* — Les malades qui ont fait une cure doivent être prévenus qu'ils peuvent ressentir, quelque temps après cette cure, certains phénomènes qui en sont des conséquences ; c'est ainsi que chez les graveleux urinaires, on note la persistance de l'excitation produite sur l'appareil urinaire et qu'il n'est pas rare d'apprendre que, quelques jours ou quelques semaines après leur retour, ces malades ont rendu, avec ou sans colique néphrétique, des graviers, du sable, qui avaient semblé résister au traitement hydrominéral. Nous constatons les mêmes effets dans la lithiase biliaire.

Les malades doivent être prévenus de cette éventualité, et ne pas s'exposer, après la cure, à des fatigues qui en compromettent les bons effets ; au lieu de se remettre de suite à leurs affaires, d'entreprendre de longs voyages, ils feraient bien de se reposer, pendant quelque temps, à la campagne.

D. *Du traitement à domicile.* — La véritable cure, pour les différentes maladies que nous avons indiquées, est celle qui se fait à la *source même.* L'eau de Contrexéville, comme toutes les eaux minérales, perd de son efficacité, lorsqu'elle est prise en dehors de la source, bien qu'elle soit froide et ne soit pas altérée dans sa composition chimique, comme le démontre l'analyse. Mais à la source elle a une vertu plus digestive, ce qui permet de la faire prendre en plus grande quantité, sans crainte d'amener des troubles.

Il y a, de plus, un facteur important, dont il faut tenir grand compte et qui explique l'efficacité plus grande des cures à la source : le malade, lorsqu'il a quitté ses occupations ordinaires, se consacre entièrement aux soins de sa santé, et complète cette cure proprement dite par l'hydrothérapie, l'exercice au grand air, l'hygiène, qui sont des moyens adjuvants indispensables.

La cure à domicile a, toutefois, sa raison d'être chez les malades, qui, pour une raison ou une autre, ne peuvent venir à la source. Dans ces cas, l'eau sera prise, le *matin, à jeun*, par verres, à quinze ou vingt minutes d'intervalle : la dose sera, en général, de 1 litre, quelquefois 2 litres, mais jamais au delà. Elle sera bue à la température de la chambre et, quand cela sera possible, on conseillera la promenade pendant la séance de boisson, pour faciliter la digestion.

La durée de la cure sera très variable, suivant les maladies et les malades, mais ne sera guère prolongée au-delà de quinze à vingt jours, et sera répétée plusieurs fois, suivant les cas et en mettant toujours une période intercalaire de repos.

On devra toujours laisser un intervalle d'une heure entre la dernière dose et le premier déjeuner.

Le traitement à domicile trouve son indication comme complément de la cure de la source, pour compléter la guérison, empêcher la récidive des maladies, en attendant une autre cure, ou chez les malades qui sont dans l'impossibilité de se rendre à la source. L'eau sera toujours prise le matin à des doses et des époques variables, suivant les indications fournies par la maladie et par le malade.

Nous sommes d'avis que l'eau de Contrexéville ne doit jamais être donnée aux repas, coupée ou non avec le vin, qu'elle n'est pas une *eau de table* et qu'elle ne produira d'effets vraiment salutaires que si elle est *prise à jeun* et *pure de tout mélange.*

E. *Résumé* (*Indications et contre-indications*). — *L'eau de Contrexéville* est une eau minérale froide, *sulfatée calcique, bicarbonatée, magnésienne, lithinée* et *ferrugineuse.*

Elle est *diurétique, expulsive, laxative, purgative* même, *stimulante* et *tonique.*

La cure de Contrexéville est INDIQUÉE dans :

1° *Goutte articulaire : aiguë*, dans l'intervalle des accès; *chronique*, avec ou sans dépôt tophacé;

2° *Goutte abarticulaire* ou *viscérale : gastrique; intestinale; nerveuse :* névralgies, rachialgies, migraines, neurasthénie ; *cutanée :* eczéma, psoriasis, érythème ; *génitale :* utéro-ovarienne, testiculaire ;

3° *Diabète goutteux* ou, plutôt, *glycosurie goutteuse ;*

4° *Gravelles : urique ; oxalique ; phosphatique :* primitive ; secondaire ;

5° *Cystites chroniques :* par *propagation* ou par *infection;* par *altération d'urine;* par *rétention incomplète : rétrécissement d'urèthre* après le traitement du rétrécissement, ou pendant la dilatation; *prostatiques;* par *maladie générale* (goutte, rhumatisme ou maladie infectieuse) ; par *corps étrangers* ou *calcul vésical* (après en avoir débarrassé la vessie) ;

6° *Incontinence nocturne d'urine* chez les enfants, ou *essentielle ;*

7° *Uréthrites chroniques*, blennorrhagiques chez les rhumatisants, les goutteux ;

8° *Néphrites* des uricémiques, avec faible quantité d'albumine et sans tubuli ;

9° *Rein mobile;*

10° *Pyélites* ou *urétéro-pyélites;*

11° *Congestion hépatique* des goutteux, des dyspeptiques, des paludéens;

12° *Lithiase biliaire* chez les goutteux ou graveleux ; chez les personnes anémiées, nerveuses, épuisées par de fréquents accès de colique hépatique ;

13° *Cirrhose hypertrophique* avec ictère et calculs biliaires.

Elle est CONTRE-INDIQUÉE dans :

1° *Pierre dans la vessie;*

2° *Calcul rénal* trop volumineux et non susceptible de passer par les voies naturelles ;

3° *Rétention complète d'urine*, ou lors de difficultés de cathétérismes répétés ;

4° *Lésions cardio-vasculaires :* non compensées; hypertrophie considérable du cœur; dégénérescence graisseuse du cœur;

5° *Pyélo-néphrite suppurée*, avec altération profonde des reins;

6° *Néphrites* avec polyurie, tubuli et albumine en quantité élevée ;

7° *Néoplasmes ; tuberculoses* des reins, de la vessie;

L'âge n'est *pas une* contre-indication. La *cure préventive* est souvent d'une grande utilité pour les enfants d'origine goutteuse ou graveleuse.

III. — PRINCIPALES EAUX ALCALINES DE FRANCE

AULUS. — ARIÈGE

EAUX ALCALINES FROIDES

1° **Généralités.** — Village de 800 habitants à 780 mètres d'altitude sur la frontière d'Espagne, desservi par la gare de Saint-Girons à 30 kilomètres, Aulus possède un casino et deux établissements, le Grand et l'Ancien ; la saison s'étend du 1er juin au 1er octobre.

2° **Ressources hydrominérales.** — Les *eaux sulfatées calciques* émergent de cinq sources à une température de 14° à 20°. Il y a, en outre, une source à 12°. La minéralisation totale est de 2 grammes dont 1gr,80 de sulfate de calcium.

Les établissements sont aménagés pour donner des bains et douches variées, mais l'eau est surtout utilisée en boisson.

3° **Ressources adjuvantes.** — Le traitement d'Aulus ne dispose d'aucune ressource adjuvante.

4° **Clinique thermale.** — Les maladies tributaires d'Aulus sont : les dyspepsies, la constipation et les affections du foie.

BAGNÈRES-DE-BIGORRE. — HAUTES-PYRÉNÉES

EAUX ALCALINES CHAUDES ET SULFUREUSES FROIDES

1° **Généralités.** — Chef-lieu d'arrondissement de 9.250 habitants, à 551 mètres d'altitude, sur la rive gauche de l'Adour, dans le vallon du Salut, desservi par la ligne du Midi, Bagnères-de-Bigorre renferme un casino, deux établissements thermaux municipaux et dix particuliers, accessibles toute l'année. Il y vient annuellement 12.000 baigneurs, et le casino est ouvert du 1er juillet au 1er octobre. Le climat est tempéré en été et doux en automne.

2° **Ressources hydrominérales.** — Les sources, au nombre de plus de 50, sont divisées en deux classes : 1° les *sulfatées calciques*, comme la Reine, 46° ; Salies, 51° ; le Dauphin, 46°,5, etc. ; 2° et les *sulfurées sodiques*, comme Labassère, 12°, située à 8 kilomètres de Bagnères.

Toutes ces eaux ont un débit total de plus de 2.500 mètres cubes par vingt-quatre heures.

La Reine, type des sulfatées calciques, a une minéralisation totale de 2gr,53, dont 1gr,73 de sulfate de chaux, 0gr,35 de sulfate de magnésie et 0gr,22 de sulfate de soude. Labassère, type des sulfurées sodiques, a une minéralisation totale de 0gr,43, dont 0gr,046 de sulfure de sodium et 0gr,25 de chlorure de sodium. Cette source froide est utilisée après transport, soit à Bagnères, soit au loin. Dans les thermes Marie-Thérèse, les Néo-Thermes et les établissements particuliers, sont aménagés des buvettes, des salles de bains, des salles de douche variées, des piscines, des pulvérisations, des humages et des salles d'inhalation.

3° **Ressources adjuvantes.** — Les malades peuvent également prendre des bains russes, se faire masser et ramener chez eux en chaise à porteurs.

4° **Clinique thermale.** — Les affections tributaires de Bagnères-de-Bigorre sont les catarrhes gastro-intestinaux, les congestions abdominales, les catarrhes utérins et la goutte; les affections catarrhales des voies respiratoires, les maladies cutanées et la scrofule.

CAPVERN. — HAUTES-PYRÉNÉES

EAUX ALCALINES FROIDES

1° **Généralités.** — Village de 100 habitants à 550 mètres d'altitude et à 4 kilomètres de la commune de Capvern (1.000 habitants), desservie par la ligne du Midi. Climat doux. Capvern possède un casino et deux établissements ouverts du 15 mai au 1er novembre. Il vient annuellement de 3.000 à 3.500 étrangers.

2° **Ressources hydrominérales.** — Les deux sources *sulfatées calciques* débitent, par vingt-quatre heures, 3.000 mètres cubes à une température de 24°. Leur minéralisation totale est de 1gr,70, dont 1gr,12 de sulfate de calcium. Les eaux sont amenées aux buvettes et aux deux établissements de Haounte Caoute (vieux et nouveau), où elles sont aménagées pour bains et douches variées. Il existe près de la source du Bouridé un établissement abandonné aujourd'hui.

3° **Clinique thermale.** — Les maladies tributaires de

Capvern sont les catarrhes des voies urinaires, la gravelle urique et la goutte. La cure consiste surtout en boissons.

CHATEAUNEUF. — PUY-DE-DOME

EAUX ALCALINES FROIDES ET CHAUDES

1° **Généralités**. — Village de 900 habitants, situé à 558 mètres d'altitude, dans la vallée de la Sioule et desservi par les gares de Riom, sur la ligne de Paris-Lyon-Méditerranée et de Saint-Eloy sur la ligne d'Orléans, distantes toutes les deux de 28 kilomètres. Châteauneuf possède deux établissements : les Grands-Bains et le Petit-Rocher. Son climat est doux, sa saison s'étend du 1er juin au 1er octobre, et il vient chaque année 1.000 baigneurs environ.

2° **Ressources hydrominérales**. — Les *eaux bicarbonatées sodiques* jaillissent par vingt-deux sources débitant, par jour, 1.100 mètres cubes. Elles sont divisées en trois groupes : 1° celui des Grands-Bains avec huit sources; 2° celui des Bordats avec les bains du Petit-Rocher et quatre sources; 3° celui des Chambon, avec deux sources, et, en dehors de ces groupes, six sources éparses. Leur température varie de 12° à 37° ; leur minéralisation totale est de 3gr à 5gr,8, dont 1gr,50 de bicarbonate de soude, et 1 gramme d'acide carbonique libre. Elles sont aménagées en bains de baignoires et de piscines à eaux courantes et en douches.

3° **Clinique thermale**. — Les maladies tributaires de Châteauneuf sont les rhumatismes, la gravelle et les dyspepsies. La cure consiste surtout en boissons, en bains de piscines à eau courante, et dure ordinairement vingt-cinq jours.

LAMALOU. — HÉRAULT

EAUX ALCALINES FROIDES ET TRÈS CHAUDES

Généralités. — Village de 800 habitants, à 196 mètres d'altitude, desservi par la ligne du Midi. Lamalou a un climat doux, et la saison s'étend du 1er avril au 1er novembre, mais son casino n'est ouvert que du 15 mai au 30 septembre, tandis que les établissements reçoivent des malades toute l'année. Il vient environ 5.000 baigneurs.

2° Ressources hydrominérales. — Les *sources bicarbonatées calciques et sodiques* sont nombreuses, leur température varie de 16°,5 à 47° ; leur minéralisation totale de 1gr,21 à 2gr,72 ; l'acide carbonique libre de 0gr,30 à 1gr,60 ; et les bicarbonates de 0gr,35 à 1gr,90.

Les établissements sont aménagés pour des bains de piscine, des bains de pieds à eau courante, des bains de baignoires, des douches chaudes et froides, des inhalations, des étuves de vapeurs minérales, et possèdent tous des buvettes, dont une alimentée par la source Capus est *ferrugineuse* (0gr,078 de bicarbonate ferreux). Les eaux forment trois groupes : 1° celui de Lamalou-le-Bas avec des sources chaudes de 34° à 47°, et une source froide ; 2° celui de Lamalou-le-Centre avec des eaux tièdes ou peu froides (23°,7 à 27°), et la source Capus, 21° ; 3° celui de Lamalou-le-Haut avec des sources froides (16° à 17°).

3° Ressources adjuvantes. — Les malades peuvent se

traiter aussi par les bains de vapeurs ou d'air chaud, les douches simples à toute temperature et les massages. Ils peuvent, enfin, se faire ramener chez eux en chaise à porteurs.

4° **Clinique thermale.** — Les affections tributaires de Lamalou sont le rhumatisme, les paralysies, l'ataxie et la congestion utérine. La cure caractérisée par les bains de piscine dure de vingt-cinq à trente jours.

OREZZA. — CORSE

EAUX ALCALINES FROIDES

1° **Généralités.** — Hameau de la commune de Rapaggio (159 habitants), situé à 603 mètres d'altitude, desservi par la gare de Follelli-Orezza, à 20 kilomètres de Corte, Orezza a un climat de montagne, un air vif, et la saison s'étend du 1er juillet au 1er septembre. Il n'y a pas d'établissement thermal.

2° **Ressources hydrominérales.** — Les *eaux bicarbonatées calciques ferrugineuses* émergent de deux sources, à une température de 11° : la plus importante débite 144 mètres cubes par vingt-quatre heures. La minéralisation totale est de 3gr,30 dont 12 centigrammes de carbonate ferreux et 2gr,46 d'acide carbonique. L'eau ne s'emploie qu'en boissons.

3° **Clinique thermale.** — Les maladies tributaires d'Orezza sont la chlorose et l'anémie.

L'eau d'Orezza est une eau d'exportation.

POUGUES. — NIÈVRE

EAUX ALCALINES FROIDES

1° **Généralités.** — Chef-lieu de canton de 1.630 habitants à 195 mètres d'altitude, sur la ligne de Paris-Lyon-Méditerranée. Le climat est doux, tempéré, et la saison s'étend du 1er juin au 1er octobre. Pougues possède un établissement thermal, un casino, et reçoit 1.500 visiteurs chaque année.

2° **Ressources hydrominérales.** — Les *eaux bicarbonatées calciques et sodiques* émergent de sources nombreuses, à une température de 12°. Leur minéralisation totale est de 5gr,54, dont 3gr,93 d'acide carbonique, 0gr,66 de chaux, 0gr,50 de soude et 0gr,027 de protoxyde de fer. Elles sont utilisées en boissons, bains et douches variées.

3° **Ressources adjuvantes.** — Les malades peuvent également prendre des douches ordinaires et des massages.

4° **Clinique thermale.** — Les affections traitées à Pougues sont les dyspepsies, la gravelle et le diabète. La cure dure trois semaines, et consiste surtout en boissons. Les eaux sont exportées comme *eau de table*.

ROYAT. — PUY-DE-DOME

EAUX ALCALINES CHAUDES

1° **Généralités.** — Ville de 1.500 habitants, à 400 mètres d'altitude, desservie par la ligne d'Orléans, Royat se trouve à 2 kilomètres de Clermont-Ferrand. Son climat est tempéré, la saison s'étend du 15 mai au 15 octobre, et il vient annuellement 10.000 étrangers. Il existe un casino et un établissement thermal.

2° **Ressources hydrominérales.** — Les *eaux bicarbonatées chlorurées sodiques* émergent de quatre sources débitant ensemble, par vingt-quatre heures, 1.500 mètres cubes à une température de 20° à 34°. Leur minéralisation totale varie de 2gr,40 à 4gr,8, dont 1gr,63 à 3gr,07 de bicarbonates, 0gr,74 à 1gr,53 de chlorures et, en outre, de l'acide carbonique libre. Elles sont utilisées en boissons, bains de baignoire à eau courante et de piscine à 34°, douches variées, inhalations, pulvérisations, bains et douches d'acide carbonique.

3° **Ressources adjuvantes.** — Les malades peuvent également prendre des douches d'eau simple, des bains d'air chaud ou de vapeurs simples ou aromatiques.

4° **Clinique thermale.** — Les maladies tributaires de Royat sont les affections arthritiques chez les malades à tendances scrofuleuse ou anémique, les enfants surtout. La saison dure de vingt-cinq à trente jours, et se compose principalement de boissons et de bains à eau courante.

SAINT-ALBAN. — LOIRE

EAU ALCALINE FROIDE

1° **Généralités.** — Petite ville de 1.000 habitants à 400 mètres d'altitude, desservie par la gare de Roanne à

10 kilomètres sur la ligne de Paris-Lyon-Méditerranée. Saint-Alban a un climat doux, la saison s'étend du 1er juin au 1er octobre; il existe un casino et un établissement.

2° **Ressources hydrominérales.** — Les *eaux bicarbonatées calciques et sodiques* émergent de trois sources d'un débit total de 160 mètres cubes et d'une minéralisation moyenne de 2gr,40 dont 0gr,93 de bicarbonate de chaux et 0gr,85 de bicarbonate de soude. Elles renferment, en outre, 2 grammes d'acide carbonique libre par litre, et leur température est de 17°. Elles sont employées en boissons, bains de piscine et de baignoires, douches à toute température, pulvérisations. L'acide carbonique est utilisé en humages et douches locales diverses.

3° **Ressources adjuvantes.** — Les malades peuvent prendre également des douches variées et des bains d'étuves sèches et humides.

4° **Clinique thermale.** — Les maladies traitées à Saint-Alban sont les dyspepsies et la gravelle urique. La cure dure trois semaines.

L'eau de Saint-Alban s'exporte comme *eau de table*, ainsi que les eaux similaires de Saint-Galmier, Sail-sous-Couzan, etc. La région où elles émergent expédie plus de 15 millions de bouteilles chaque année.

SAINT-AMAND. — NORD

EAUX ALCALINES FROIDES

1° **Généralités.** — Chef-lieu de canton de 12.000 habitants à 24 mètres d'altitude, desservi par la ligne du Nord.

L'établissement thermal, situé à 3 kilomètres de Saint-Amand, est ouvert du 1er juin au 15 septembre.

2° **Ressources hydrominérales.** — Les *eaux sulfatées calciques* émergent de cinq sources à une température de 19°,5 à 23° ; elles ont un débit total de 500 mètres cubes par jour et une minéralisation moyenne de 1gr,53 dont 0gr,87 de sulfate de calcium et 0gr,23 de sulfate de sodium. Les *boues sulfureuses* employées en bains se composent de 577 grammes d'eau, 304 grammes de sable, 80 grammes de matières végéto-animales, 21 grammes de carbonates, 14gr,50 de fer et 0gr,33 d'hydrogène sulfuré libre. L'établissement a une installation pour bains et douches variées, générales et locales à toutes températures, pulvérisations, inhalations et bains de boues prises en piscine et en cabinets ou cases isolées.

3° **Clinique thermale.** — Les affections traitées à Saint-Amand sont : la goutte chronique, les névralgies, l'ataxie, les paralysies et les douleurs rhumatismales ou d'origine traumatique.

SAINT-NECTAIRE. — PUY-DE-DOME

EAUX ALCALINES FROIDES ET CHAUDES

Généralités. — Village de 1.300 habitants à 780 mètres d'altitude, divisé en deux parties, Saint-Nectaire-le-Haut et Saint-Nectaire-le-Bas, desservi par la gare de Coudes à 15 kilomètres sur la ligne de Paris-Lyon-Méditerranée. La saison s'étend du 1er juin au 1er octobre.

2° **Ressources hydrominérales.** — Les *eaux bicarbonatées chlorurées sodiques* émergent de nombreuses sources, dont la température varie de 18° à 48°, et le débit dépasse 400 mètres cubes par jour. Leur minéralisation totale est de $6^{gr},75$ à $8^{gr},20$ dont 2 grammes à $2^{gr},70$ de bicarbonate de soude ; $2^{gr},10$ à $2^{gr},60$ de chlorure de sodium, 2 milligrammes d'arséniate de fer et de $0^{gr},40$ à $1^{gr},40$ d'acide carbonique libre. Dix sources alimentent les buvettes et trois établissements ; elles sont aménagées pour bains de baignoires et de piscine, douches variées, bains de pieds, inhalations, pulvérisations, bains et douches d'acide carbonique.

3° **Clinique thermale.** — Les maladies traitées à Saint-Nectaire sont : le rhumatisme, l'albuminurie et la scrofule.

La durée moyenne de la saison est de trois semaines, et la cure consiste surtout en boissons.

VALS. — ARDÈCHE

EAUX ALCALINES FROIDES

1° **Généralités.** — Ville de 4.000 habitants, à 243 mètres d'altitude dans la vallée de la Volane, desservie par le chemin de fer de Paris-Lyon-Méditerranée, Vals a un climat tempéré, sa saison s'étend du 15 mai au 1er octobre. Il existe un casino et trois établissements.

2° **Ressources hydrominérales.** — Les *sources bicarbonatées sodiques* au nombre de cent, environ, ont une température de 12° à 17° et forment trois groupes chimiques distincts : les fortes, les moyennes et les faibles.

avec une minéralisation de 9gr,16, 4gr,50 et 3gr,80, dont 7gr,22, 3gr,17 et 0gr,83 de bicarbonates de soude. Il existe, en outre, deux sources d'*eaux arsenicales* et sulfo-ferrugineuses (Saint-Louis et Dominique), ayant une minéralisation totale de 0gr,54, dont 0gr,12 de sulfate de fer et 3 milligrammes d'arséniate de soude. Les trois établissements sont aménagés pour bains minéraux, bains de siège, douches pharyngiennes, pulvérisations, inhalations, bains de pieds et douches variées.

L'acide carbonique est utilisé en inhalations et douches locales. L'un d'eux reçoit les eaux de la source Saint-Louis.

3° **Ressources adjuvantes.** — Les malades peuvent également prendre des bains médicamenteux, des douches variées à toutes températures, des bains d'air chaud et des massages.

4° **Clinique thermale.** — Les maladies tributaires de Vals sont : la dyspepsie, la goutte, la convalescence des fièvres et le diabète.

VITTEL. — VOSGES

EAUX ALCALINES FROIDES

1° **Généralités.** — Chef-lieu de canton de 1.600 habitants, à 336 mètres d'altitude, sur la ligne de l'Est. Climat rude, mais sec. Saison du 25 mai au 25 septembre. Il existe à Vittel un établissement et un casino. Le nombre des visiteurs est de 1.800 environ.

2° **Ressources hydrominérales.** — Les *sources sulfa-*

tées calciques et magnésiennes sont nombreuses. Il y en a quatre principales : Grande-Source, sources des Demoiselles, source Marie, avec une minéralisation moyenne de 1gr,32, dont 0gr,60 de sulfate de calcium et un débit total par vingt-quatre heures de 215 mètres cubes d'eau à une température de 11°,6; elles alimentent les buvettes et l'établissement. La quatrième source : source Salée (11°) débite 75 mètres cubes et a une minéralisation totale de 2gr,78, dont 1gr,42 de sulfate de calcium et 0gr,82 de sulfate de magnésium. L'établissement est aménagé avec salle de douches variées générales et locales, bains et bains de siège à eau courante.

3° **Ressources adjuvantes.** — Les malades peuvent prendre également des bains médicamenteux, des sudations et des massages.

4° **Clinique thermale.** — Les maladies tributaires de Vittel sont : la gravelle, la goutte, les affections catarrhales des voies urinaires, et la lithiase biliaire.

LIVRE V

PRINCIPALES EAUX INDÉTERMINÉES DE FRANCE

ALET. — AUDE

EAUX INDÉTERMINÉES TIÈDES

1° **Généralités.** — Ancien évêché de 1.000 habitants, situé à 210 mètres d'altitude sur les bords de l'Aude, desservi par le chemin de fer du Midi. Cette station, dont la saison s'étend du 1er juin au 1er octobre, reçoit annuellement de 1.600 à 1.800 visiteurs et possède deux établissements, dont un appartient à la commune.

2° **Ressources hydrominérales.** — Les trois sources *bicarbonatées calciques*, d'une température de 18° à 32°, ont une minéralisation moyenne de 0gr,50, dont 0gr,25 de bicarbonate de chaux. L'une d'elles, la source du Rocher, d'un débit de 600 mètres cubes par vingt-quatre heures, alimente un établissement thermal ; la source Communale alimente l'autre. Elles servent en bains, douches froides et chaudes, douches ascendantes et injections vaginales. La troisième source a simplement une buvette.

3° **Ressources adjuvantes.** — Une source d'eau simple, à 12°, permet d'administrer des douches à toutes températures.

4° **Clinique thermale.** — La clientèle habituelle d'Alet se compose de malades souffrant de dyspepsies ou de troubles intestinaux et de convalescents de fièvres graves. L'eau d'Alet est une *eau de table* exportée.

BAGNOLES-DE-L'ORNE. — ORNE

EAUX INDÉTERMINÉES FROIDES

1° **Généralités.** — Village dépendant de la commune de Fessé-la-Madeleine (500 habitants), à 163 mètres d'altitude, desservi par la ligne de l'Ouest. Bagnoles possède un casino et un établissement, ouverts du 1er juin au 1er octobre.

2° **Ressources hydrominérales.** — Les sources, au nombre de deux, débitent, par vingt-quatre heures, 700 mètres cubes d'eau à 13° et 26°. Leur minéralisation totale est de 0gr,62 par litre. La Grande-Source alimente une buvette et l'établissement. La source des Fées sert uniquement à la boisson. L'établissement renferme des bains de baignoire et de piscine, des douches générales et locales à toute température.

3° **Ressources adjuvantes.** — Les malades peuvent prendre aussi des sudations, des bains russes et se faire masser.

4° **Clinique thermale.** — Les affections tributaires de

Bagnoles sont : les dyspepsies, les métrites et particulièrement les phlébites. La cure consiste surtout en boissons et bains de piscines.

BUSSANG. — VOSGES

EAUX INDÉTERMINÉES FROIDES

1° **Généralités.** — Village de 2.850 habitants sur les bords de la Moselle à 670 mètres d'altitude, sur la ligne de l'Est. Climat de montagne. Saison de juin à septembre. Il vient 300 étrangers.

2° **Ressources hydrominérales.** — Les sources, distantes du village de 2 kilomètres, sont au nombre de trois. Leur minéralisation totale est de 1gr,54 dont 0gr,62 de carbonate de sodium avec 1gr,45 d'acide carbonique libre. Ces eaux *bicarbonatées sodiques et calciques*, d'une température de 11° à 12°, sont exclusivement utilisées en boissons.

3° **Ressources adjuvantes.** — Les malades peuvent suivre à Bussang un traitement par des douches et des bains simples ou médicinaux, des bains de vapeurs ou térébenthinés et par l'électricité.

4° **Clinique thermale.** — Les affections tributaires de Bussang sont la dyspepsie et la gravelle. L'eau s'exporte comme *eau de table*.

CHAUDESAIGUES. — CANTAL

EAUX INDÉTERMINÉES TRÈS CHAUDES

1° **Généralités**. — Ville de 1.800 habitants, située dans la vallée du Remontalou à 750 mètres d'altitude, Chaudesaigues est à 34 kilomètres de Saint-Flour, gare de la ligne du Midi. Son climat est salubre; la saison s'étend du 1er juin au 20 septembre, et l'établissement reçoit de 3 à 400 malades.

2° **Ressources hydrominérales.** — Les eaux, *les plus chaudes* de France, jaillissent de vingt-cinq sources débitant près de 630 mètres cubes par jour, à une température de 57° à 81°,5 (source du Par). Cet énorme dégagement de chaleur est utilisé pendant l'hiver pour le chauffage des maisons. Il existe aussi une source froide *ferrugineuse;* la Condamine, qui sert exclusivement à la boisson. L'établissement permet de donner des bains, des douches, des sudations en étuves de vapeurs minérales, générales ou partielles et des humages. Les eaux se prennent aussi en boisson.

3° **Clinique thermale.** — Les maladies tributaires de Chaudesaigues sont les rhumatismes, les névralgies et les douleurs d'origine traumatique. La cure dure trois semaines et est caractérisée par les bains minéraux et d'étuves.

DAX. — LANDES

EAUX INDÉTERMINÉES TRÈS CHAUDES

1° **Généralités.** — Chef-lieu d'arrondissement de 10.000 habitants à 18 mètres d'altitude sur les bords de l'Adour, desservi par la ligne du Midi. Dax a un climat doux, tempéré, possède un hôpital, un casino et des Thermes Salins réunis en un seul bâtiment, enfin plusieurs établissements thermaux, dont les principaux sont : les Grands-Thermes, Les Baignots, Seris, Saint-Pierre et les Bains-Romains. Le traitement peut se faire toute l'année, mais la saison effective s'étend du 1er mai au 1er novembre.

2° **Ressources hydrominérales.** — Les *eaux sulfatées chlorurées* émergent de plus de dix sources débitant par jour 20.000 mètres cubes au moins à une température variant de 53° à 61°. Leur minéralisation totale est de 1gr,02, dont 0gr,35 de sulfate de calcium et 0gr,30 de chlorure de sodium. Elles s'utilisent en boissons, en bains de baignoires et de piscines, douches, humages, inhalations, pulvérisations; en bains et douches de vapeurs minérales et en étuves. Il existe encore des bains de *boues naturelles*, de baignoires et de piscines, parcourues par l'eau minérale, qui émerge du fond et maintient la température entre 35° et 45°. Ces boues contiennent, en moyenne, 75 0/0 de sable, 7 d'eau, 6 de matières organiques, 6 d'oxyde de fer, 3,50 de sulfure de fer, 1,50 d'alumine et 1,50 de sels divers de manganèse, calcium, etc. Les *eaux-mères* des mines de sel gemme du pays entrent dans la composition des bains salins; elles renferment à la sortie du salinage 225 grammes de chlorure de sodium, 45 grammes de chlorure de potassium et 48 grammes de chlorure de magnésium ; après concentration elles n'ont plus que 42 grammes, de chlorure de sodium et 41 grammes de chlorure de potassium, mais 232 grammes de chlorure de magnésium. Le sel gemme en dissolution fournit un troisième type d'eaux-mères ayant 293 grammes de chlorure de sodium, 4gr,5 de chlorure de potassium et 3 grammes de chlorure de magnésium.

3° **Ressources adjuvantes.** — Les malades peuvent également se traiter par les massages et l'électricité.

4° **Clinique thermale.** — Les maladies tributaires de Dax sont les rhumatismes, les névralgies et les arthrites chroniques et la scrofule. La cure se compose surtout de bains de boues et de piscines à eau courante et dure de quatre à six semaines.

ÉVAUX. — CREUSE

EAUX INDÉTERMINÉES TIÈDES ET TRÈS CHAUDES

1° **Généralités.** — Ville de 3.000 habitants, située dans la vallée du Cher aux pieds des monts d'Auvergne à 460 mètres d'altitude, desservie par le chemin de fer d'Orléans, Évaux a un climat tempéré, et sa saison s'étend du 15 mai au 1er octobre.

Son établissement a été édifié sur les fondations des anciens thermes romains retrouvées en bon état sous une mince couche de terre, et le captage des sources n'a guère été modifié. Il reçoit annuellement 1.200 personnes.

2° **Ressources hydrominérales.** — Les *sources sulfatées bicarbonatées sodiques*, très nombreuses, ont un débit considérable, une température variant de 28° à 57° et une minéralisation moyenne de 1gr,44 dont 0gr,82 de sulfates, 0gr,23 de carbonates, 0gr,24 de chlorures et de l'acide carbonique. Il se développe dans les divers bassins d'abondantes *conferves* ou limon. L'eau est amenée aux buvettes, et elle sert dans l'établissement aux bains de baignoires et de piscines à eau courante, dont quelques-unes en plein air, aux douches générales et locales à toutes températures, aux bains de vapeurs et aux inhalations. Les conferves sont utilisées, comme des cataplasmes, en applications locales.

3° **Ressources adjuvantes.** — Les malades peuvent également prendre des douches d'eau simple.

4° **Clinique thermale.** — Les affections tributaires d'Évaux sont les arthrites chroniques traumatiques ou rhumatismales, les douleurs, les paralysies et les maladies des femmes.

La cure se compose surtout de bains de piscines à eau courante, et sa durée est de vingt-cinq jours.

ÉVIAN. — HAUTE-SAVOIE

EAUX INDÉTERMINÉES FROIDES

1° **Généralités.** — Chef-lieu de canton de 3.000 habitants à 378 mètres d'altitude sur les bords du Léman, desservi par la ligne de Paris-Lyon-Méditerranée, Evian a un climat tempéré; ses établissements sont ouverts du 15 mai au 15 octobre; son casino, du 15 juin au 15 septembre, et il vient annuellement 10.000 visiteurs.

2° **Ressources hydrominérales.** — Les eaux *bicarbonatées calciques* ont une température de 10° à 12°, un débit de 300 mètres cubes par jour et une minéralisation moyenne de 0gr,31 dont 0gr,28 de bicarbonate de calcium et 0gr,02 d'acide carbonique libre. Elles émergent par sept sources et sont utilisées aux buvettes et dans les établissements en bains et douches variées à toute température.

3° **Ressources adjuvantes.** — Les malades peuvent prendre des bains russes, des fumigations simples ou aromatiques, des bains de vapeurs et des massages.

4° **Clinique thermale.** — Les maladies tributaires d'Évian sont : la gastralgie, les affections catarrhales des voies urinaires et les névropathies.

La cure consiste surtout en boisson, et l'eau d'Évian est aussi une *eau de table.*

FORGES-LES-EAUX. — SEINE-INFÉRIEURE

EAUX INDÉTERMINÉES FROIDES

1° **Généralités.** — Ville de 1.800 habitants au centre du pays de Bray à 120 mètres d'altitude, desservie par la ligne de l'Ouest, Forges a un climat tempéré, mais un air vif. Il possède un casino et un établissement ouvert du 1er juin au 1er octobre, il reçoit chaque année 1.500 à 2.000 visiteurs.

2° **Ressources hydrominérales.** — Les *sources bicarbonatées calciques et ferrugineuses* sont au nombre de trois; leur débit est de 33 mètres cubes par jour, leur température de 7° à 8°, et leur minéralisation totale de 0gr,21 avec 0gr,17 de carbonates, dont 0gr,008 de carbonate de fer, et un peu d'acide carbonique. Elles sont employées en boissons, en bains de baignoires et de piscines, en douches, injections et inhalations.

3° **Ressources adjuvantes.** — Les malades peuvent aussi se faire masser et prendre des bains médicamenteux ou de vapeurs.

4° **Clinique thermale.** — Les affections tributaires de Forges sont : la débilité, la chlorose et le rachitisme.

La cure consiste surtout en boissons ; l'eau minérale est une *eau de table*.

LUXEUIL. — HAUTE-SAONE

EAUX INDÉTERMINÉES TIÈDES ET TRÈS CHAUDES

1° **Généralités.** — Chef-lieu de canton de 5.000 habitants situé sur le revers occidental des Vosges à 310 mètres d'altitude et desservi par la ligne de l'Est, Luxeuil a un casino et un établissement thermal, propriété de l'État. Son climat est doux, peu variable ; la saison s'étend du 15 mai au 1er octobre, et il vient annuellement 1.200 étrangers.

2° **Ressources hydrominérales.** — Les sources *chlorurées sodiques*, au nombre de treize, ont une température variant de 21° à 52°,5 ; leur débit est de 600 mètres cubes par jour environ ; leur minéralisation totale, de 0gr,37 à 1gr,17, dont 0gr,23 à 0gr,78 de chlorures et 0gr,048 à 0gr,150 de sulfate de sodium. — Il existe aussi deux *sources ferrugineuses* (21° à 29°) ayant une minéralisation totale de 0gr,23 à 0gr,45 dont 1 centigramme de carbonate de fer, 2 milligrammes de phosphate de fer et 5 milligrammes de carbonate manganeux. — Ces eaux sont utilisées en boissons, en bains de baignoire et de piscine à eau courante, en douches variées, en bains de vapeurs minérales, et les *boues ferrugineuses* en applications locales. Il y a à Luxeuil une piscine à compartiments appelée bains gradués où la température de l'eau se trouve à 33°,5 dans une case et à 34°,5 dans une autre.

3° **Ressources adjuvantes**. — Les malades peuvent également suivre un traitement par les massages.

4° **Clinique thermale**. — Les affections tributaires de Luxeuil sont : l'anémie, la chlorose, les affections utérines et les rhumatismes.

NÉRIS. — ALLIER

EAUX INDÉTERMINÉES TRÈS CHAUDES

1° **Généralités**. — Ville de 2.500 habitants à 385 mètres d'altitude, desservie par la gare de Chamblet à 5 kilomètres sur la ligne d'Orléans, Néris a un climat tempéré, possède un casino et deux établissements, propriété de l'État. L'un d'eux, anciens thermes, est réservé aux indigents et au service d'hiver. Il existe aussi un hôpital thermal. La saison s'étend du 15 mai au 1er octobre.

2° **Ressources hydrominérales**. — Les *eaux bicarbonatées sodiques* émergent de six sources débitant ensemble, par vingt-quatre heures, 1.000 mètres cubes à une température de 50° à 53°. Leur minéralisation totale est de 1gr,30, dont 0gr,42 de carbonates et 0gr,41 de sulfates; elles ont, en outre, 0gr,40 d'acide carbonique libre. Elles sont utilisées aux buvettes et aux établissements où elles sont aménagées en bains de baignoire et de piscine, bains de pieds, douches variées, générales et locales, étuves de vapeurs, bains de caisse généraux ou locaux, douches de vapeurs, gargarismes, pulvérisations et douches-massages. Les *conferves* récoltées à la surface des eaux servent en applications locales et en frictions.

3° **Ressources adjuvantes.** — Les malades peuvent également suivre un traitement par le massage ou l'électricité.

4° **Clinique thermale.** — Les affections tributaires de Néris sont : les affections du système nerveux et les maladies des femmes. La cure dure de vingt-cinq à trente jours et consiste d'habitude en bains prolongés.

DU CHOIX D'UNE VILLE D'EAUX

L'hydrothérapeutique générale nous a montré qu'il n'existait pas d'état morbide où l'eau ne rendît des services appréciables en boissons ou en applications externes.

La thérapeutique hydrominérale nous a enseigné ensuite que les effets curatifs étaient plus prompts et plus énergiques avec l'eau minérale qu'avec l'eau simple.

Le traitement thermal n'a donc rien de spécifique, et aucune source ne peut être regardée comme spéciale à une affection ou à un groupe de maladies. La cure est simplement l'utilisation raisonnée de médicaments naturels.

Cette conception de la thérapeutique hydrominérale permet de comprendre comment des stations différentes traitent avec avantage les mêmes maladies ; elle explique aussi que cinq ou six hôpitaux thermaux suffisent à l'État pour soigner ses malades militaires.

Le choix rationnel d'une ville d'eaux est basé, tout d'abord sur les ressources hydrominérales, c'est-à-dire la composition des sources, leur température et les aménagements balnéaires les plus propres à traiter la *maladie* et ses diverses manifestations ; mais il doit aussi tenir compte du climat, de l'altitude, de l'époque habituelle de la cure, en un mot de toutes les circonstances qui paraissent les plus favorables à l'âge, au tempérament, aux habitudes et même aux conditions morales et sociales *du malade*.

L'air tranquille et sédatif de certaines vallées convient aux personnes nerveuses, irritables ou sujettes aux hémoptysies et aux congestions viscérales; l'air agité et excitant des plages aux enfants débiles ou scrofuleux et aux convalescents qui ne sont pas trop affaiblis.

La montagne est préférable pendant les fortes chaleurs, les altitudes moindres aux mois de mai ou de septembre.

Les conditions météorologiques ont d'autant plus d'importance que la maladie exige un plus grand nombre d'opérations hydriatiques pendant lesquelles le malade est soumis à des températures extrêmes, comme dans la goutte, le rhumatisme ou les affections des voies respiratoires.

Enfin, il n'est pas toujours sans importance que l'entourage du baigneur, que ses proches parents qui partagent sa vie et ses prédispositions morbides puissent trouver dans la station les éléments d'une cure appropriée.

Ce sont là des considérations que le praticien ne perdra pas de vue, quand il aura fait choix d'une classe d'eau minérale convenant à l'état pathologique lui-même.

Dans les maladies générales, telles que les intoxications chroniques, les convalescences et les suites d'infections, les maladies dites arthritiques ou par ralentissement de la nutrition, il choisira les villes où la cure comprend des eaux alcalines en boissons; les eaux arsenicales, salines ou indéterminées lui rendront aussi des services; toutes agissent en favorisant l'élimination des poisons ou des toxines et en stimulant la nutrition.

Dans la scrofule, le rachitisme, la syphilis et la tuberculose, il prescrira les eaux salines, sulfureuses ou arsenicales : les salines et les arsenicales, aux sujets débiles et languissants ; les sulfureuses, à ceux dont le système nerveux ou la peau est irritable ou impressionnable.

La cure des affections de l'appareil digestif et de ses annexes consiste surtout en boisson d'eaux alcalines, légèrement salines ou indéterminées; celle de l'anémie ou de la chlorose, en eaux ferrugineuses.

Les inflammations chroniques des voies respiratoires sont envoyées aux eaux arsenicales, sulfureuses ou alcalines, pourvues de salles de pulvérisations, inhalations et humages.

Les maladies de l'utérus, de nature congestive ou catarrhale, se soignent d'habitude aux eaux salines, sulfureuses ou thermales simples; les malades strumeuses iront aux eaux salines, les prédisposées aux manifestations cutanées aux eaux sulfureuses et les nerveuses aux thermales simples.

Les affections du système nerveux périphérique, telles que les douleurs et les paralysies, sont traitées avec succès, par la plupart des eaux chaudes ou très chaudes de toutes les classes ; que l'eau soit saline, sulfureuse ou alcaline, le traitement s'y pratique avec des avantages égaux, si la thermalité est très élevée.

Les neurasthéniques, les migraineux et les névrosés se rendent sous un climat tempéré et sédatif à une station différente suivant la prédominence des symptômes : les dyspeptiques, aux alcalines, les névralgiques, aux thermales simples, etc...

Les malades atteints d'affections de la peau sont surtout adressés aux arsenicales ou aux sulfureuses; mais le médecin doit toujours tenir compte de l'état constitutionnel avant de fixer son choix.

Dans les douleurs musculaires, les lésions articulaires de nature traumatique ou rhumatismale, et, d'une manière générale, dans les déformations et les affections douloureuses des muscles, des os et des articulations, les eaux le plus spécialement indiquées sont les eaux chaudes ou très chaudes. Les boues végéto-minérales, les conferves, les eaux thermales simples, salines ou sulfureuses, pourvu qu'elles soient chaudes, influencent avantageusement tous ces désordres par blessures ou troubles trophiques; elles sont d'autant plus efficaces que la nature de l'eau convient mieux au tempérament du malade.

Les eaux indéterminées, qui, en raison de leur composition variée, n'ont pu être recommandées d'une façon précise dans les principales maladies dont nous venons de parler, sont souvent prescrites avec profit à la place d'une eau très minéralisée chez les malades susceptibles ou affaiblis. Quelques stations même se sont fait de véritables spécialités par la façon dont les eaux y sont administrées.

Certaines eaux enfin par leur composition se rattachent à la fois à plusieurs classes et s'emploient avec avantage dans les associations morbides.

Ce sont là des particularités qui ont trouvé place dans le résumé de nos principales villes d'eaux de France.

BIBLIOTHÈQUE NATIONALE IMPRIMÉS

TABLE DES MATIÈRES

PREMIÈRE PARTIE

GÉNÉRALITÉS

DEUXIÈME PARTIE

HYDROTHÉRAPEUTIQUE GÉNÉRALE

TROISIÈME PARTIE

THÉRAPEUTIQUE HYDROMINÉRALE

INDEX ALPHABÉTIQUE

[1] Voir aussi au mot *Maladie* pour tout ce qui a trait à la thérapeutique hydrominérale.

[1] Lorsqu'il s'agira des *maladies d'un organe*, le lecteur devra toujours se reporter aux *maladies des systèmes ou appareils* dont l'organe fait partie ; les affections morbides, en effet, ont été décrites dans la *thérapeutique hydrominérale*, tantôt sous une dénomination, tantôt sous une autre, suivant l'importance qu'elles occupent dans la clinique de chaque station.

TABLE

DES

PRINCIPALES EAUX MINÉRALES FRANÇAISES

Tours. — Imprimerie Deslis Frères

BIBLIOTHÈQUE NATIONALE IMPRIMÉS

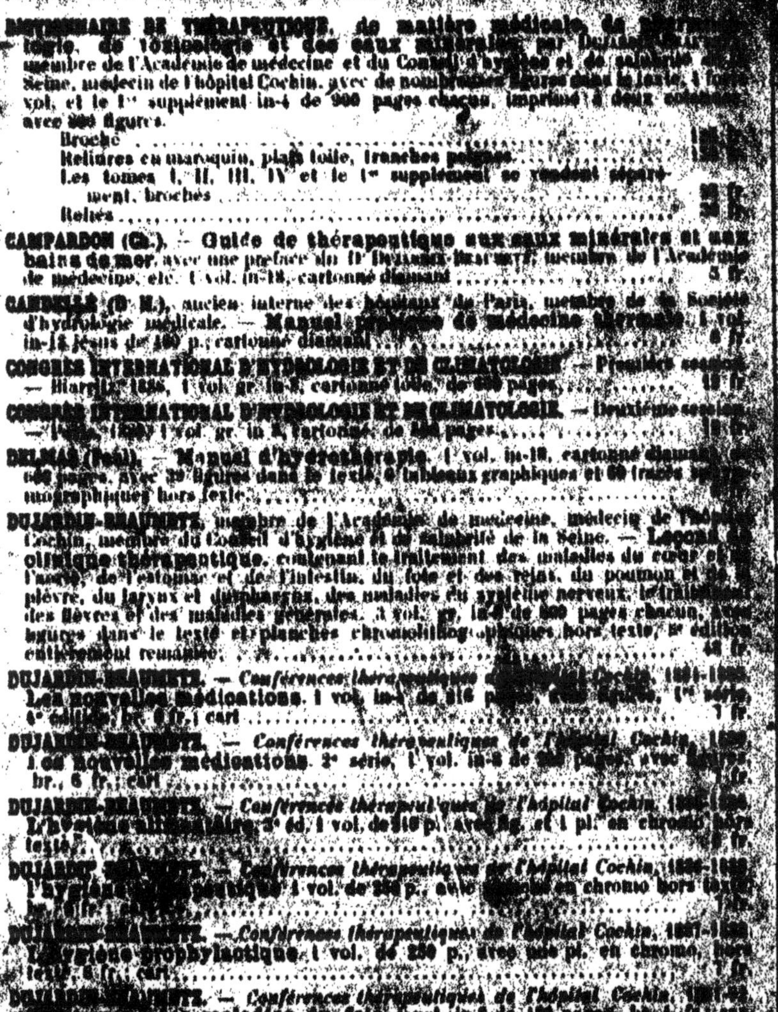

DICTIONNAIRE DE THÉRAPEUTIQUE, de matière médicale, de [illegible]logie, de toxicologie et des eaux minérales, par Dujardin-Beaumetz, membre de l'Académie de médecine et du Conseil d'hygiène et de salubrité de la Seine, médecin de l'hôpital Cochin, avec de nombreuses figures dans le texte, 4 forts vol. et le 1er supplément in-4 de 900 pages chacun, imprimé à deux colonnes, avec 300 figures.

Broché .... [illegible]

Reliures en maroquin, plats toile, tranches peignées .... [illegible]

Les tomes I, II, III, IV et le 1er supplément se vendent séparément, brochés .... [illegible]

Reliés .... [illegible]

CAMPARDON (Ch.). — **Guide de thérapeutique aux eaux minérales et aux bains de mer**, avec une préface du Dr Dujardin-Beaumetz, membre de l'Académie de médecine, etc. 1 vol. in-18, cartonné diamant .... 5 fr.

CANDELLÉ (D. H.), ancien interne des hôpitaux de Paris, membre de la Société d'hydrologie médicale. — **Manuel pratique de médecine thermale**. 1 vol. in-18 jésus de [illegible] p., cartonné diamant .... [illegible]

CONGRÈS INTERNATIONAL D'HYDROLOGIE ET DE CLIMATOLOGIE. — Première session. — Biarritz, 1886, 1 vol. gr. in-8, cartonné toile, de [illegible] pages .... [illegible]

CONGRÈS INTERNATIONAL D'HYDROLOGIE ET DE CLIMATOLOGIE. — Deuxième session. — Paris, 1889, 1 vol. gr. in-8, cartonné, de [illegible] pages .... [illegible]

DELMAS (Paul). — **Manuel d'hydrothérapie**. 1 vol. in-18, cartonné diamant, de [illegible] pages, avec 39 figures dans le texte, 6 tableaux graphiques et 60 tracés [illegible]mographiques hors texte .... [illegible]

DUJARDIN-BEAUMETZ, membre de l'Académie de médecine, médecin de l'hôpital Cochin, membre du Conseil d'hygiène et de salubrité de la Seine. — **Leçons de clinique thérapeutique**, contenant le traitement des maladies du cœur et de l'aorte, de l'estomac et de l'intestin, du foie et des reins, du poumon et de la plèvre, du larynx et du pharynx, des maladies du système nerveux, le traitement des fièvres et des maladies générales. 3 vol. gr. in-8 de 800 pages chacun, avec figures dans le texte et planches chromolithographiques hors texte, [illegible] édition entièrement remaniée .... 45 fr.

DUJARDIN-BEAUMETZ. — *Conférences thérapeutiques de l'hôpital Cochin*, [illegible]. **Les nouvelles médications**. 1 vol. in-8 de 316 pages, avec figures. 1re série, 4e édition, br. 6 fr.; cart .... 7 fr.

DUJARDIN-BEAUMETZ. — *Conférences thérapeutiques de l'hôpital Cochin*, [illegible]. **Les nouvelles médications**. 2e série, 1 vol. in-8 de [illegible] pages, avec figures, br., 6 fr.; cart .... [illegible]

DUJARDIN-BEAUMETZ. — *Conférences thérapeutiques de l'hôpital Cochin*, [illegible]. **L'hygiène alimentaire**, 3e éd. 1 vol. de 316 p., avec fig. et 1 pl. en chromo hors texte .... [illegible]

DUJARDIN-BEAUMETZ. — *Conférences thérapeutiques de l'hôpital Cochin*, [illegible]. **L'hygiène thérapeutique**. 1 vol. de [illegible] p., avec [illegible] en chromo hors texte, br. [illegible]; cart .... [illegible]

DUJARDIN-BEAUMETZ. — *Conférences thérapeutiques de l'hôpital Cochin*, 1887-1888. **L'hygiène prophylactique**. 1 vol. de 250 p., avec une pl. en chromo, hors texte, 6 fr.; cart .... 7 fr.

DUJARDIN-BEAUMETZ. — *Conférences thérapeutiques de l'hôpital Cochin*, [illegible]. **Traitement des maladies du foie**. 1 vol. in-8 de 180 pages, br. [illegible]; cartonné toile tête dorée .... [illegible]

DUJARDIN-BEAUMETZ et P. YVON. — **Formulaire pratique de thérapeutique et de pharmacologie**, [illegible] édition, 1 vol. in-18, [illegible] de [illegible] pages .... [illegible]

Tours. — Imp. Deslis Frères, 6, rue Gambetta.

[illegible]

DICTIONNAIRE DE THÉRAPEUTIQUE, de matière médicale, de pharmacologie, de toxicologie et des eaux minérales, par DUJARDIN-BEAUMETZ, membre de l'Académie de médecine et du Conseil d'hygiène et de salubrité de la Seine, médecin de l'hôpital Cochin, avec de nombreuses figures dans le texte, 4 forts vol. et le 1er supplément in-4 de 900 pages chacun, imprimé à deux colonnes, avec 300 figures.

Broché .... [illegible] fr.
Reliures en maroquin, plats toile, tranches peignées .... [illegible] fr.
Les tomes I, II, III, IV et le 1er supplément se vendent séparément, brochés .... [illegible] fr.
Reliés .... [illegible] fr.

CAMPARDON (Ch.). — **Guide de thérapeutique aux eaux minérales et aux bains de mer** avec une préface du Dr DUJARDIN-BEAUMETZ, membre de l'Académie de médecine, etc. 1 vol. in-18, cartonné diamant .... 5 fr.

CANDELLÉ (Dr H.), ancien interne des hôpitaux de Paris, membre de la Société d'hydrologie médicale. — **Manuel pratique de médecine thermale**. 1 vol. in-18 jésus de 460 p., cartonné diamant .... 6 fr.

CONGRÈS INTERNATIONAL D'HYDROLOGIE ET DE CLIMATOLOGIE. — Première session — Biarritz, 1886, 1 vol. gr. in-8, cartonné toile, de [illegible] pages .... 12 fr.

CONGRÈS INTERNATIONAL D'HYDROLOGIE ET DE CLIMATOLOGIE. — Deuxième session — Paris, 1889, 1 vol. gr. in-8, cartonné, de [illegible] pages .... 12 fr.

DELMAS (Paul). — **Manuel d'hydrothérapie**. 1 vol. in-18, cartonné diamant, de [illegible] pages, avec 39 figures dans le texte, 9 tableaux graphiques et 60 tracés sphygmographiques hors texte .... 6 fr.

DUJARDIN-BEAUMETZ, membre de l'Académie de médecine, médecin de l'hôpital Cochin, membre du Conseil d'hygiène et de salubrité de la Seine. — **Leçons de clinique thérapeutique**, contenant le traitement des maladies du cœur et de l'aorte, de l'estomac et de l'intestin, du foie et des reins, du poumon et de la plèvre, du larynx et du pharynx, des maladies du système nerveux, le traitement des fièvres et des maladies générales. 3 vol. gr. in-8 de 900 pages chacun, avec figures dans le texte et planches chromolithographiques hors texte, 6e édition entièrement remaniée .... 48 fr.

DUJARDIN-BEAUMETZ. — *Conférences thérapeutiques de l'hôpital Cochin*, 1883-1885. **Les nouvelles médications**. 1 vol. in-8 de 216 pages, avec figures, 1re série, 4e édition, br. 6 fr.; cart .... 7 fr.

DUJARDIN-BEAUMETZ. — *Conférences thérapeutiques de l'hôpital Cochin*, 1890. **Les nouvelles médications**. 2e série, 1 vol. in-8 de [illegible] pages, avec figures, br., 6 fr.; cart .... 7 fr.

DUJARDIN-BEAUMETZ. — *Conférences thérapeutiques de l'hôpital Cochin*, [illegible]. **L'hygiène alimentaire**, 3e éd. 1 vol. de 240 p., avec fig. et 1 pl. en chromo hors texte .... 6 fr.

DUJARDIN-BEAUMETZ. — *Conférences thérapeutiques de l'hôpital Cochin*, 1886-[illegible]. **L'hygiène thérapeutique**. 1 vol. de 250 p., avec planche en chromo hors texte, br. 6 fr.; cart .... 7 fr.

DUJARDIN-BEAUMETZ. — *Conférences thérapeutiques de l'hôpital Cochin*, 1887-1888. **L'hygiène prophylactique**. 1 vol. de 250 p., avec une pl. en chromo, hors texte, 6 fr.; cart .... 7 fr.

DUJARDIN-BEAUMETZ. — *Conférences thérapeutiques de l'hôpital Cochin*, [illegible]. **Traitement des maladies du foie**. 1 vol. in-8 de 180 pages, br. 4 fr.; cartonné toile tête dorée .... 5 fr.

DUJARDIN-BEAUMETZ et P. YVON. — **Formulaire pratique de thérapeutique et de pharmacologie**. [illegible] édition, 1 vol. in-18, cart., de [illegible] pages .... 4 fr.

Tours. — Imp. Deslis Frères, 6, rue Gambetta.

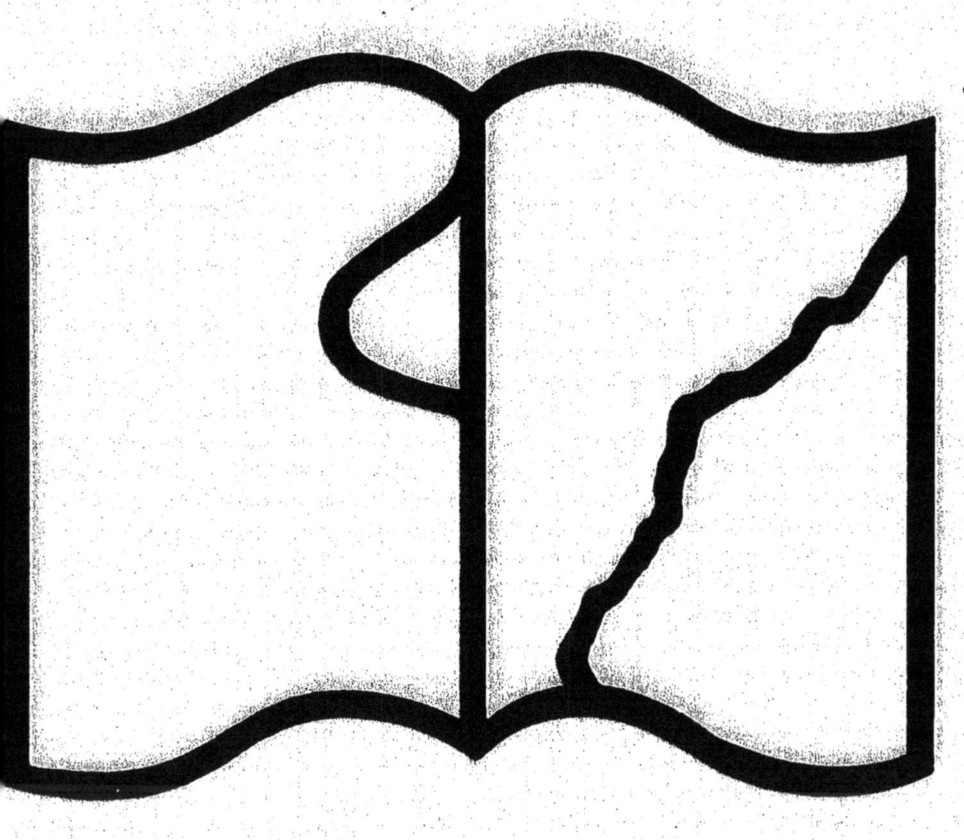

Texte détérioré — reliure défectueuse

NF Z 43-120-11

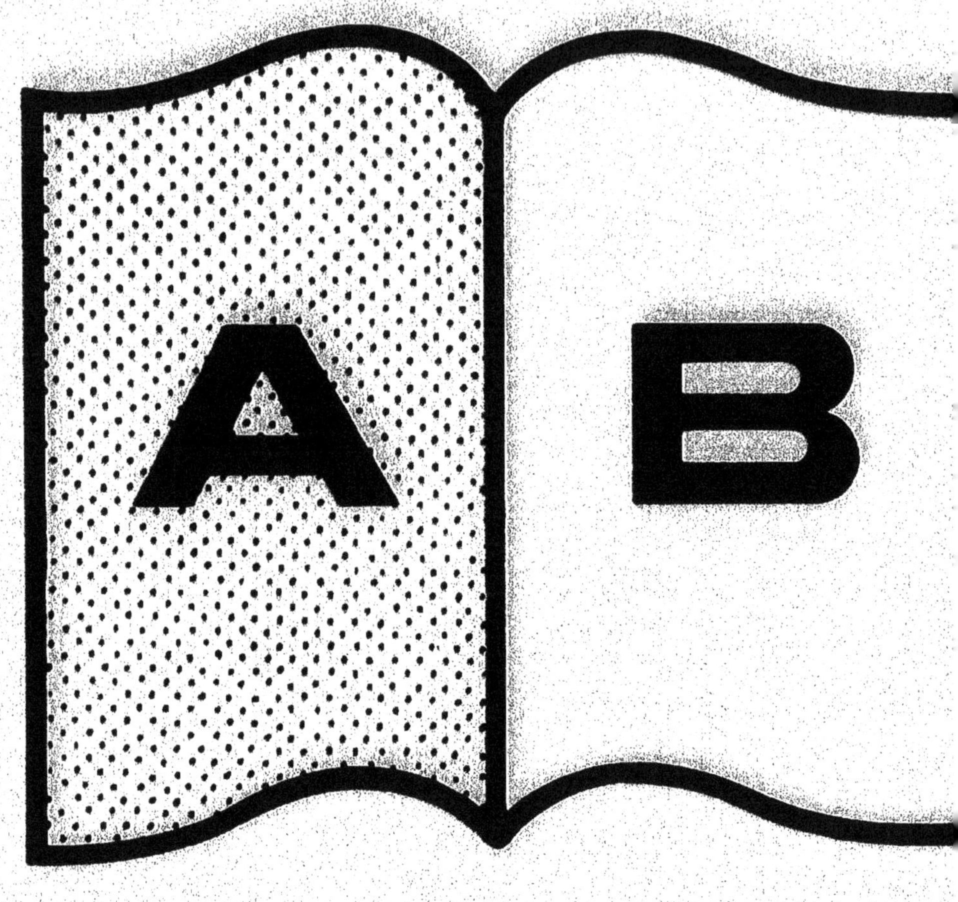

Contraste insuffisant

NF Z 43-120-14

www.ingramcontent.com/pod-product-compliance
Ingram Content Group UK Ltd.
Pitfield, Milton Keynes, MK11 3LW, UK
UKHW020609230726
13926UKWH00005B/2287